Hartmut Kreß, Kurt Racké (Hg.)

Medizin an den Grenzen des Lebens

Ethik interdisziplinär

herausgegeben von

Hans-Jürgen Kaatsch und Hartmut Kreß

Band 2

LIT

Hartmut Kreß, Kurt Racké (Hg.)

Medizin an den Grenzen des Lebens

Lebensbeginn und Lebensende
in der bioethischen Kontroverse

LIT

Die Deutsche Bibliothek – CIP-Einheitsaufnahme

Medizin an den Grenzen des Lebens : Lebensbeginn und Lebensende in der
bioethischen Kontroverse / Hartmut Kreß, Kurt Racké (Hg.). –
Münster : LIT, 2002
   (Ethik interdisziplinär ; 2)
   ISBN 3-8258-5949-5

© LIT VERLAG Münster – Hamburg – London
  Grevener Str. 179 48159 Münster Tel. 0251–23 50 91 Fax 0251–23 19 72
  e-Mail: lit@lit-verlag.de http://www.lit-verlag.de

B. Der Umgang mit menschlichem Leben in ethischer Reflexion

Vorwort

In den letzten Jahren haben Probleme der Bioethik in der Öffentlichkeit, der Rechtspolitik und der Wissenschaft große Beachtung gefunden. In diesem Zusammenhang fand in der Universität Bonn im Wintersemester 2001 / 2002 eine interdisziplinäre Vortragsreihe statt, die unter das Leitthema „Ethik an den Grenzen des Lebens" gestellt worden war. Sie wurde von der Ethikkommission an der Medizinischen Fakultät und der Abteilung Sozialethik der Evangelisch-Theologischen Fakultät der Universität Bonn veranstaltet. Zu den Themen der Vortragsreihe gehörten die embryonale Stammzellforschung, die Präimplantationsdiagnostik sowie der Umgang mit dem Ende des Lebens, also Fragen der Sterbebegleitung und Sterbehilfe.

Die Debatte, die in der Bundesrepublik Deutschland zur rechtlichen und ethischen Bewertung embryonaler Stammzellforschung geführt worden ist, war im Jahr 2001 durch eine Forschungsinitiative ausgelöst worden, welche von der Universität Bonn ausging. Der vorliegende Band dokumentiert unterschiedliche Positionen und Bewertungen, die auch in der Bonner Universität zu dieser Frage vorhanden sind, und möchte hierdurch zu einer sachdienlichen Auseinandersetzung mit biomedizinischen Problemstellungen beitragen.

Das Buch enthält den überwiegenden Teil der Beiträge, die während der Vortragsreihe gehalten wurden, und ist um Aufsätze anderer Autoren ergänzt. Die redaktionelle Gestaltung des Bandes hat Herr Dr. Frank Surall von der Abt. für Sozialethik der Ev.-Theol. Fakultät übernommen. Denjenigen, die zum Entstehen des Buches beigetragen haben, gilt der Dank der Herausgeber.

Bonn, im Juli 2002

Hartmut Kreß   *Kurt Racké*

FRANK SURALL

Medizin an den Grenzen des Lebens
Lebensbeginn und Lebensende in der bioethischen Kontroverse
Einführung in die Beiträge des Bandes

Dem Beginn und Ende des menschlichen Lebens hat von jeher besondere Aufmerksamkeit gegolten. In der Gegenwart stellen sich durch den medizinisch-technischen Fortschritt hierzu neue Probleme. Die kontrovers geführte Debatte um die Forschung an embryonalen Stammzellen hat dies jüngst einmal mehr vor Augen geführt. Hinsichtlich der Probleme am Lebens*ende* ist die Diskussion um Sterbehilfe und Alternativen wie Palliativmedizin und Schmerztherapie durch die im Jahr 2001 verabschiedeten gesetzlichen Regelungen in den Niederlanden und Belgien neu entfacht worden.

Die genannten Probleme werden im vorliegenden Band in interdisziplinärer und interkultureller Perspektive erörtert. An juristische und medizinische Perspektiven (Teil A) schließen sich ethische Reflexionen vor dem Hintergrund nicht nur christlich-abendländischer, sondern auch muslimischer Traditionen an (Teil B).

Jochen Taupitz erörtert in juristischer Perspektive die **Embryonenforschung zwischen wissenschaftlicher Freiheit und rechtlicher Verantwortung**. Ausgangspunkt der Überlegungen ist die Garantie der freien Forschung im Grundgesetz. „Nicht die *Freiheit* ist zu begründen, sondern das *Verbot* oder die *Einschränkung* von Wissenschaft und Forschung". Im Blick auf die Embryonenforschung könne die undifferenzierte Behauptung einer Verletzung der Menschenwürde eine solche Begründung nicht leisten. Vielmehr sei aus verfassungsrechtlicher Perspektive eine Abwägung zwischen hochrangigen Heilungszielen und dem Lebensschutz von Embryonen statthaft. Nur die Gesellschaft selbst könne entscheiden, für welche der ihr von der Wissenschaft aufgezeigten Möglichkeiten sie eine Folgenverantwortung übernehmen und auf welche sie verzichten wolle.

Ein weiterer Beitrag beleuchtet den zweiten Schwerpunkt der ethischen Debatte um den Lebensbeginn. *Rudolf Neidert*, bis 1999 als Referatsleiter im Bundesgesundheitsministerium u.a. für das Recht der Biomedizin, insbesondere der Fortpflanzungsmedizin, zuständig, unternimmt zunächst einen Überblick über die Entwicklung des „bioethischen Meinungskampfs" zur Frage **Sollen genetische Analysen am frühen Embryo zugelassen werden?**, in dem er die Hauptstreitpunkte vorstellt, um anschließend eine Bewertung der **Präimplantationsdiagnostik in juristischer Sicht** vorzunehmen. Nach geltendem Recht sei die PID keineswegs strafbar; vielmehr wäre umgekehrt für ein Verbot ggf. eine parlamentarische Mehrheit erforderlich. Verfassungsrechtlich könne das Grundrecht des Embryos auf Leben gegen Grundrechte anderer abgewogen werden, wie dies bei der rechtlichen Regelung des Schwangerschaftsabbruchs allgemein akzeptiert sei. Die Einheit der Verfassung und die Widerspruchsfreiheit der Rechtsordnung lassen nicht zu, dass das Leben eines künstlich erzeugten Embryos strafrechtlich garantiert wird, während ein natürlich gezeugter Embryo vor der Nidation keinen Rechtsschutz genieße und auch danach noch im Falle der Schädigung legal abgetrieben werden könne. Statt dessen plädiert Neidert für ein „Modell abgestuften Lebensschutzes", das in strikter Orientierung an den empirischen Gegebenheiten der Embryonalentwicklung einheitlich den Lebensschutz in frühen Stadien nach der Befruchtung weniger restriktiv handhabt als mit zunehmender Nähe zur Geburt.

Derselben Problematik wendet sich ein weiterer Beitrag aus reproduktionsmedizinischer Sicht zu. *Wolfgang Küpker* und *Klaus Diedrich* sehen **Die deutsche Fortpflanzungsmedizin in der Krise. Zwischen normativer Ethik und postmoderner Neuorientierung**. Aus Furcht vor Mehrlingsschwangerschaften verhindere das deutsche Embryonenschutzgesetz, indem es nur den Transfer von bis zu drei Embryonen zulasse, den Therapieerfolg bei Patientinnen jenseits des 35. Lebensjahres. An die Stelle patientenorientierter Lösung setze es geburtsmedizinisch und sozioökonomisch motivierte Restriktionen. Auch Küpker und Diedrich stellen einen tiefen Wertungswiderspruch zur Regelung des Schwangerschaftsabbruchs fest, der zugunsten der Ermöglichung einer indikationsgebundenen Pränataldiagnostik und Präimplantationsdiagnostik in einem neuen Fortpflanzungsmedizingesetz aufzulösen sei. Den Zwang zu einer prädiktiven Testung lehnen die Autoren allerdings ab. Die Menschenwürde sei unbedingt zu achten, nur sei deren Verständnis kulturell variabel und müsse im Kontext der Fortpflanzungsmedizin statt in kategorischen Grenzziehungen in der Verantwortung von Ärzten und Eltern für die Abwehr individuellen Leids zum Ausdruck kommen.

Kritisch äußert sich der Zellbiologe *Volker Herzog* über **Die Forschung an menschlichen embryonalen Stammzellen und ihre Folgen**. Das Mensch-Sein beginne mit der fertilisierten Eizelle; jede Festlegung eines späteren Zeitpunkts sei willkürlich. Das Verlangen nach Forschung an menschlichen embryonalen Stammzellen sei nur vordergründig durch das Streben nach Erkenntnisgewinn motiviert, während es letztlich um die Gewinnung eines „Rohstoffs für die Zukunft" durch die Klonierung des Menschen gehe. Die zur Begründung angeführten therapeutischen Ziele sollten nicht auf dem „ethisch bedenklichsten und medizinisch riskantesten Weg" angestrebt werden, da mit der Forschung an *adulten* menschlichen und embryonalen *tierischen* Stammzellen vielversprechende Alternativen bereitstehen.

Eine andere Bewertung kommt im Beitrag von *Kurt Racké* zum Ausdruck, der sich ebenfalls aus medizinischer Sicht mit der **Forschung an importierten humanen embryonalen Stammzellen** befasst, indem er die **Entscheidungsfindung einer Ethik-Kommission** darstellt und reflektiert. Die Ethikkommission der Bonner medizinischen Fakultät, deren Vorsitzender Racké ist, kam zu der Einsicht, dass der Lebensschutz nicht absolut gelte und die bloße Potentialität zu einem menschlichen Individuum keinen pauschalen ethischen Schutzanspruch begründen könne. Vielmehr stelle die Implantation in den Uterus eine wichtige Zäsur dar, die einen abgestuften Schutzanspruch begründe. Im Blick auf Embryonen, die in einer konkreten Situation auf Dauer keine Chance haben, implantiert zu werden, konnte die Bonner Ethikkommission daher in Abwägung mit dem hohen Gut der Entwicklung von neuen Behandlungschancen für viele unheilbar Kranke den entsprechenden Antrag einer Forschergruppe mehrheitlich befürworten, obwohl für die Herstellung der zu importierenden Stammzellen ein früher Embryo verwendet werden musste.

Dem *Lebensende* wenden sich die weiteren Beiträge des Teils A zu. *Eberhard Klaschik* befasst sich unter dem Titel **Humanität am Ende des Lebens** mit **Palliativmedizin und Schmerztherapie**, an deren Etablierung in Deutschland er einen wichtigen Anteil hatte. Das angestrebte Ziel ist ein differenziertes und patientenorientiertes System, das von palliativmedizinischen Maßnahmen des Hausarztes über Ambulante Palliativdienste bis hin zu Palliativstationen an Krankenhäusern reicht, deren Aufbau und Voraussetzungen im Einzelnen erläutert werden. Ein teilweise verbreiteter Antagonismus von schulmedizinischer Palliativversorgung und Hospizbewegung soll überwunden werden. Vielmehr wird das Hospiz als eine gleichberechtigte Option neben den anderen betrachtet und in das palliativmedizinische Panorama integriert. Vor dem Hintergrund der geschichtlichen Entwicklung werden abschließend die Defizite bei der palliativmedizinischen Versorgung in Deutschland benannt und entsprechende Desiderate formuliert.

In seinem Beitrag **Lebensende – Leben nach dem Tode** untersucht *Heinz Schott* **Spekulationen über den Tod in medizinhistorischer Perspektive.** Dabei setzt er sich mit verschiedenen Vorstellungen vom „richtigen Sterben" in der Medizingeschichte auseinander und befragt diese auf das zugrundeliegende „Todesbild" hin, bei dem es sich um einen zentralen Baustein des jeweiligen Menschenbildes handle. Ausgehend von der *Ars moriendi* des Spätmittelalters führt der Weg vom Tod als Bruder des Schlafes über den Tod als Schreckensgestalt bis zum modernen Verständnis des Todes als biologisches Naturgesetz und der Etablierung des Hirntodkriteriums seit Ende der 1960er Jahre. Als von der Vorstellung des „natürlichen Todes" implizierte normative Vorgaben der modernen Medizin werden das Recht auf den eigenen Tod sowie die Annahme der Sterblichkeit des Menschen ausgemacht. Diese kontrastiert Schott abschließend mit der darüber hinausreichenden „emotionalen Sehnsucht" des Menschen.

Der Medizinrechtler *Hans-Ludwig Schreiber* stellt in seinem Beitrag **Die Neuregelung der Sterbehilfe in den Niederlanden und Belgien – Vorbild für die Bundesrepublik?** die rechtliche Situation in den beiden Nachbarländern aufgrund der im Jahr 2002 geschaffenen neuen Rechtslage dar und erläutert deren Hintergründe. Bei einem Vergleich mit der Situation in Deutschland zeigt sich nur in der Frage direkter, aktiver Sterbehilfe ein Unterschied, wobei mit der indirekten Sterbehilfe auch hierzulande eine Art aktiver Tötung zulässig sei, „lediglich unterschieden in der Art der subjektiven Zielrichtung". Die relativ geringe Differenz lasse es ungerechtfertigt erscheinen, hinsichtlich der Entwicklung in den westlichen Nachbarländern von einer „ethischen Abwärtsspirale" zu sprechen, wenngleich die „immanente Tendenz zur Ausweitung" der Zulässigkeit aktiver Sterbehilfe problematisch sei.

Zu Beginn des **zweiten Teils** dieses Bandes **Der Umgang mit menschlichem Leben in ethischer Reflexion** fragt *Karl-Friedrich Sewing*, bislang Vorsitzender des Wissenschaftlichen Beirats der Bundesärztekammer, in kritischer Reaktion auf Überlegungen von J. Habermas und W. Frühwald, inwieweit die **Bioethik** als **Problem der Gattungsethik** begriffen werden könne. Sewing warnt davor, im Einsatz der Gentechnik in der Medizin pauschal eine Bedrohung der menschlichen Gattung zu sehen, gegen die rechtliche und ethische „Dämme" errichtet werden müssten. Eine Gattungsethik impliziere vielmehr auch eine Wahrnehmung der durch die gentechnischen Verfahren erschlossenen Möglichkeiten, Menschen in ihrem Leid zu helfen.

Zurückhaltend äußern sich aus katholisch-theologischer Perspektive *Gerhard Höver* und *Heike Baranzke* in ihrem Beitrag **Bedrohen Genomforschung und Zellbiologie die Menschenwürde? Wege der ethischen Urteilsbildung.** Trotz des enormen Erkenntnisfortschritts sei man von einer gezielten Steuerung oder gar genetischen Selbstgestaltung des Menschen noch weit entfernt. Dennoch stelle sich bereits im Nahhorizont die Frage nach dem mit diesen Zielen verbundenen Menschenbild. Jede Instrumentalisierung sei mit der Würde und Identität eines Menschen unvereinbar. Diese Einsicht wird im Kontext der Schöpfungstheologie, der naturrechtlich begründeten stoischen *dignitas*-Lehre sowie von Kants Konzeption der Menschenwürde dargelegt. Insofern die Handlungen der „biotechnologischen Akteure" das Selbstverständnis der Menschen als Menschen beträfen, seien sie nicht durch „unmittelbare Handlungsfolgenkalkulationen und Bedürfnisbefriedigungsintentionen" zu begründen, sondern müssen sich fragen lassen, ob sie nicht „das Selbstverständnis der Menschen in eine Orientierungslosigkeit mit unabsehbaren Gemeinwohlfolgen stürzen würden".

Eine andere Bewertung nimmt aus evangelisch-theologischer Perspektive *Hartmut Kreß* in seinem Beitrag **Biomedizin und Zellbiologie am Lebens-beginn. Gefährdung der Menschenwürde oder Bewährungsprobe für ethische Rationalität?** vor. Er plädiert für ein Ethos der Wahrhaftigkeit und Toleranz. Nicht nur die Kritiker von embryonaler Stammzellforschung oder Präimplantationsdiagnostik, sondern auch die Befürworter einer kriterial eingegrenzten Forschung an embryonalen Stammzellen oder PID können sich Kreß zufolge auf die Menschenwürde berufen. Die grundsätzlich anzuerkennende Schutzwürdigkeit des Embryos könne in eine ethische Abwägung mit humanen therapeutischen Zielsetzungen gestellt werden, ohne dass damit die Basisnorm der Menschenwürde außer Kraft gesetzt würde. Hinsichtlich der PID wird im Vergleich zur späten Abtreibung nach pränataler Diagnostik für bestimmte Fälle die Kategorie des kleineren Übels in Anschlag gebracht. Der Vorschlag einer normierten Einräumung der PID wird mit dem Anliegen verbunden, die ethische Beratung im Blick auf einen verantwortlichen Umgang mit den Diagnose-Ergebnissen weiter auszubauen.

Auf die beiden christlich-theologischen folgen zwei weitere Beiträge, die islamische Gesichtspunkte zu Medizin und Bioethik vortragen. *Yaşar Bilgin* stellt die **Forschung an embryonalen Stammzellen aus muslimischer Sicht** dar. Eine solche Forschung sei statthaft, sofern eine Förderung des Gesundheitszustandes des Menschen angestrebt werde, nicht jedoch wenn sie „zur Modifikation des Genpools im Sinne einer Selektion" dienen solle. Neben den Forschungszielen sei aber auch die Art der Gewinnung der Stammzellen von Bedeutung. Nach einem Schwangerschaftsabbruch aufgrund medizinisch-ethischer Indikation oder mittels In-vitro-Fertilisation gewonnene Stammzellen, die nicht mehr zur Befruchtung genutzt werden, können „ohne Einschränkung zu Forschungszwecken genutzt werden". In-vitro-Fertilisation oder Schwangerschaftsabbruch nur zur Gewinnung von Stammzellen wird hingegen abgelehnt. Im Anhang werden einschlägige Koran-Verse angeführt sowie eine Erklärung der Deutschen Muslim Liga Hamburg zur Stammzellenforschung dokumentiert, die in wesentlichen Punkten mit der Position Bilgins übereinstimmt.

Grundsätzlich beleuchtet der Religionswissenschaftler *Peter Antes* das Thema **Medizin im Islam** mit einem Seitenblick auf den Hinduismus. Der Islam verbinde alle Bereiche des menschlichen Lebens mit dem Heil, das für die Befolgung der Gebote Gottes in Aussicht gestellt wird. In diesem Rahmen werde eine prophetische Medizin konstituiert, die Gesundheit und Krankheit als Gabe bzw. Strafe Gottes interpretiert. Aus der Begegnung des Islam mit der griechischen Kulturtradition erwuchs die galenische Medizin. Sie blieb im Islam allerdings nicht unumstritten, da sie alle Krankheiten rational als Folge von Störungen im Säftehaushalt des menschlichen Körpers erklärte und entsprechend therapierte. Eine entscheidende Bedeutung für die Beurteilung neuer medizinischer Verfahren komme den allerdings recht zeitaufwändigen Rechtsgutachten zu. Die Abtreibung von noch unbeseelten Embryonen, die weniger als 42 Tage alt sind, wurde z.b. als weitgehend unproblematisch gesehen und die Festlegung des Hirntods als Todeskriterium begrüßt. Schließlich wird mehr Sensibilität im Umgang mit Patienten aus anderen Kulturkreisen eingefordert und dies an mehreren Beispielen aus der ärztlichen Praxis illustriert.

Einem weiteren Kulturkreis wendet sich *Uwe Körner* in seinem Beitrag **Über Grenzfragen des Lebens und des Todes in Japan** zu. Obwohl seit 1997 ein Transplantationsgesetz die Organentnahme nach Feststellung des Hirntods regelt, sei in Japan bei Organtransplantationen eine große Zurückhaltung auszumachen. Nicht nur die Vorstellung vom Herzen als „Ich-Mitte" erschwere es, den Hirntod als Persontod zu akzeptieren. Darüber hinaus sei in der japanischen Kultur eine „Wir-Individualität" leitend, der zufolge sich der Einzelne stets als Teil seiner Gemeinschaft begreife, mit der er über den Tod hinaus verbunden bleibe. Selbst nach dem neuen Transplantationsgesetz besitzen die Angehörigen ein Mitspracherecht bei der Organspende („doppelt enge Zustimmungsregelung"). Der traditionellen Auffassung zufolge werde der Tod erst nach Abschluss der gemeinschaftlichen Rituale der Abschiednahme angenommen. Dadurch werden die Grenzen des Lebens fließender – auch am Lebensbeginn mache erst die rituell vollzogene Aufnahme zu einem vollwertigen Mitglied der Gemeinschaft.

Die in den vorstehenden Beiträgen aufgezeigte Pluralität macht es erforderlich, im Umgang mit Patienten deren individuelle, kulturell und religiös unterschiedliche Prägung zu berücksichtigen. Grundsätzlich steht die Orientierung am Patienten im Mittelpunkt des letzten Beitrags **Auf dem Weg zu einer humanen Heilkunde. Die vernachlässigte Bedeutung des Patienten in der naturwissenschaftlich-technischen Medizin**. Der Internist *Karlheinz Engelhardt* beklagt darin, dass die naturwissenschaftliche Medizin zwar erfolgreich, aber eindimensional sei. Haftungsprozesse gegen Ärzte einerseits sowie der Aufschwung von psychosomatischer und alternativer Medizin andererseits seien Indikatoren einer verbreiteten Unzufriedenheit mit der Schulmedizin. Letztere dürfe jedoch nicht preisgegeben werden. Vielmehr sollten die schulmedizinischen Defizite von innen heraus überwunden werden, indem eine zeitintensive Anamnese als wichtiger Bestandteil der Therapie begriffen und der wachsenden Spezialisierung Einhalt geboten wird. Von diesem Leitbild, demzufolge Patienten an Diagnostik und Therapie zu beteiligen sind, nimmt Engelhardt schließlich auch zu den medizinethischen Fragen an den Grenzen des Lebens Stellung und plädiert für eine humane Sterbebegleitung.

A. Juristische und medizinische Perspektiven

JOCHEN TAUPITZ

Embryonenforschung zwischen wissenschaftlicher Freiheit und rechtlicher Verantwortung

I. Einleitung

Das Verhältnis zwischen Wissenschaft und Recht ist ambivalent, und zwar aus ganz unterschiedlichen Blickwinkeln: Einerseits fürchtet die Wissenschaft Grenzziehungen und Vorgaben *durch* das Recht, andererseits sucht die Wissenschaft aber auch Schutz und Fürsorge *im* Recht. Umgekehrt soll das Recht der Wissenschaft dort Grenzen setzen, wo Wissenschaftler „verantwortungslos" handeln, die Wissenschaftsfreiheit „mißbrauchen", Rechte verletzen. Zugleich aber soll das Recht der Wissenschaft die „nötige" Freiheit erhalten, „sinnvolle" Forschung unterstützen, „unberechtigte" Eingriffe abwehren. Kann das Recht diesen so heterogenen Ansprüchen aber wirklich gerecht werden, es gewissermaßen allen „Recht machen"? Und läßt sich das Problem auf die häufig gestellte Frage reduzieren, ob wir wirklich (zu ergänzen wäre: von Rechts wegen) *alles* tun dürfen, was Wissenschaft ermöglicht – oder kann man die darin steckende Absurdität nicht einfach durch die Gegenfrage entlarven: „Sollen wir etwa (von Rechts wegen) *nichts* dürfen, was Wissenschaft kann?"

II. Recht und Wissenschaft aus normativer Sicht

1. Vorbemerkung

Aus juristischer Perspektive – im Unterschied zu einer soziologischen Betrachtungsweise – interessiert weniger, wie das Verhältnis zwischen Recht und Wissenschaft *ist*, sondern wie es sein *soll*. Und eine derartige *normative* Perspektive lenkt den Blick in der deutschen Rechtsordnung vor allem auf das *Grundgesetz*, ist die Verfassung doch in besonderer Weise tagespolitischen Beliebigkeiten entzogen und ist sie – wie sie in manchen Bestimmungen selbst ausdrückt (1) – auf „ewig" angelegt. Schützt also das Grundgesetz die Menschen davor, wissenschaftshörig in die „Fortschrittsfalle" zu tappen, die schiefe Ebene in den Abgrund moralischen Nichts zu betreten, die Identität der Menschheit auf dem Altar der Wissenschaftsfreiheit zu opfern?

2. Wissenschaftsfreiheit (2)

Blickt man auf das Grundgesetz, dann gelingt der richtige *Einstieg* in die „Wissenschaftsproblematik" allerdings nicht über die in der öffentlichen Diskussion häufig formulierte Frage nach den *Grenzen* der Wissenschaft. Vielmehr muß am Anfang die *Feststellung* stehen, *daß* die Wissenschaft von Rechts wegen *frei* ist. Denn in Art. 5 Abs. 3 GG ist die *Freiheit* der Wissenschaft und Forschung garantiert. Dies wiederum entspricht der Konzeption auch der übrigen Grundrechte als *Freiheitsrechte* und geht mit der allgemeinen Freiheitsvermutung unserer freiheitlichen Gesellschaft konform, in der eben alles *erlaubt* ist, was nicht hinreichend deutlich durch einen legitimierten Normsetzer verboten ist. Dieser „freiheitliche" Ausgangspunkt ist deshalb so wichtig, weil er nicht nur – im Gegensatz zu manchen gesellschaftlichen Strömungen in Deutschland – das dem *Recht* entsprechende „atmosphärische Umfeld" der Wissenschaft kennzeichnet, sondern weil damit die *Begründungslast* verteilt ist: Nicht die *Freiheit* ist zu begründen, sondern das *Verbot* oder die *Einschränkung* von Wissenschaft und Forschung, nicht die *Ziele* oder *Wege* der Forschung bedürfen der argumentativen Legitimation, sondern ihre *Unerlaubtheit*, nicht die *Wissenschaft* hat ihr Tun oder Unterlassen zu rechtfertigen, sondern die *Rechtsordnung* hat zu begründen, warum das, was die Wissenschaft tut oder tun will bzw. *nicht* tut oder tun will in concreto *illegitim* ist (3). Dabei zeigt das Grundgesetz auch sehr deutlich, welch hohen Stellenwert es der Wissenschaftsfreiheit zuzusprechen gewillt ist: Im Gegensatz zu anderen Grundrechten – etwa auch dem Recht auf Leben (4) ! – steht die Wissenschaftsfreiheit nicht unter einem „Gesetzesvorbehalt", ist die Wissenschaftsfreiheit nämlich nicht nur nach näherer Maßgabe der einfachen Gesetze gewährleistet. Vielmehr besteht sie dem Wortlaut nach schrankenlos und uneinschränkbar – was einen ungeheuren Vertrauensvorschuß beinhaltet, den der Grundgesetzgeber der Wissenschaft damit zukommen läßt. Dies ist um so erstaunlicher, als ja gerade in der bei Schaffung des Grundgesetzes erst kurz zurückliegenden und den Verfassungsgebern unmittelbar vor Augen stehenden Periode des Nationalsozialismus ungeheure Schandtaten im Namen der Wissenschaft begangen worden waren und die Wissenschaft nicht selten als Alibi menschenverachtender Verbrechen mißbraucht worden war. Und dennoch hat der Grundgesetzgeber aus diesem ihm bekannten Mißbrauch *nicht* die Schlußfolgerung gezogen, daß Wissenschaft etwas per se Schlechtes und Einzuschränkendes oder jedenfalls mißtrauisch zu Kontrollierendes sei, daß die Wissenschaft jeweils ihren *Nutzen* für die Gesellschaft oder den Einzelnen zu beweisen habe, daß der Wissenschaft eine argumentative *Bringschuld* gegenüber der Gesellschaft zukommen solle. Vielmehr hat der Grundgesetzgeber die Wissenschaft *um ihrer selbst willen* unter das Primat der Freiheit gestellt (5) – und zwar ganz pragmatisch betrachtet deshalb, weil die Gesellschaft à la longue betrachtet damit besser fährt als mit jeder von noch so hehren Zielen getragenen a priori-Beschränkung wissenschaftlichen Erkenntnisfortschritts (6). Wissenschaft kann in der Tat nur in Unabhängigkeit von äußerer Lenkung und Beschränkung der Erkenntnissuche existieren (7), wenn und soweit man Wissenschaft richtigerweise als erkenntnisgewinnendes, autonom fehlerkorrigierendes System versteht, dem die Gesamtheit des kritisch geprüften und einer ständigen kritischen Prüfung zugänglichen, bis dato als zuverlässig anerkannten Wissens der Menschheit zugehörig ist (8). Forschung als die Arbeitsmethode der Wissenschaft verfolgt damit das Ziel, in methodischer, systematischer und nachprüfbarer Weise gesicherte Erkenntnisse über untersuchte Phänomene zu erlangen. Dabei heißt „gesichert", daß sich die Befunde bei erneuter Überprüfung mit geeigneten Methoden bestätigen und (jedenfalls) vorläufig auch bei methodisch einwandfreier und noch so kritischer Prüfung nicht widerlegen lassen (9). *Unabhängigkeit* der Wissenschaft wiederum ist die entscheidende Garantie dafür, daß Wissenschaft als erkenntnisgewinnendes, autonom fehlerkorrigierendes System überhaupt funktioniert. Denn Erkenntnis wächst nicht nur durch neue Entdeckungen, sondern auch durch Korrektur falscher Ansichten, und von daher lebt Wissenschaft vom (begründungspflichtigen) Widerspruch (10). Und dies wiederum setzt die Freiheit der *Kommunikation* der Wissenschaftler untereinander *und mit der kritischen Öffentlichkeit* unabdingbar voraus (11).

Wenn damit das Hohelied auf die Freiheit der Wissenschaft und Forschung gesungen wurde, dann ist das – insbesondere aus verfassungsrechtlicher Sicht – allerdings nur die halbe Wahrheit. Denn die Verfassungsdogmatik hat seit langem herausgearbeitet, daß auch jene Grundrechte, die unter keinem ausdrücklichen Gesetzesvorbehalt stehen, keineswegs schrankenlos garantiert sind. Zwar ist der *einfache* Gesetzgeber zu einer Beschränkung des Grundrechts der Wissenschaftsfreiheit nicht unmittelbar ermächtigt. Die Gewährleistung der Wissenschaftsfreiheit ist jedoch an die Bedingungen ihrer Einräumung gebunden, und diese wiederum liegen in der gleichzeitigen Geltung der *übrigen* Verfassungsgrundsätze (12). „Nur kollidierende Grundrechte Dritter und andere mit Verfassungsrang ausgestattete Rechtswerte sind daher mit Rücksicht auf die Einheit der Verfassung und die von ihr geschützte gesamte Wertordnung ausnahmsweise imstande", auch das uneinschränkbare Grundrecht der Wissenschaftsfreiheit „in einzelnen Beziehungen zu begrenzen" (13). Damit ist der einfache Gesetzgeber zu keiner sachlichen Grundrechts*beschränkung* berechtigt; er kann vielmehr lediglich die *verfassungsrechtlich* begründeten *Regelungsgrenzen offenlegen* (14). Und auch die Tatsache, daß bei Ausübung der Wissenschaftsfreiheit in Rechte Dritter eingegriffen wird, bedeutet als solches nicht schon, daß die Tätigkeit aus dem

Schutzbereich der Wissenschaftsfreiheit herausfällt (15). Vielmehr führt der Eingriff in Rechte Dritter lediglich – wenn auch sehr pronociert – zu der Notwendigkeit, die *verfassungsimmanenten Schranken der Wissenschaftsfreiheit zu thematisieren*, konkret also eine Abwägung der verschiedenen Grundrechte und sonstigen Verfassungswerte untereinander vorzunehmen.

3. Menschenwürde (16)

Es stellt sich allerdings die Frage, ob dies alles auch dann so richtig ist, wenn auf der Waagschale kollidierender Verfassungsgüter die Menschenwürde zu verorten ist, wie dies beispielsweise bei der Forschung mit menschlichen Embryonen der Fall ist. Denn immerhin ist die Menschenwürde nach Art. 1 Abs. 1 des Grundgesetzes „unantastbar", ist es „Verpflichtung aller staatlichen Gewalt", sie zu achten und zu schützen, und wird die Menschenwürde als einer Abwägung nicht zugänglich bezeichnet (17). Auch in der Menschenrechtskonvention zur Biomedizin des Europarates vom 4. April 1997, die inzwischen von 12 der 43 Mitgliedstaaten des Europarates ratifiziert wurde und damit in diesen Staaten verbindliches Recht geworden ist (18), oder in der Charta der Grundrechte der Europäischen Union, die im Dezember 2000 auf dem EU-Ratsgipfel in Nizza proklamiert wurde (19), finden sich gleichartige „Fundamentalnormen" zum Schutz der Menschenwürde (20), bezeichnen sie nämlich den Schutz der Würde „aller menschlichen Lebewesen" bzw. den Schutz der „Würde des Menschen" als ihr zentrales Regelungsziel.

Nimmt man allerdings Art. 1 Abs. 1 des Grundgesetzes wörtlich, wonach es Verpflichtung *aller staatlichen Gewalt* ist, die Würde des Menschen zu achten und zu schützen – und auch die übrigen genannten Regelwerke lassen sich in dieser Weise interpretieren (21) –, dann ist die Menschenwürde ein Thema nur für den *Staat* und könnte man schlußfolgern, daß dem einzelnen Forscher – jedenfalls in der Privatindustrie – die Würde anderer Menschen oder der Menschheit „egal" sein dürfe (22). Man würde damit jene von manchen als schizophren bezeichnete Situation etwa in den USA auf ein tragfähiges Fundament stellen, wonach zwar der öffentlich geförderte Forschungsbereich strengen Anforderungen unterliegt, die privat finanzierte Forschung jedoch von lästigen Menschenwürdedebatten verschont bleibt.

Eine derartige Interpretation der genannten Regelwerke ist jedoch keineswegs zutreffend. Aus der Diskussion um die Drittwirkung der Grundrechte wissen wir vielmehr, daß die Grundrechte (23) durchaus eine „private" Dimension haben, daß sie nämlich – wenn auch mittelbar – durchaus den einzelnen Bürger selbst binden. Im Ergebnis richtet sich zwar das Gebot, die Menschenwürde (aktiv) zu *schützen*, in erster Linie an die staatliche Gewalt, das Gebot, sie zu *achten*, also nicht zu verletzen, trifft dagegen letztlich *jedermann* (24). Und auch dort, wo spezielle Grundsatznormen (wie sie mit der

Grundrechtecharta, der Menschenrechtskonvention zur Biomedizin und Art. 1 des Grundgesetzes beispielhaft genannt wurden [25]) nicht existieren, also etwa in Österreich, liefert die Menschenwürde als *ungeschriebenes* allgemeines Prinzip (26) Vorgaben, die in *allen* Bereichen des gesellschaftlichen Lebens und damit auch in der medizinischen Wissenschaft und Forschung wirken. Die Menschenwürde stellt eine absolute Grenze für Wissenschaft und Forschung dar, die nicht einmal zur Disposition des einfachen Gesetzgebers steht (27). Und gerade deshalb handelt es sich bei der Bezugnahme auf die Menschenwürde um ein – wenn man es drastisch formuliert – beliebtes Totschlagsargument: Wer sich auf die Menschenwürde beruft, ist einer weiteren Begründung offenbar enthoben.

Dabei wird die Menschenwürde allerdings zumeist auf ein *Abwehrrecht* reduziert, wird nämlich der Verweis auf die Menschenwürde als hinreichend für die Forderung nach einem gesetzlichen *Verbot* bestimmter medizinischer (Forschungs-)Maßnahmen betrachtet. Richtigerweise hat die Menschenwürdegarantie aber auch eine *herausfordernde* Dimension, kann auch ein *Unterlassen* der Hilfe und der Verhinderung gegenwärtigen *und zukünftigen* Leids gegen die Menschenwürde verstoßen (28). Forschung ist immer auch Wahrnehmung der Verantwortung für zukünftige Generationen (29) (so wie wir heute davon profitieren, daß frühere Generationen das Betreten medizinischen Neulandes trotz durchaus vorhandener Vorbehalte nicht verboten haben), so daß *Handeln und Unterlassen* im Lichte dieser Verantwortung zu bewerten und Risiken *und* Chancen verantwortungsvoll gegeneinander abzuwägen sind.

Aus beiden Blickwinkeln ist der *Rechtsbegriff* der Menschenwürde zudem keineswegs *statisch* konzipiert (30). Er definiert und entwickelt sich erst in Wechselwirkung mit den gesellschaftlichen Wertvorstellungen, die ihrerseits dem Wandel der Zeit unterliegen. Bezeichnenderweise verzichten alle nationalen und internationalen Regelwerke, die die Menschenwürde als Legitimation, grundsätzliches Bekenntnis und Regelungsziel beschwören, auf eine inhaltliche Festlegung. Entsprechend hat es auch das Bundesverfassungsgericht bisher stets und aus gutem Grund vermieden, die Menschenwürde positiv zu bestimmen, also zu sagen, was von ihr alles umfaßt ist, was mit anderen Worten „dem Menschenbild entspricht". Eine solche positive Festlegung (31) würde nämlich zu einer schleichenden Versteinerung führen, weil im Laufe der Zeit immer mehr in die Menschenwürde hineininterpretiert und damit festgeschrieben würde. Vielmehr hat das Gericht lediglich einzelfallbezogen, und das heißt situativ entschieden, ob durch eine bestimmte Handlung oder Maßnahme in concreto ein *Verstoß* gegen die Menschenwürde gegeben ist. Damit ist keine a-priori-Antwort auf neue Situationen gegeben; sie müssen vielmehr stets neu auf dem Boden der dann geltenden Auffassungen beurteilt werden. „Allgemeine Formeln wie die, der Mensch dürfe nicht zum bloßen Objekt der Staatsgewalt herabgewürdigt werden, können" – so das Gericht (32) – „lediglich die *Richtung* andeuten, in der Fälle der Verletzung der Menschenwürde gefunden werden können." Hinzukommen müsse, daß der Mensch einer „verächtlichen" Behandlung ausgesetzt wird und dabei zum Objekt gemacht wird, „die seine Subjektqualität prinzipiell in Frage stellt, oder daß in der Behandlung im konkreten Fall eine *willkürliche* Mißachtung der Menschenwürde liegt." (33) *Verächtliches* Absprechen der *Subjektqualität* (und zwar in *prinzipieller* Hinsicht) und *Willkür* erscheinen so als Schlüsselbegriffe der Diskussion um die Menschenwürde – was auf eine *Abwägung* und auf die Suche nach einer *Rechtfertigung* der in Frage stehenden Maßnahme hinausläuft, womit nicht zuletzt die *Ziele* der fraglichen Maßnahme in das Blickfeld geraten. Zudem muß – insbesondere aus dem Blickwinkel der Willkür und seiner Konkretisierung in Art. 3 GG – der Blick auf *vergleichbare* Sachverhalte fallen, dürfen vergleichbare Sachverhalte nämlich nicht ohne hinreichenden Grund *ungleich* behandelt werden (34). Genau das aber ist es, was aus dem Blickwinkel des slippery-slope-Arguments, des Arguments der schiefen Ebene, immer wieder gegeißelt wird, daß nämlich dem ersten Schritt unaufhaltsam der zweite und dann der dritte und vierte folgen wird. So ernst zu nehmen diese Sorge auch ist, so wichtig ist aber auch die Erkenntnis, daß *von Rechts wegen* nur *dort* eine Zäsur gemacht werden darf, wo wirklich ein *entscheidender* Unterschied auszumachen ist. Wenn sich dagegen der zweite Schritt nicht wirklich vom ersten unterscheidet, dann kann und darf der Gesetzgeber nicht willkürlich den *zweiten* Schritt verbieten, wenn er denn einmal den ersten Schritt zugelassen hat. Und auch der vermeintlich erste Schritt ist – natürlich – sorgfältig darauf zu überprüfen, ob er wirklich der erste Schritt ist, was häufig gar nicht der Fall ist.

4. Die retardierende Funktion der Rechtsordnung
Insgesamt beruht die juristische Argumentationsweise damit ganz wesentlich auf dem *Vergleich* verschiedener Sachverhalte, auf dem Bemühen um *Konsistenz* innerhalb der Rechtsordnung, auf der Notwendigkeit, *willkürliche Ungleichbehandlungen zu vermeiden*. Und das bedeutet, daß jeder Schritt der technologischen oder medizinischen Entwicklung an der Beurteilung der vorherigen Schritte zu messen ist. Zugleich ist die Argumentationsweise insofern rückwärts gewandt, als *bisherige* Argumente oder Regeln, die zur Lösung schon in der *Vergangenheit* aufgetretener Fragen und Konflikte verwendet wurden, auf die neue Fragestellung anzuwenden und dabei ggf. Schritt für Schritt zu modifizieren und zu verfeinern sind. Damit hat die Rechtsordnung sehr wohl eine *retardierende* Funktion, indem neue Sachverhalte an *bisherigen* Lösungen zu messen sind. Sie hat vor allem auch insofern eine *retardie-*

rende Funktion, als neuen Entwicklungen nicht *leichtfertig* und *gedankenlos* gefolgt werden darf, sondern ein *Abwägungsvorgang* einsetzen muß, der die zu erwartenden unmittelbaren und mittelbaren Folgen in positiver wie in negativer Hinsicht einbezieht. Insofern besteht insbesondere auch auf seiten der Wissenschaft eine *Darlegungs-* und *Erläuterungspflicht* hinsichtlich ihres Tuns oder auch Unterlassens, muß die Wissenschaft in einen Kommunikationsprozeß mit der Gesellschaft eintreten, weil die Gesellschaft nur auf der Basis zutreffender und umfassender Informationen verantwortliche Entscheidungen treffen kann.

Ebenso wurde vorstehend aber bereits darauf hingewiesen, daß in einer auf Freiheit beruhenden Gesellschaft, die gerade auch die Freiheit der Wissenschaft und Forschung als Grundrecht garantiert, *Einschränkungen dieser Freiheit der Begründung bedürfen* und diese Begründung nicht in einem bloßen Verweis auf das Neue oder in der Verwendung von Schlagworten wie einem undifferenzierten Verweis auf die Menschenwürde bestehen kann. Auch der *Fortbestand* von Freiheitseinschränkungen rechtfertigt sich nicht aus sich heraus; vielmehr hat der Gesetzgeber stets die Pflicht, gesetzliche Freiheitseinschränkungen vor dem Hintergrund späterer z.b. wissenschaftlicher Entwicklungen auf ihre Rechtfertigung hin zu überprüfen.

III. Konkretisierung am Beispiel der Forschung mit embryonalen Stammzellen

Damit sei das, was vorstehend relativ abstrakt dargelegt wurde, bezogen auf die Forschung mit humanen embryonalen Stammzellen konkretisiert - zeigt sich an der Problematik der Embryonenforschung doch möglicherweise sogar, wie manche meinen, „die Menschheitsfrage schlechthin" in besonderer Schärfe.

Eine verbreitete Argumentationsweise besteht bekanntlich darin, daß gesagt wird, auch der Embryo sei ein Mensch, dem von Beginn an (nämlich ab der Verschmelzung von Ei und Samenzelle) Menschenwürde (anders formuliert: Subjektqualität) zukomme. Die Inanspruchnahme für Zwecke anderer (die wissenschaftliche Forschung) stelle eine Instrumentalisierung des Embryos dar. Zudem könne menschliches Leben nicht gegeneinander abgewogen werden, so daß auch therapeutische Ziele, die mit der Forschung verbunden sind, keine Bedeutung haben könnten. Der Zweck heilige schließlich nicht die Mittel. Und da die Menschenwürde ihrerseits den unantastbaren Höchstwert darstelle, könnten auch ihr gegenüber keine therapeutischen Ziele in die Waagschale geworfen werden: Die Menschenwürde sei einer Abwägung nun einmal nicht zugänglich. Insgesamt stellt sich die verbrauchende Embryonenforschung aus diesem Blickwinkel als verfassungsrechtlich und ethisch *illegitim* dar, so daß der wissenschaftliche Fortschritt auf diesem Gebiet gerade nicht gefördert, sondern im Gegenteil verhindert gehört.

Alle Argumente, die dieser Schlußfolgerung zugrunde liegen, sind für sich genommen richtig oder zumindest gut vertretbar. Nur folgt daraus keineswegs hinreichend, daß die in Frage stehende Forschung tatsächlich eine Verletzung der Menschenwürde *im Sinne des Grundgesetzes* beinhaltet.

Zunächst ist richtig, daß „die Menschenwürde" nicht anderen Belangen gegenübergestellt und nicht mit ihnen „abgewogen" werden kann (35). Zugleich ist aber auch hervorzuheben, daß das Verdikt der Menschenwürde*verletzung* seinerseits auf einer *Gesamtabwägung* beruht. Erst aufgrund einer verfassungsrechtlichen Gesamtbewertung kann die Aussage getroffen werden, *ob* eine bestimmte Maßnahme eine Verletzung der Menschenwürde beinhaltet (36). Der wesentliche Argumentationsaufwand muß also nicht mehr betrieben werden, wenn *feststeht*, daß die Menschenwürde durch eine bestimmte Maßnahme verletzt wurde oder wird; denn wenn diese (schlußfolgernde) Feststellung zu treffen ist, dann ist die *Rechtswidrigkeit* der Maßnahme die zwingende Konsequenz. Viel entscheidender ist vielmehr die *vorgelagerte* Frage, *ob* eine bestimmte Maßnahme tatsächlich eine Verletzung der Menschenwürde beinhaltet (37). Und *hier* aber gilt gerade kein Abwägungs*verbot*, sondern ein Abwägungs*gebot*.

Daß im Rahmen der dabei gebotenen Abwägung Lebensschutz nicht mit Menschenwürdeschutz gleichzusetzen ist, zeigt schon die Tatsache, daß das Recht auf Leben in den einschlägigen Regelwerken regelmäßig *neben* dem Menschenwürdeschutz genannt wird. Der Schutz des Lebens gemäß Art. 2 Abs. 2 des Grundgesetzes steht sogar unter einem ausdrücklichen Gesetzesvorbehalt, kann und soll also vom Gesetzgeber näher ausgestaltet werden (38). Dies zeigt, daß das Leben offenbar durchaus abwägungsfähig ist. Dementsprechend wird denn auch in der Literatur darauf hingewiesen, daß selbst die bewußte Tötung eines Menschen erst dann am Schutzbereich der Menschenwürdegarantie zu messen sei, wenn *besondere Begleitumstände* mit der Tötung verbunden sind (39).

Zudem wird es von den allermeisten Rechtsordnungen hingenommen, daß das ungeborene Leben, um das es ja in der Embryonenforschung geht, nicht nur zugunsten des konkret bedrohten Lebens eines anderen Menschen, sondern auch zugunsten anderer Rechtsgüter geopfert wird – Stichwort Abtreibung, die in den ersten drei Monaten de facto ohne Einschränkung zulässig ist. Zwar sind die Embryonenforschung und die Abtreibung *insofern* nicht vergleichbar, als bei der Abtreibung eine konkrete *Konfliktsituation* der Frau und ihr *Selbstbestimmungsrecht* in Frage stehen. Jedoch ist der absolute Schutz des Embryos, wie ihn z.B. das deutsche ESchG gewährt, keineswegs nur in der „einzigartigen Situation" der Schwangerschaft aufgehoben, sondern auch

durch die Hinnahme der Verwendung von Spiralen und anderen Nidations-
hemmern, die zur alltäglichen routinemäßigen Tötung von befruchteten Eizellen, d.h. von Embryonen (!) führt. Wenn aber damit nach den heutigen gesellschaftlichen Vorstellungen keineswegs nur eine gravierende und konkret
gefühlte bzw. erlebte *Konfliktsituation* für die Frau und werdende Mutter den
Lebensschutz der frühen Leibesfrucht relativieren kann (40), Nidationshemmer auch keineswegs das „mildeste" (am wenigsten ethisch problematische)
Mittel der Empfängnisverhütung sind (41), dann kann kaum plausibel begründet werden, warum selbst hochrangige Heilungsziele nicht zu einem auch im
Einzelfall abgewogenen und im Ergebnis abgestuften Lebensschutz frühester
menschlicher Zellverbände (Embryonen) führen dürften (42).

Aus *verfassungsrechtlicher* Sicht ist auch das Instrumentalisierungsverbot
keineswegs in jener Schärfe tragend, wie es nach Auffassung mancher (43)
in ethischer Hinsicht der Fall sein mag. Nur sehr zurückhaltend hat das Bundesverfassungsgericht – wie dargelegt – die Objektformel verwendet. Das
Gericht hat zudem selbst darauf hingewiesen, daß der Mensch „nicht selten
bloßes Objekt nicht nur der Verhältnisse und der gesellschaftlichen Entwicklung, sondern auch des Rechts [ist], insofern er ohne Rücksicht auf seine Interessen sich fügen muß" (44). Zudem ist es auch aus dem Blickwinkel des
Instrumentalisierungsverbots durchaus berechtigt, zwischen der Inanspruchnahme unterschiedlicher Entwicklungsstufen menschlichen Lebens zu unterscheiden und von daher geborene Menschen anders zu behandeln als frühe-
ste Formen menschlichen Lebens in vitro. Insofern gilt nichts anderes als
bezogen auf den Menschenwürdeschutz als solchen, dem das Instrumentalisierungsverbot ja seinerseits als spezielle Ausformung zugeordnet ist.
Schließlich differenziert auch das Embryonenschutzgesetz in auf den ersten
Blick erstaunlicher Weise selbst, indem es z.B. einem Klon-Embryo weniger
Lebensschutz zuspricht als einem sonstigen Embryo: Ein einmal entstandener Klon darf nicht auf eine Frau übertragen werden (§ 6 Abs. 2); er muß also
getötet werden. Nach Auffassung mancher stellt dies nichts anderes als eine
Instrumentalisierung des Klon-Embryos zur Durchsetzung des Klonverbots
dar (45), während man es nach überzeugenderer Auffassung durchaus als
Bestätigung dafür ansehen kann, daß im frühesten Stadium menschlicher
Entwicklung differenziert werden kann (46).

Nicht zuletzt ist auch darauf hinzuweisen, daß das Bundesverfassungsgericht
dem Embryo bisher niemals eigene Grundrechtsträgerschaft zugesprochen,
also gesagt hat, daß der Embryo ein subjektives Recht auf Menschenwürde-
und Lebensschutz habe und in diesem Sinne „um seiner selbst willen" zu
schützen sei. Vielmehr hat das Gericht verlangt, daß der Staat (jedenfalls
[47]) objektivrechtlichen Menschenwürde- und Lebensschutz gewähren
müsse (wie auch Tiere aus gutem Grund von der Rechtsordnung anders be-

handelt werden als leblose Gegenstände). Zudem hat das Gericht keineswegs gesagt, daß der dem Embryo zu gewährende Schutz von Beginn an den gleichen *Umfang* und das gleiche Ausmaß wie bezogen auf den geborenen Menschen haben müsse. Sehr vorsichtig hat das Gericht vielmehr formuliert, daß dem Embryo Menschenwürde- und Lebensschutz „jedenfalls" ab der Einnistung in die Gebärmutter zukomme (48). Und berücksichtigt man, daß auch dem *Verstorbenen* anerkanntermaßen Menschenwürdeschutz zukommt (49), allerdings – man möchte fast sagen: natürlich – nicht in gleicher Intensität wie einem lebenden Menschen, und stellt man in Rechnung, daß bei einem Hirntoten, dem Organe zum Zweck der Transplantation entnommen werden, die Zellen außerhalb des Gehirns noch leben und am Leben erhalten werden können, dann zeigt dies, daß eine *Abstufung* des Schutzes in Abhängigkeit vom Entwicklungsstatus des Menschen und in Abhängigkeit vom unterschiedlichen Gewicht der mit einer Maßnahme verfolgten *Ziele* verfassungsrechtlich keineswegs ausgeschlossen, sondern aufgrund der allgemein geforderten Abwägung, wie sie eingangs dargestellt wurde, sogar naheliegend ist.

Entgegen verbreiteter Argumentation ist auch die Entwicklung des Embryos keineswegs ein kontinuierlicher, nicht durch relevante Einschnitte in verschiedene Phasen einteilbarer Prozeß mit der Folge, daß *nach* der Befruchtung *kein* Zeitpunkt oder Entwicklungsstadium *willkürfrei* zur Grundlage einer rechtlichen Differenzierung gemacht werden könnte (50). Vielmehr entsteht zwar bei der Befruchtung der „Bauplan" für das menschliche Leben, geben aber erst von der *Mutter* stammende epigenetische Faktoren die Befehle zur konkreten Embryogenese: Der Chromosomensatz eines Embryos, der bei der Befruchtung von Ei- und Samenzelle entsteht, ist der gleiche, wie er in milliardenfacher Ausführung in jeder Zelle vorkommt, die sich aber gleichwohl nicht zu einem Embryo entwickelt. Erst der Steuerungsapparat der Mutter gibt die Befehle zur Embryogenese, so daß eine Ausblendung dieser mütterlichen Faktoren in den Worten von Johannes Huber einen „genozentrischen Reduktionismus" darstellt (51). Im übrigen hat das Bundesverfassungsgericht selbst zu Recht darauf hingewiesen hat, daß erst ab der Nidation „nicht mehr teilbares Leben" besteht (52); in der Tat können aus einer Eizelle zuvor noch mehrere menschliche Individuen (eineiige Zwillinge) werden, so daß vor dem Zeitpunkt der Nidation auch die genetische Individualität und damit genetische „Einzigartigkeit" eines Menschen noch keineswegs endgültig festgelegt ist. Die Nidation, ab der das Bundesverfassungsgericht dem Embryo im Rahmen der Abtreibungsproblematik Menschenwürde- und Lebensschutz zugesprochen hat, ist daher durchaus ein wesentlicher Einschnitt, an den der Gesetzgeber eine rechtliche Differenzierung knüpfen *kann*, aber keineswegs knüpfen muß (53).

Von besonderer Bedeutung ist schließlich ein Umstand, der die Sachlage *heute* in anderem Licht erscheinen läßt als zur Zeit der Schaffung des Embryonenschutzgesetzes vor über 12 Jahren: Heute zeichnen sich konkrete Heilungsziele als Ziele der Forschung mit embryonalen Stammzellen ab. Damit geraten die Lebens- und Heilungsinteressen anderer Menschen, die ihrerseits Grundrechtsträger sind, in den Blick; sie stellen heute – angesichts der *Fortentwicklung* der medizinischen Wissenschaft – einen gewichtigen Abwägungsfaktor dar, wie er bei Schaffung des ESchG nicht gegeben war. Zwar ist die Wissenschaftsfreiheit – wie dargestellt wurde – nicht nur wegen konkreter (von der Wissenschaft gar vorab als erreichbar zu „beweisender") *Erfolge* geschützt, sondern um der wissenschaftlichen Neugier und des Strebens nach Neuem an sich, also letztlich um der *Wissenschaft selbst* willen. Das bedeutet aber nicht, daß die Aussicht auf Heilung oder andere hochrangige Ziele nicht *zusätzliches* Gewicht in der Waagschale der Abwägung entfalten könnten, und zwar um so stärker, je konkreter die Aussicht bei redlicher Betrachtung der wissenschaftlichen Möglichkeiten ist. Deshalb stellt sich heute auch die verfassungsrechtliche Frage der Zulässigkeit (nach Auffassung mancher sogar der *Gebotenheit* [54]) entsprechender Forschung ganz anders als damals – nicht weil sich das *Menschenbild* geändert hätte oder uns die Menschenwürde heute weniger „wert" wäre, sondern weil uns die Wissenschaft neue *Abwägungsfaktoren* liefert oder sogar aufdrängt. Dem damit gebotenen Abwägungsvorgang kann und darf sich die Gesellschaft nicht entziehen, und sie muß ihn – im Diskurs mit der Wissenschaft – *offen* vornehmen.

Im weiteren Verlauf der Entwicklung mag die Gesellschaft dann durchaus zu dem Ergebnis gelangen, daß sie bestimmte Möglichkeiten, die ihr die Wissenschaft erarbeitet und aufgezeigt hat, *nicht* nutzen möchte oder nicht *mehr* nutzen möchte. Das Beispiel der Kernenergie zeigt sehr deutlich, wie sich die Nutzen-Risiko-Abwägung in einer Gesellschaft im Laufe der Zeit – aus welchen Gründen auch immer – verschieben kann. Das ist dann aber keine Frage der Wissenschaft und ihrer Freiheit mehr, sondern eine Frage der *anwendungsbezogenen Folgenverantwortung*, die die *Gesellschaft* selbst und niemand anders zu übernehmen hat. Die Wissenschaftsfreiheit ist dagegen auf der vorherigen Stufe berührt, wo es um die Erweiterung des Wissens und um das Ausloten des Machbaren geht. Soweit hier konfligierende, gleichermaßen von der Verfassung geschützte Rechte und Interessen bestehen, ist es die Aufgabe allein des *parlamentarischen Gesetzgebers,* den auf verfassungsrechtlicher Ebene bestehenden Konflikt zu lösen, also etwa Umfang und Reichweite zulässiger Embryonenforschung zu bestimmen. Das Grundgesetz (55) eröffnet ihm dabei jedenfalls größere Freiräume, als dies gelegentlich behauptet wird (56), und nicht einmal der Rückgriff auf die Menschenwürde liefert wohlfeile Antworten (57). Zugleich bedeutet dies aber auch, daß sich der Gesetzgeber nicht hinter der Verfassung verstecken kann (58) – er selbst muß sich offen abwägend seiner gesellschaftlichen Verantwortung stellen.

ANMERKUNGEN

(1) Siehe Art. 79 Abs. 3 GG, wonach eine Änderung des Grundgesetzes, durch welche die Gliederung des Bundes in Länder, die grundsätzliche Mitwirkung der Länder bei der Gesetzgebung und die in den Artikeln 1 und 20 niedergelegten Grundsätze berührt werden, unzulässig ist.

(2) Siehe zu den nachfolgend dargelegten Aspekten bereits Taupitz, Biomedizinische Forschung zwischen Freiheit und Verantwortung, 2002, S. 23 ff.

(3) Siehe dazu nachdrücklich auch Ipsen, JZ 2001, 989, 995 f.

(4) Art. 2 Abs. 2 Satz 2 GG: „In diese Rechte [Recht auf Leben und körperliche Unversehrtheit; Recht auf Freiheit der Person] darf nur auf Grund eines Gesetzes eingegriffen werden".

(5) Vgl. BVerfGE 90, 1, 11 ff.

(6) Sehr deutlich hat auch das Bundesverfassungsgericht zum Ausdruck gebracht, daß die Wissenschaftsfreiheit auf dem Grundgedanken beruhe, daß eine gesellschaftlich und politisch unbeeinflußte Wissenschaft zu gewährleisten dem Staat und der Gesellschaft am besten diene: BVerfGE 47, 327, 369 f.

(7) Hubert Markl, Orientierung durch Wissenschaft oder Orientierung der Wissenschaft, in: Wissenschaftsgeschichte seit 1900, 75 Jahre Universität Frankfurt, S. 100 (105 ff.), auch zum folgenden.

(8) Zum (verfassungsrechtlichen) Begriff der Wissenschaft (auch zum Prozeßcharakter der Wissenschaft) grundlegend BVerfGE 35, 79, 113; näher Pernice, in: Dreier (Hrsg.), Grundgesetz, 1996, Art. 5 III Rdnr. 20.

(9) Markl, S. 105 ff.

(10) Markl, S. 108.

(11) Pernice, in: Dreier (Hrsg.), Art. 5 III Rdnr. 16.

(12) Losch, Wissenschaftsfreiheit, Wissenschaftsschranken, Wissenschaftsverantwortung, 1992, S. 55, 65.

(13) BVerfGE 28, 243, 261 (zum Konflikt zwischen Wehrpflicht und ebenfalls nicht unter einem Gesetzesvorbehalt stehender Gewissensfreiheit).

(14) Wie vorige Fn.; s. auch Losch, S. 67.

(15) Pernice, in: Dreier (Hrsg.), Art. 5 III Rdnr. 25.

(16) Siehe zum folgenden Taupitz, NJW 2001, 3433, 3435 ff.

(17) BVerfGE 75, 369, 380; Jarass, in: Jarass/Pieroth, Grundgesetz für die Bundesrepublik Deutschland, 5. Aufl. 2000, Art. 1 Rdnr. 12; Herdegen, JZ 2001, 773 m.w.Nen.

(18) Slowakische Republik (15.1.1998), San Marino (20.3.1998), Griechenland (6.10.1998), Slowenien (5.11.1998), Dänemark (10.8.1999), Spanien (1.9.1999), Georgien (22.11.00), Rumänien (24.4.01), Tschechische Republik (22.6.01), Portugal (13.8.01), Ungarn (9.1.02) und Estland (8.2.02).

(19) ABl. EG Nr. C 364/1 vom 18.12.2000. Sie ist allerdings noch nicht in das Europäische Primärrecht überführt worden.

(20) Zur Art. 1 Abs. 1 GG als „Staatsfundamentalnorm" Taupitz, JZ 1992, 1089.

(21) Die Menschenrechtskonvention zur Biomedizin des Europarates nimmt ausdrücklich die Vertragsparteien des Übereinkommens, also die Vertragsstaaten, in die Pflicht (Art. 1 Abs. 1). Ohne Nennung eines bestimmten Adressatenkreises spricht allerdings die EU-Grundrechtecharta davon, daß die Würde des Menschen zu achten und zu schützen sei.

(22) Zum Streit um den Adressatenkreis des Art. 1 Abs. 1 GG siehe hier nur Jarass, in: Jarass/Pieroth, Art. 1 Rdnr. 11.

(23) Auf den Streit, ob es sich bei der Menschenwürde tatsächlich um ein eigenständiges Grundrecht oder aber um ein Prinzip handelt, das die Wirkkraft anderer Grundrechte verstärkt (Ipsen, JZ 2001, 989, 990; Herdegen, JZ 2001, 773, 774; Jarass, in: Jarass/Pieroth, Art. 1 Rdnr. 3; Taupitz, JZ 1992, 1089 f.), kommt es an dieser Stelle nicht an.

(24) Dies gilt nach Auffassung mancher unmittelbar, nach Auffassung anderer dagegen vermittels der einfachgesetzlichen Normen, die ihrerseits im Lichte der Schutzpflicht des Staates auszulegen sind, s. näher Starck, in: v. Mangoldt/Klein/Starck, Das Bonner Grundgesetz, 1999, Art. 1 Abs. 1 Rdnr. 37; Jarass, in: Jarass/Pieroth, Art. 1 Rdnr. 11.

(25) Rechtsvergleichende Hinweise etwa bei Dreier, in: ders. (Hrsg.), Art. 1 I Rdnrn. 28 ff.

(26) Siehe zu Österreich Dujmovits, RdM 2001, 72, 74.

(27) Jarass, in: Jarass/Pieroth, Art. 1 Rdnr. 12.

(28) In diesem Sinne bezogen auf die Heilungszwecken dienende Stammzellforschung auch Ipsen, JZ 2001, 989, 996.

(29) Ausführlich zur Folgenverantwortung der Wissenschaft Losch, S. 95 ff., 254 ff.; Pernice, in: Dreier (Hrsg.), Art. 5 III Rnr. 32.

(30) BVerfGE 45, 187, 228 f.; 96, 375, 399 f.; s. auch Benda, NJW 2001, 2147, 2148. – Auch in der kirchlichen Tradition hat es bedeutsame Wandlungen gegeben, und zwar auch in der Frage des Beginns des Menschenwürdeschutzes, s. dazu hier nur Honecker, Zeitzeichen 7/2001, 8, 10 f.

(31) Überblick über Versuche in der Literatur, die Menschenwürde positiv zu bestimmen, bei Dreier, in: ders. (Hrsg.), Art. 1 I Rdnrn. 40 ff.

(32) BVerfGE 30, 1, 25 f.

(33) BVerfGE 30, 1, 25 f.; vgl. auch BVerfGE 87, 209, 228.

(34) Zur verfassungsrechtlichen Bindung des Gesetzgebers im Hinblick auf Wertungskonsistenz s. auch Ipsen, JZ 2001, 989, 994.

(35) Siehe oben Fn. 17.

(36) Vgl. Höfling, in: Sachs (Hrsg.), Grundgesetz, 2. Aufl. 1999, Art. 1 Rdnrn. 12 ff., 16.

(37) Taupitz, NJW 2001, 3433, 3437.

(38) Dem Wortlaut nach (Art. 52 Abs. 1) unterliegt sogar die Menschenwürdegarantie der Europäischen Grundrechtecharta (oben Fn. 19) einem Gesetzesvorbehalt; s. näher hierzu und zu den Konsequenzen Dujmovits, RdM 2001, 72, 74.

(39) Höfling, in: Sachs (Hrsg.), Art. 1 Rdnr. 60; Dreier, in: ders. (Hrsg.), Art. 1 I Rdnrn. 48 ff.; Herdegen, JZ 2001, 773, 775. Auch der Rechtfertigungsgrund der Notwehr zeigt, daß dem Ziel der fraglichen Handlung eine ganz besondere Bedeutung zukommt. Und immerhin kann Notwehr keineswegs nur gegenüber demjenigen geübt werden, der eigenverantwortlich einen anderen gefährdet, sondern auch gegenüber einem schuldlos Handelnden. Voraussetzung ist allerdings – und insofern unterscheidet sich die Embryonenforschung von Notwehr- oder Nothilfehandlungen –, daß von demjenigen, gegenüber dem Notwehr oder Nothilfe geübt wird, eine Gefahr ausgeht.

(40) Wobei selbst die im Vergleich zur Embryonenforschung in einem sehr viel späteren Entwicklungsstadium des Embryos stattfindende Abtreibung keineswegs nur bei Vorliegen bestimmter Gründe oder Motive der Frau hingenommen wird, s. dazu auch Sendler, NJW 2001, 2148, 2149.

(41) Schon mit Blick darauf überzeugt die verbreitete Forderung, die Wissenschaft solle sich (jedenfalls zunächst) auf die ethisch unproblematische(re) Forschung mit adulten Stammzellen und Stammzellen aus dem Nabelschnurblut beschränken, nicht. Im übrigen kann die Vergleichbarkeit des Potentials verschiedener Zellen nur dann valide festgestellt werden, wenn auch vergleichende Forschung an den verschiedenen Zelltypen durchgeführt wird, und verweisen Zellbiologen auf die Tatsache, daß Probleme der Reprogrammierung von Zellen nur dann hinreichend gelöst werden können, wenn auch die Vorgänge der (natürlichen) Programmierung verstanden werden, s. Taupitz, PZ 34/2001, 2903, 2908.

(42) Siehe auch Herdegen, JZ 2001, 773, 774 ff.

(43) Sehr zurückhaltend aber auch aus philosophischer Sicht Birnbacher, Bioethische Konsensbildung durch Recht?, in: Taupitz (Hrsg.), Die Bedeutung der Philosophie für die Rechtswissenschaft, 2001, S. 51, 61 ff.

(44) BVerfGE 30, 1, 25 f.; eine zurückhaltende und differenzierte Anwendung der „Objektformel" einfordernd auch Faßbender, NJW 2001, 2745, 2749.

(45) Schroth, JZ 2002, 170, 179; Kutzer, MedR 2002, 24, 25.

(46) Immerhin deckt sich das Implantationsverbot auch mit der Haltung jener Rechtsordnungen, die das Klonierungsverbot ohnehin erst ab einem späteren Entwicklungsstadium (Nidation oder sogar Geburt) greifen lassen, s. näher Taupitz, NJW 2001, 3433, 3439.

(47) Das BVerfG hat im ersten Abtreibungsurteil die Frage, ob der nasciturus selbst Grundrechtsträger ist oder aber wegen mangelnder Rechts- und Grundrechtsfähigkeit „nur" von den objektiven Normen der Verfassung geschützt wird, ausdrücklich offen gelassen (BVerfGE 39, 1, 41 f.); im zweiten Abtreibungsurteil hat das Gericht an die verfassungsrechtlichen Grundaussagen dieses Urteils angeknüpft, s. BVerfGE 88, 203, 251 f., 255 ff.; s. dazu aus neuerer Zeit auch Faßbender, NJW 2001, 2745, 2750; Ipsen, JZ 2001, 989, 992 f., 994 f.

(48) BVerfGE 88, 203, 251; hinsichtlich des Schutzumfangs wenig konkret auch BVerfGE 39, 1, 41. Die Menschenrechtskonvention zur Biomedizin des Europarates hat gerade deshalb, um den Mitgliedstaaten eine nähere Festlegung von Beginn und Umfang des Menschenwürdeschutzes zu ermöglichen, sehr unpräzise von „menschlichen Lebewesen" als den Trägern der Würde gesprochen, s. Taupitz, Biomedizinische Forschung zwischen Freiheit und Verantwortung, 2002, S. 19 ff.; tatsächlich haben denn auch die Niederlande bei der Unterzeichnung des Zusatzprotokolls zum Abkommen betreffend das Klonen von menschlichen Lebewesen erklärt, daß für sie der Begriff „human being" lediglich geborene Menschen umfasse.

(49) BVerfGE 30, 173, 193 f.; BVerfG, NJW 2001, 594; NJW 2001, 2957, 2958; BVerwGE 45, 224, 230; OVG Münster, NVwZ 2000, 217, 218; näher Dreier, in: ders. (Hrsg.), Art. 1 I Rdnrn. 52 ff.; Ipsen, JZ 2001, 989, 993.

(50) So aber etwa Starck, in: v. Mangoldt/Klein/Starck, Art. 1 Abs. 1 Rdnr. 18; Höfling, Zeitschrift für medizinische Ethik 2001, 277, 281 m.w.Nwen.

(51) Johannes Huber, Möglichkeiten und Grenzen der Embryonenforschung aus der Sicht der Medizin, Alpbacher Gesundheitsgespräche 26.8.2001, Abstract. - Im übrigen wird in der Literatur darauf hingewiesen, daß der Embryo außerhalb des Mutterleibes schon deshalb keine „natürliche Entwicklungschance" hat, weil der Prozeß zur Entwicklung als Mensch den *aktiven Eingriff* eines Dritten, die Implantation durch den

Arzt, voraussetzt: Wolfrum, Aus Politik und Zeitgeschichte 27/2001, 3, 4; Ipsen, JZ 2001, 989, 994, 996.

(52) BVerfGE 88, 203, 251 f.

(53) Siehe auch Benda, NJW 2001, 2147, 2148, wonach die Bestimmung des vom Grundgesetz geforderten Schutzes menschlichen Lebens nicht losgelöst von den Erkenntnissen der Fachwissenschaften geschah und geschieht; ferner Ipsen, JZ 2001, 989, 994.

(54) Nach Auffassung von Ipsen (JZ 2001, 989, 996) folgt aus der Menschenwürde, daß die Forschung zur Entwicklung von Stammzelltherapien sogar *geboten* ist.

(55) Anders in der Schweiz, wo der Bund bei seiner Gesetzgebung nach Art. 119 der Bundesverfassung seit dem 1.1.2000 zu beachten hat, daß „alle Arten des Klonens und Eingriffe in das Erbgut menschlicher Keimzellen und Embryonen" unzulässig sind.

(56) So sehr dezidiert auch Dreier, in: ders. (Hrsg.), Art. 1 I Rdnr. 62; s. ferner Herdegen, JZ 2001, 773 ff.; Ipsen, JZ 2001, 989, 995.

(57) So auch dezidiert Dreier, in: ders. (Hrsg.), Grundgesetz, 1996, Art. 1 I Rdnrn. 59 – 62, 99; s. ferner Herdegen, JZ 2001, 773, 774 f.

(58) So auch Sendler, NJW 2001, 2148, 2150.

RUDOLF NEIDERT

Sollen genetische Analysen am frühen Embryo zugelassen werden?
Präimplantationsdiagnostik in juristischer Sicht

I. Einleitung: Verabsolutierungen in einer polarisierten Debatte

Zwei Jahre einer öffentlichen Debatte vorher nicht geahnten Ausmaßes über die Präimplantationsdiagnostik (PID); doch weder Ende noch Ergebnis sind abzusehen. Hunderte und Aberhunderte von Aufsätzen, Tagungen, Stellungnahmen, Erwiderungen – und ein Konsens erscheint ferner denn je. Angestoßen hatte den bioethischen Meinungskampf die Bundesärztekammer (BÄK) mit ihrem durchaus gemäßigten Diskussionsentwurf einer Richtlinie zur PID im Februar des Jahres 2000 (1). Und bald wurde die Debatte in den medizinischen, juristischen und ethischen Fachzeitschriften übertönt von einer lautstarken Diskussion in den Feuilletons großer Tages- und Wochenzeitungen, allen voran die Frankfurter Allgemeine Zeitung und DIE ZEIT (2); der Streit nahm an Öffentlichkeit und zugleich Schärfe zu. Schon auf dem dreitägigen Symposium der damaligen Gesundheitsministerin Fischer im Mai 2000 konnte man z. T. heftige Angriffe fundamentalistischer Gegner des Verfahrens gegen dessen Befürworter erleben (3). Hauptstreitpunkt: Lebensrecht, ja Menschenwürde des frühen Embryos – absolut schützenswert oder der Abwägung mit anderen Werten zugänglich?

Über diesen vielstimmigen Meinungsaustausch in den intellektuellen Medien der Bundesrepublik könnte man sich uneingeschränkt freuen, hätten sich da nicht alsbald Polarisierungen, Schärfen und Lager-Tendenzen abgezeichnet mit - meist moderaten - Befürwortern der PID auf der einen, aber oft kompromisslosen Gegnern auf der anderen Seite; das Wort vom „Kulturkampf" ist gefallen! (4) Es findet nicht nur ein hartes Ringen um die Sache statt; allzu oft kommt es auch zu Verstößen gegen die Fairness einer freien Diskussion: da werden mitunter Feuilletons zu „Kampfblättern", Gremien quasi zu „Besetzungsbeuten"; da verzerrt man Sachverhalte, verfälscht Überschriften und verteufelt Diskussionsteilnehmer; Anfragen bei Redaktionen werden ignoriert, eingereichte Artikel auf die lange Bank geschoben – alles im Namen einer „reinen Lehre"? (5) Die Behandlung bioethischer Probleme der PID durch Presse, Funk und Fernsehen verdiente – mit der kritischen Prüfung, ob die Medien dabei ihrer objektiven Mittlerfunktion zwischen Wissenschaft und Öffentlichkeit gerecht werden, - eine eigene Studie (6).

In diesen aufgewühlten Wogen einer ethisch-politischen Kontroverse könnte unsere Rechtsordnung gleichsam die Arche sein, auf die man sich rettet, - mit den festen Balken des Gesetzes, die tragen. Doch selbst manche juristische Teilnehmer der Diskussion scheinen der Versuchung erlegen, sich ins Lager der political correctness zu flüchten und die Werte des werdenden Lebens über den verbindlichen Konsensrahmen der Verfassung hinaus zu verabsolutieren. Auch die rechtliche Betrachtung kann sich ihrer Verflechtung mit Ethik, Religion, Gesellschaft und Politik gewiss nicht entziehen; sie läuft dabei jedoch Gefahr, außer-juristische Wertpositionen bloßer Gruppen oder Minderheiten mit dem Geltungssiegel des für alle verbindlichen Rechtes zu versehen. Bei interdisziplinären Fragestellungen wie der PID teilen allerdings Juristen mit Medizinern, Ethikern und Theologen die Schwierigkeit, dass jeder meist nur über volle Kompetenz in seiner Disziplin verfügt. Was den Vorteil des Juristen relativiert, ist, dass er nicht ohne unbestimmte Rechtsbegriffe auskommt, die im Einzelfall der Interpretation auch durch meta-juristische Kriterien bedürfen: medizinischer sowie ethischer, philosophischer oder theologischer Provenienz. Dass Juristen angesichts dessen nicht selten unsicher argumentieren, erscheint verständlich, jedoch bei mangelnder Sorgfalt im Methodischen oder gar vorgefasster Meinung - wie häufig in der Gen-Debatte - nicht verzeihlich. Innerhalb des zulässigen Interpretationsspielraums sind freilich medizinisch-naturwissenschaftliche Orientierungen und philosophische oder theologische Argumente im interdisziplinären Ringen um Konsens willkommen, z. T. unentbehrlich (7).

II. Berufsrechtliche Unzulässigkeit, aber keine Strafbarkeit der PID

Unbestritten dürfte es sein, dass das Verfahren der PID nach geltendem Berufsrecht der Ärzte nicht zulässig ist; denn die Berufsordnungen lassen die dafür notwendige In-vitro-Fertilisation (IVF) nur zur Behandlung der Sterilität, nicht jedoch bei genetischer Belastung zu (8). Aber mit ihrem Diskussionsentwurf hat die Bundesärztekammer bereits den ersten Schritt zur standesrechtlichen Legalisierung der PID getan. Zur Umsetzung dieses Entwurfs in geltendes Berufsrecht bedürfte es jedoch – gegebenenfalls über Mustervorschriften der BÄK – in jedem Bezirk der 17 Landesärztekammern einer Änderung der Berufsordnung und einer entsprechenden PID-Richtlinie.
Grundlegend für die juristisch-politische Debatte ist es, ob das Verfahren nach geltendem staatlichen Recht zulässig ist oder nicht. Die einschlägige Regelung findet sich im Embryonenschutzgesetz von 1990, einem kurzen, scheinbar leicht verständlichen Strafgesetz mit Bestimmungen vor allem über missbräuchliche Anwendungen von Fortpflanzungstechniken. Bei seiner Frage nach der Zulässigkeit einer Maßnahme hat der Jurist als Erstes zu fragen, was genau er denn beurteilen soll, d. h. was die rechtserheblichen Tatsachen

sind: Die PID ist eine reproduktionsmedizinische Maßnahme für ein erblich belastetes Paar mit Kinderwunsch, und zwar eine Gesamtmaßnahme mit drei aufeinander bezogenen Teilen: erstens der Erzeugung von bis zu drei Embryonen mit Hilfe einer IVF, zweitens einer genetischen Untersuchung von je einer oder zwei entnommenen Zellen dieser Embryonen nach den ersten Zellteilungen etwa am dritten Tag und drittens entweder einer Implantation der gesunden oder einem Verzicht auf den Transfer der geschädigten Embryonen (9). Bei Nicht-Implantation stirbt der Embryo ab; hier liegt das ethisch-rechtliche Problem des Verfahrens.

Juristisch sinnvoll, ja strafrechtlich zwingend ist es, die drei Teile der PID-Behandlung als eine teleologische Einheit anzusehen: bestimmt von dem Ziel des Paares, ein Kind zu bekommen - allerdings eines ohne den befürchteten genetischen Schaden. So stellt es sich objektiv und subjektiv für die Beteiligten, das Paar und den Arzt, nach der Lebenswirklichkeit dar; und nach dieser sind die rechtserheblichen Tatsachen festzustellen. Doch bereits jetzt scheiden sich die juristischen Geister: einige Autoren zerlegen – gleich hier im Blick auf ihr „richtiges" Ergebnis - diese natürliche Maßnahmen-Einheit, die das „positive Vorzeichen" vom Ziel des Kinderwunsches erhält, und kommen so von vornherein zu einer die Strafbarkeit intendierenden Weichenstellung (10).

Eine Durchsicht der 13 Paragraphen des ESchG zeigt: von PID ist darin nicht die Rede, auch der Sache nach nicht; das Verfahren ist dort also nicht ausdrücklich geregelt. Dennoch hat die damals neue Diagnostik in den Gesetzesberatungen eine, wenn auch nicht eindeutige Rolle gespielt: man ging davon aus, dass eine PID an sog. totipotenten, noch zur Entwicklung eines ganzen Individuums fähigen Zellen vom strafrechtlichen Verbot des Klonens erfasst sei; den verfahrenslogischen Verzicht auf die Implantation eines geschädigten Embryos scheint man dagegen nicht als verboten angesehen zu haben (11). So spricht mehr dafür, dass der Gesetzgeber das neue Verfahren bei Diagnostik an einer Zelle nach Verlust der Totipotenz (12) – einschließlich der Konsequenz, dass man den geschädigten Embryo absterben lässt, - nicht in die Verbote des ESchG einbeziehen wollte. Dies enthebt jedoch nicht einer Prüfung des in Frage kommenden Tatbestandes.

Einschlägig ist vor allem § 2 mit der Überschrift „Missbräuchliche Verwendung menschlicher Embryonen", und zwar Abs. 1; auf das Wesentliche verkürzt, lautet dessen Tatbestand: „Wer einen extrakorporal erzeugten Embryo zu einem nicht seiner Erhaltung dienenden Zweck verwendet, wird bestraft." Entscheidend kommt es zunächst auf das objektive Tatbestandsmerkmal „verwenden" an. Dieser Begriff könnte nun statt durch aktives Tun auch durch bloßes Unterlassen erfüllt sein; § 13 StGB stellt jedoch für eine Begehung durch Unterlassen einschränkende Voraussetzungen auf. Gemessen hieran, entspricht ein Unterbleiben lebenserhaltender Maßnahmen, der Verzicht auf eine Übertragung des Embryos, - nach dem Gesamtzusammenhang der PID für die Frau mit Kinderwunsch – in seinem Unrechtsgehalt nicht der aktiv missbräuchlichen Verwendung, die das Gesetz unter Strafe stellen will (13). Da die Nicht-Implantation des Embryos somit das Merkmal des Verwendens nicht erfüllt, trifft § 2 Abs. 1 schon deshalb auf die PID nicht zu. Von den juristischen Gegnern des Verfahrens wird dieses Tatbestandsmerkmal kaum oder gar nicht behandelt; dennoch blieb die hier vertretene Auffassung nicht unwidersprochen (14).

Auch die vom subjektiven Tatbestand verlangte „Absicht" des Täters ist nicht gegeben; eine solche steckt nach gängiger strafrechtlicher Terminologie hinter der Formulierung „zu einem Zweck". Absicht ist mehr als Vorsatz; dem Täter müsste es geradezu darauf ankommen, den geschädigten Embryo nicht zu erhalten (15). Dies anzunehmen, wäre jedoch – wie bereits oben grundsätzlich festgestellt - lebensfremd: dem Paar und seinem Arzt kommt es umgekehrt gerade darauf an, einen nicht geschädigten Embryo – und diese Chance liegt immerhin zwischen 50 und 75 % - auf die Frau zu übertragen, um das gewünschte Kind vor dem befürchteten genetischen Schaden zu bewahren (16). So einleuchtend dies auch ohne strafrechtliche Argumentation sein mag – in der Fachliteratur wird es z. T. heftig bestritten (17).

Dabei sprechen die besseren Auslegungs-Argumente – nicht nur, was „Absicht" und „Verwenden" bedeuten und wann ein Unterlassen dem Tun gleichsteht, sondern, was überhaupt der rechtserhebliche Begriff der PID ist, - für eine zurückhaltende, einschränkende Interpretation. Denn bei der Auslegung einer Strafnorm ist – wogegen bei der Berufung auf das ESchG nur allzu häufig verstoßen wird – das dem Täter von der Verfassung als Grundrecht verbürgte Bestimmtheitsgebot zu beachten, das Gebot klar bestimmter, im vorhinein erkennbarer Straftatbestände. Dieses strafrechtliche Gebot – mitunter vermengt mit dem sog. Analogie-Verbot – ist gegenüber dem allgemeinen rechtsstaatlichen Bestimmtheitsgebot das schärfere; das Bundesverfassungsgericht spricht von einem „strengen Gesetzesvorbehalt" (18). Nach ständiger Rechtsprechung markiert danach „der mögliche Wortsinn" der Strafbestimmung „die äußerste Grenze zulässiger richterlicher Interpretation", wobei der „Wortsinn" in der Regel enger ist als der „Wortlaut". Wichtig erscheint, dass nach Rechtsprechung und Kommentar-Literatur dieser Wortsinn „aus der Sicht des Bürgers zu bestimmen ist." Die vom ESchG betroffenen Bürger sind jedoch vor allem der Reproduktionsmediziner und das von diesem behandelte Paar: und deren Sicht ist es, einem Kinderwunsch trotz schweren erblichen Risikos zum Ziel zu verhelfen.

Die Prüfung möglicher Strafbarkeit der PID nach § 2 Abs. 1 konnte daher – gemessen an diesen strengen Auslegungskriterien – zu keinem anderen Ergebnis führen als: kein „Verwenden" durch Unterlassen, keine „Absicht", keine Strafbarkeit. Insofern zeigt gerade die problematische Durchnormierung eines ärztlichen Tätigkeitsfeldes mit Hilfe des Strafrechts im freiheitlichen Rechtsstaat ihre „liberale" Kehrseite: kein anderes Gesetz des Staates ist gegenüber dem Bürger zurückhaltender auszulegen als das Strafgesetz. Bezeichnend scheint es mir zu sein, dass Autoren, die zur Verneinung einer Strafbarkeit der PID gelangen, sich an Art. 103 Abs. 2 GG orientieren, Gegner des Verfahrens sich jedoch diesen grundlegenden Anforderungen der Strafrechtsinterpretation kaum stellen (19).

Außerdem ist zu bedenken, was es heißen könnte, einen Verstoß gegen das rigide Verbot des § 2 Abs. 1 anzunehmen: Freiheitsstrafe bis zu drei Jahren für einen Arzt, der nichts anderes getan hat, als einem erblich belasteten Paar mit Kinderwunsch zu einem erblich nicht belasteten Kind zu verhelfen. Auch dies demonstriert die Notwendigkeit einer engen Auslegung. Hinter all dem ist der Grundsatz des freiheitlichen Rechtsstaates von der Subsidiarität des Strafrechts zu erkennen; schließlich stellt dieses nur die ultima ratio staatlichen Eingreifens dar (20). In einem so persönlichen Bereich des Menschen wie dem seiner Fortpflanzung sollte es erst recht so sparsam wie möglich eingesetzt und, wenn schon, so freiheitsbezogen wie nötig ausgelegt werden.

Das Ergebnis „Nicht-Strafbarkeit der PID" ist von großer Tragweite: Gegen Reproduktionsmediziner, die hilfesuchenden Paaren den Weg zu einer Behandlung im Ausland ebnen, dürfte nicht ermittelt werden, wie dies leider schon zweimal der Fall war; doch beide Verfahren wurden eingestellt (21). Sodann: Der Entwurf der Bundesärztekammer verstößt nicht gegen das ESchG. Solange dieses nicht entsprechend geändert wird, verstieße ein Arzt in Deutschland, der die PID vornähme, nicht gegen das Gesetz. Derjenige, der dieses Verfahren in Deutschland ausschließen will, muss für ein entsprechendes Gesetz im Parlament die Mehrheit finden.

III. Verfassungsrechtliche Bestätigung der Nicht-Strafbarkeit

Bei der Beurteilung einer Zulässigkeit der PID nach geltendem Recht steht das Strafrecht – in Gestalt des Embryonenschutzgesetzes – im Vordergrund; hierdurch geschütztes Rechtsgut ist hauptsächlich das Leben des Embryos. So liegt der Bezug dieses Rechtes zu dem allgemeinen Grundrecht auf Leben nahe, auch dessen Einbindung in damit konkurrierende andere Grundrechte der Verfassung. Deshalb seien die wichtigsten verfassungsrechtlichen Aspekte des PID-Problems wenigstens skizziert. Dies mag auch genügen, da gerade in jüngerer Zeit einige gründliche Untersuchungen dieser Aspekte publiziert worden sind (22). Ganz ausgespart werden kann das Verfassungsrecht aber deshalb nicht, weil die Gegner des Verfahrens auf eine vermeintliche „Trumpfkarte der Verfassung" setzen, nämlich: die PID verletze außer dem Lebensrecht des Embryos auch dessen Menschenwürde.

„Die Würde des Menschen ist unantastbar" lautet Art. 1 Abs. 1 Satz 1 des Grundgesetzes lapidar – wohlgemerkt: „ ... des Menschen". Ist nun der drei Tage alte, etwa 10-zellige Embryo in vitro bereits ein Mensch im Rechtssinne? Das Bundesverfassungsgericht hatte in zwei Urteilen zum Abbruch der Schwangerschaft Stellung zu nehmen; da diese aber erst mit dem Abschluss der Einnistung beginnt (§ 218 Abs. 1 Satz 2 StGB), konnte sich das Gericht nur für die Zeit danach äußern. Praktisch hat es dem Embryo aber wegen dessen genetischer Identität Menschenwürde bereits ab der Befruchtung zugesprochen (23). Diese Rechtsprechung fand zu Recht wiederholten, heftigen Widerspruch; denn die klassische Verfassungsinterpretation beschränkt den Menschenwürdesatz auf extreme Fälle einer Erniedrigung des Menschen, wie sie beim Erlass des Grundgesetzes aus der NS-Zeit noch frisch in Erinnerung waren. So verstanden, kann Träger dieser Würde nur ein menschliches Wesen sein, das von seiner Entwicklung her prinzipiell Entwürdigung empfinden kann; dies ist bei einem drei Tage alten Embryo nicht der Fall (24).

Durch die neuerdings verbreitete Ausdehnung des Menschenwürdesatzes laufen Rechtsprechung und Lehre praktisch Gefahr, die „unantastbare" Menschenwürde gegen Grundrechte anderer abzuwägen, d. h. im Einzelfall zu relativieren, also anzutasten (25). Zu Recht warnen Verfassungsrechtler seit langem vor der „inflationären, fast schon beliebigen Berufung auf die Menschenwürde" (26).

Statt dessen kommt es für die verfassungsrechtliche Beurteilung der PID – deren Rechtsproblem ja vor allem im Absterbenlassen des geschädigten Embryos liegt – auf den Lebensschutz des Grundgesetzes an: „Jeder hat das Recht auf Leben ..." (Art. 2 Abs. 2 Satz 1GG). Rechtsprechung und Literatur gehen davon aus, dass dem Embryo dieser Lebensschutz der Verfassung zumindest grundsätzlich von der Befruchtung an zukommt (27). Es würde sich auch schwerlich ein deutlicherer Anknüpfungspunkt hierfür als die Verschmelzung von mütterlicher Ei- mit väterlicher Samenzelle zu einem genetisch neu definierten Individuum finden lassen. Freilich wird diese grundsätzliche Vorverlegung des Lebensschutzes von der Geburt auf die Zeugung nur aus dem Gedanken der Potentialität plausibel: eben der Möglichkeit dieses werdenden Lebens, sich im Körper der Mutter bis zur Geburt zu einem vollständigen Menschen zu entwickeln. Aber sogar in das Lebensrecht des geborenen Menschen darf auf Grund eines Gesetzes eingegriffen werden (Art. 2 Abs. 2 Satz 3 GG). Das Grundrecht des Embryos kann und muss deshalb unter Beachtung der Verhältnismäßigkeit gegen Grundrechte anderer abgewogen werden (28).

Bei dieser Güterabwägung steht im Falle der PID dem Lebensrecht des Embryos in vitro das Grundrecht der Frau auf Leben und körperliche Unversehrtheit gegenüber – auch das auf freie Entfaltung der Persönlichkeit in deren elementarstem Bereich, dem der Fortpflanzung. Die Gewichtung dieser gegenseitigen Rechte kann nicht außer Acht lassen, dass sich die beiden Rechtsträger – das Ungeborene und die Frau – zwischen Zeugung und Geburt in einem Entwicklungszusammenhang befinden, der es verbietet, einzelne Phasen rechtlich isoliert voneinander zu betrachten. So rückt der Zeitabschnitt vor der Nidation, in dem sich die PID abspielt, in einen notwendigen Zusammenhang mit der von Einnistung bis Geburt dauernden Schwangerschaft. ESchG und § 218 StGB sind somit rechtlich aufeinander bezogen und deshalb im Sinne einer in sich stimmigen Gesamtregelung des Rechtes ungeborenen Lebens zu interpretieren. Folgende „regelungs-immanente" Schlussfolgerung erscheint deshalb zwingend und wird auch immer wieder für eine begrenzte Zulässigkeit der PID vorgebracht (29):

Ab der Einnistung gilt für die ersten zwölf Wochen seit der Empfängnis die Beratungsregelung des 218 a Abs. 1 StGB; eines festgestellten Grundes, einer Indikation, bedarf es dafür nicht, nur einer bescheinigten Beratung. Ebenfalls ab der Nidation – wenn auch praktisch vor allem nach der 12-Wochen-Regelung - gilt zeitlich unbefristet bis zur Geburt die medizinisch-soziale Indikation des Abs. 2. Der nicht indizierte Abbruch nach Absatz 1 ist in Orientierung an der Rechtsprechung des Bundesverfassungsgerichts vom Gesetz nach der Formel „rechtswidrig, aber straflos" ausgestaltet, der Abbruch auf Grund Indikation (§ 218 a Abs. 2) dagegen ausdrücklich als „nicht rechtswidrig". Wenn also das Gesetz den indizierten Abbruch der Schwangerschaft mit Todesfolge für den Foetus als rechtmäßig bezeichnet, wie sollte dann der Verzicht auf eine Schwangerschaft im Falle einer genetisch indizierten PID mit der vergleichbaren Folge, dass der Embryo abstirbt, rechtswidrig, ja strafbar sein?

Man machte es sich jedoch zu leicht, wollte man die Situationen der Frau angesichts ihrer Entscheidung für oder gegen das Leben eines geschädigten Embryos, wie sie in vivo und in vitro – in der Schwangerschaft nach Pränataldiagnostik (PND) oder davor bei einer PID – bestehen, ohne weiteres gleichsetzen. So wird ja auch in der Literatur häufig der angeblich fundamentale Unterschied zwischen der Konfliktlage einer Schwangeren und der vom Arzt bestimmten Labor-Situation einer Frau bei PID beschworen (30). Rechtlich geht es aber hier wie dort um einen Konflikt zwischen dem Lebensrecht des Embryos und Rechten der Frau: bei der medizinisch-sozialen Indikation gerade unter Berücksichtigung auch ihrer zukünftigen Lebensverhältnisse, nach

der genetischen Untersuchung in vitro und vor einer Implantations-
entscheidung ebenfalls um die Vorwegnahme zukünftiger Gefährdungen; hier
wie dort handelt es sich also um einen „antizipierten" Konflikt (31). Dies
macht die Vergleichbarkeit des Rechtfertigungsgrundes aus § 218 a Abs. 2
mit demjenigen für eine auf Zumutbarkeit abgestellte PID augenfällig.

Die Inkonsequenz, die bei Annahme einer Unvergleichbarkeit der Situationen
in vivo und in vitro besteht, spitzt sich noch zu, wenn man Recht und Praxis
der PND während der Schwangerschaft bedenkt. Dabei festgestellte Schädi-
gungen des Ungeborenen – nicht zuletzt solche genetischer Art - führen häufig zu „embryopathisch motivierten Abbrüchen", und zwar im Wege der medizinisch-sozialen Indikation, weil zu deren Gunsten die embryopathische 1995
gestrichen wurde. Es wäre ein eklatanter rechtlicher Widerspruch, das
Absterbenlassen eines geschädigten Embryos am 3. Tag als verboten anzusehen, die Tötung eines geschädigten Fötus im 3. Monat aber mit dem Siegel
der Rechtmäßigkeit zu versehen. Eine solche Bewertungsdifferenz zwischen
ESchG und § 218 StGB wäre möglicherweise ein Verstoß gegen die Einheit
der Verfassung und die Widerspruchsfreiheit der Rechtsordnung – Grundsätze, die von Rechtsprechung und Lehre entwickelt worden sind (32). Zu
diesem Wertungswiderspruch (33) zwischen den Regelungen für die Zeiten
vor und nach der Nidation träte – für die Zeit davor – eine nicht minder krasse
Inkongruenz: der künstlich erzeugte Embryo genösse quasi strafrechtliche
Lebensgarantie, der natürlich gezeugte dagegen keinerlei Rechtsschutz (218
Abs.1 StGB); nidationshemmende, zum Absterben der Frucht führende Mittel
sind ja nicht verboten (§ 219 b).

Bei richtiger, strafrechtlich enger Auslegung bestehen aber diese vielberufe-
nen Wertungswidersprüche überhaupt nicht: d. h. die PID ist bereits heute
grundsätzlich so wenig verboten wie PND und „rechtmäßiger" Schwangerschaftsabbruch. Die verfassungsrechtliche Betrachtung bestätigt somit die
restriktive Auslegung von § 2 ESchG. Wer allerdings rein strafrechtlich zunächst einen Verstoß gegen das ESchG annimmt, kann sich einer verfas-
sungskonformen Einschränkung des ESchG nicht entziehen, so dass er zum
selben Ergebnis gelangt.

*IV. Zunehmendes Lebensrecht des Ungeborenen zwischen Befruchtung und
Geburt*

Meine juristische Sicht auf die PID – so das Thema des Beitrags - hat sich
notwendigerweise auf die rechtlichen Regelungen über den Status des Ungeborenen zwischen Befruchtung und Geburt erweitert. Nun gilt es, die juristische Bewertung zunächst um eine Übersicht über die empirischen Gege-

benheiten, d. h. die embryonal-foetalen Entwicklungen in diesem Zeitraum, zu ergänzen. Dabei ist allerdings eines klar: Sein und Sollen sind zweierlei; bloße Tatsachen ergeben keine Normen; aus der Embryologie entscheidet sich nicht einfach der rechtliche Status des Ungeborenen. Aber ethische wie rechtliche Bewertungen – die spätestens hier einfließen dürfen und müssen - haben an dem empirisch Erfahrbaren anzusetzen; sonst bleiben sie abstrakt und gleichsam abgehoben, konsensarm, ja „moralisch kontraintuitiv" (34).

Dabei sollen die Zusammenhänge – aber auch die Widersprüche – zwischen medizinischen und gesetzlichen Gegebenheiten bezüglich der Entwicklung des Ungeborenen an Hand einer Graphik anschaulich werden (Anhang). Das untere Feld zeigt die medizinischen Fakten, das obere die entsprechenden gesetzlichen Regelungen. Die Zeitachse ganz unten gibt den Ablauf der Wochen ab der Befruchtung an (post conceptionem = p. c.). Für die im unteren Feld eingetragenen Entwicklungsschritte des Ungeborenen beziehe ich mich vor allem auf die Stellungnahme des Wissenschaftlichen Beirates der Bundesärztekammer von 1991 über „Pränatale und perinatale Schmerzempfindung" (35). Diese bezeichnet die ablaufende Entwicklung als „stufenloses Kontinuum"; die immer weiter zunehmende Tönung soll diese kontinuierliche Entwicklung von der befruchteten Eizelle bis zum geborenen Menschen andeuten. Dabei stehen Stufenlosigkeit und Unmerklichkeit des Heranwachsens nicht etwa der Tatsache entgegen, dass der Arzt zu bestimmten Zeitpunkten einen signifikanten Entwicklungsschritt registriert: etwa zwei Wochen nach der Befruchtung die Nidation des Embryos oder nach 8 Wochen den grundsätzlichen Abschluss der Organbildung – wo die Mediziner denn auch die Unterscheidung von „Embryo" und „Foetus" ansetzen.

Die unbewusste Reizperzeption, ebenfalls nach der achten Woche, zeigt: der Foetus reagiert bereits - etwa durch Fluchtreflexe - auf Verletzungen, da sein Zentrales Nervensystem schon so weit entwickelt ist. Besonderen Wert lege ich auf den Beginn der sog. bewussten Schmerzperzeption, des Schmerzerlebnisses, etwa beim 22 Wochen alten Foetus. Mit anderen, vor allem theologischen und philosophischen Autoren (36) sehe ich an diesem Punkt der Entwicklung den ersten Ausdruck einer leiblich-seelischen Einheit, die recht eigentlich zum Menschsein gehört. Es ist für fast alle intuitiv einsichtig, dass spätestens hier eine besondere rechtliche Schutzbedürftigkeit des Ungeborenen anzusetzen hat. Unterstrichen wird dies eindringlich durch die heutzutage ebenfalls in etwa schon zu dieser Zeit mögliche Lebensfähigkeit des Kindes außerhalb des Mutterleibes.

Wie bewertet nun unser geltendes Gesetzesrecht diese empirischen Gegebenheiten? Das obere Feld versucht, dies in abgestufter Tönung deutlich zu machen: In den ersten zwei Wochen – aber nur für „künstlich" gezeugte Embryonen – gilt das Embryonenschutzgesetz. Für die natürlich gezeugten

Embryonen sehen wir einen „blinden Fleck" des geltenden Gesetzesrechts: d. h. keinerlei Lebensschutz des frühen Embryos im Normalfall! Von der Einnistung bis zum Abschluss der 12. Woche p. c. haben wir die Beratungsregelung des § 218 a Abs. 1 – nicht mehr als eine „Fristenregelung mit Beratungspflicht" (37); der Lebensschutz des Ungeborenen ist durch sie nur sehr unvollkommen gewährleistet.

Die medizinische Indikation nach § 218 a Absatz 2 ist 1995 vollends eine medizinisch-soziale geworden, die nicht mehr durch eine medizinisch definierte Lebens- oder Gesundheitsgefährdung begrenzt wird. Seitdem hat der Arzt dabei die (sozialen) Lebensverhältnisse der Schwangeren – auch die zukünftigen – mit zu berücksichtigen; durch diese soziale Erweiterung wollte man die Fälle der gestrichenen embryopathischen Indikation „auffangen" (38). Für die Zulässigkeit des Abbruchs genügt es im übrigen schon, dass bei der Frau eine schwerwiegende Beeinträchtigung der körperlichen oder seelischen Gesundheit nicht auf andere zumutbare Weise abgewendet werden kann. Insgesamt verschwimmt der kaum noch nachvollziehbare Paragraph im definitorischen Halbdunkel – alles andere als eine klare, begrenzende Vorgabe für den durchführenden Arzt.

Diese den Abbruch rechtfertigende medizinisch-soziale Indikation gilt, wie gesagt, unterschiedslos von der ersten bis zur letzten Schwangerschaftswoche, also bis zur Geburt; hier setzt das für geborene Menschen geltende allgemeine Strafrecht mit seinen Tötungsparagraphen ein (§§ 211 und 212 StGB). Erstreckt man – durchaus zu Recht – den Lebensschutz des Grundgesetzes auf die Zeit vor der Geburt, ja grundsätzlich bis auf den genetischen Beginn werdenden Lebens bei der Befruchtung, dann kann es nicht rechtmäßig sein, dieses Leben sogar noch nach Eintritt der sog. extra-uterinen Lebensfähigkeit des voll ausgebildeten Foetus zu töten – es sei denn bei einem übergesetzlichen Notstand, wenn „Leben gegen Leben" stünde. Die embryopathische Indikation hatte mit ihrer 22-Wochenfrist noch in etwa bei dieser kritischen Entwicklungsmarke die Berechtigung zu dieser Indikation enden lassen. Angesichts der schlimmen Fälle von Spätabbrüchen nach Beginn der selbständigen Lebensfähigkeit des Kindes – ab der 21. Woche zuletzt über 600 Fälle jährlich (39) – halte ich mit anderen Autoren eine gesetzliche Einschränkung des § 218 a Abs. 2 für unerlässlich (40). Ein parlamentarischer Antrag der CDU/CSU-Fraktion des Bundestages vom Juli 2001 zur „Vermeidung von Spätabtreibungen" bleibt allerdings hinter diesem Ziel zurück (41).

Meine Ausführungen zum rechtlichen Spielraum für die PID am Beginn der embryonalen Entwicklung und über die Grenzen des Abtreibungsrechtes gegen Ende der Schwangerschaft lassen die Lösung erkennen: sie kann – im Sinne einer in sich widerspruchsfreien Gesamtbetrachtung – nur in einem „Modell abgestuften Lebensschutzes" liegen. Diese differenzierende Bewertung ungeborenen Lebens wird seit Jahrhunderten in der theologischen Ethik des Christentums als „Sukzessiv-Beseelung" des Ungeborenen (42) und seit längerem auch in der philosophischen Ethik – hier unter der Bezeichnung „Gradualismus" oder ähnlich (43) – diskutiert bzw. vertreten. Die gegenwärtige bioethische Kontroverse in Deutschland verlöre vieles an Schärfe und Dissonanz, ließe die Deutsche Bischofskonferenz die Öffentlichkeit erkennen, dass die katholische Kirche ihre seit Thomas von Aquin vertretene Lehre von der sukzessiven Beseelung erst 1869 aufgegeben hat; statt dessen überlässt sie es evangelischen Theologen darauf hinzuweisen (44).

Dieses Prinzip wachsenden Lebens und Lebensschutzes zwischen Zeugung und Geburt habe ich, unter strikter Orientierung an den empirischen Gegebenheiten der Embryonal- und Foetalentwicklung, an anderer Stelle dargestellt und für eine in sich stimmige Lösung des rechtlichen Status ungeborenen Lebens fruchtbar zu machen versucht (45). Die Abwägung der verfassungsrechtlichen Position der Frau auf der einen Seite und des Ungeborenen auf der anderen Seite kann im Frühstadium der embryonalen Entwicklung dem Recht auf Selbstbestimmung der Frau ein Übergewicht einräumen. Umgekehrt fordert das zunehmende Lebensrecht des heranwachsenden Foetus – dann mehr und mehr zulasten der Frau - um so größere Achtung, je mehr sich das Kind dem geborenen Menschen annähert. In der neueren juristischen Literatur scheint diese Stufentheorie verstärkt diskutiert und z. T. angenommen zu werden (46); auch politisch bemerkenswert ist vor allem die ausführliche Erörterung des abgestuften Lebensschutzes in den beiden Ethik-Gremien von Parlament und Regierung – in der Enquete-Kommission des Bundestages mehrheitlich ablehnend, mit deutlich positivem Akzent dagegen im Nationalen Ethikrat der Regierung (47).

V. Regelungsbedürftigkeit und Regelungskriterien

Zu einer „Strafbarkeit der PID", gegen die somit – auch auf Grund gewichtiger Literaturstimmen – beste Gründe sprechen, habe ich nicht verschwiegen, dass es eine Reihe Autoren gibt, die einen Verstoß gegen das EschG bejahen – eine Art Patt der Juristen (48). Die erwähnten Ermittlungsverfahren zeigen, welches Strafrechtsrisiko dennoch Reproduktionsmediziner schon mit einer Beratung zu einer Hilfe im Ausland eingehen. Schon deshalb sollte aus Gründen der Rechtsklarheit und Rechtssicherheit für die beteiligten Ärzte und Paare die Frage der Zulässigkeit dieser Diagnostik durch den Gesetzgeber geklärt werden.

Auch verfassungsrechtliche Grundsätze sprechen für ein ausdrückliches PID-Gesetz: Nach den Grundsätzen des Parlamentsvorbehalts und der Wesentlichkeitstheorie verlangt die Rechtsprechung für wesentliche Eingriffe in Grundrechtspositionen der Bürger ein formelles Gesetz des Parlaments. Dies vertritt auch die Berliner Enquete-Kommission in ihrer Pressemitteilung vom März 2001 „übereinstimmend" (49). Wenn dann das Parlament die Zulässigkeitsfrage entschieden und die verfassungsrechtlichen Rahmenvorschriften gesetzlich festgelegt hat, können berufsrechtliche Modalitäten in Richtlinien der Ärztekammern geregelt werden. Die Bundesärztekammer hat mit ihrem erwähnten Diskussionsentwurf quasi diesen „Unterbau" eines künftigen PID-Gesetzes bereits vorgelegt.

Inhaltlich hätte der nunmehr geforderte Gesetzgeber theoretisch mehrere Möglichkeiten: ein absolutes Verbot des Verfahrens, wie es auch Politiker aus fast allen Fraktionen fordern (50), eine eng begrenzte Zulassung entsprechend dem Entwurf der Ärzteschaft und schließlich eine völlige Freigabe dieser sich international weiterentwickelnden Diagnostik. Im Mai 2001 hat sich das Plenum des Deutschen Bundestages in einer mehrstündigen Grundsatzdebatte mit dem Thema „Recht und Ethik der modernen Medizin und Biotechnologie" befasst; wie ein „roter Faden" zogen sich die Probleme Embryonenschutz, PID und Stammzellforschung durch die Redebeiträge – mit Pro und Contra quer durch Fraktionen (51). Eine völlige Freigabe wurde jedoch von keinem Abgeordneten und erfreulicherweise auch sonst in Deutschland bisher nicht vertreten; sie braucht hier deshalb nicht vertieft erörtert zu werden. Anders verhält es sich mit dem Totalverbot, das außer den parlamentarischen Gegnern vor allem von der katholischen Amtskirche gefordert wird – auch von der evangelischen Kirche, wenn auch weniger strikt (52).

Allerdings kommen zumindest zwei Verfassungsrechtler (53) zu dem Ergebnis: es sei dem Gesetzgeber verwehrt, die PID vollständig zu verbieten. Obwohl beide von der Berliner Enquete-Kommission gehört worden sind, setzt sich der Schlussbericht mit ihren ernsten Bedenken überhaupt nicht auseinander. Nun lässt die Rechtsprechung des Bundesverfassungsgerichts dem Parlament seit jeher einen weiten politischen Gestaltungsspielraum; dennoch bindet es den Gesetzgeber an den Grundsatz der Verhältnismäßigkeit. Hier setzen die beiden Professoren an, um die Grundrechtspositionen der Beteiligten – mit dem Ziel praktischer Konkordanz – gegeneinander abzuwägen. Beide kommen zu einem Ergebnis, das die Berliner Angeordneten ernst zu nehmen haben, wollen sie nicht die Gefahr einer „Aufhebung in Karlsruhe" laufen. Jedenfalls aus Gründen, die einen späteren Schwangerschaftsabbruch aus medizinischer Indikation rechtfertigten, müsse der Frau die Präimplantationsdiagnostik, zumal diese das mildere Mittel sei – erlaubt bleiben; ein dagegen verstoßendes Totalverbot wäre verfassungswidrig. Das heißt aber zugleich, dass das geltende ESchG – zumindest verfassungskonform ausgelegt – insoweit auch kein Verbot der PID enthält. Vom gesetzgeberischen Spielraum de lege ferenda her bestätigt sich die obige Auslegung de lege lata.

Von den drei Optionen bleibt für den Gesetzgeber praktisch nur eine mittlere zwischen den Extremen „Verbot" und „Freigabe"; zur Diskussion steht vor allem die hier vertretene einer begrenzten Zulassung. Die wichtigsten Eckpunkte, auf denen ein entsprechender Gesetzentwurf beruhen müsste, sollten sein:

- eine auf die Gefahr einer schwerwiegenden Erbkrankheit des Kindes begrenzte genetische Indikation;
- die vorherige Billigung durch eine ärztliche Ethik-Kommission („Grundrechtssicherung durch Verfahren");
- Orientierung der PID an der medizinischen Indikation des Schwangerschaftsabbruchs (mit Unzumutbarkeit für die Frau);
- Qualifizierung der PID als „rechtmäßig", nicht etwa nur als „rechtswidrig, aber straflos", wie verschiedentlich vorgeschlagen (54);
- schließlich eine Art Gewissensklausel zur Sicherung der Freiheit aller Beteiligten, sich für oder gegen eine PID zu entscheiden, vor allem, um denkbaren späteren Rechtsnachteilen einen gesetzlichen Riegel vorzuschieben.

Ein Gesetzentwurf, der sich in etwa an den skizzierten Grundsätzen orientierte, passte sich – zur bestmöglichen Wahrung des Prinzips „Einheit der Rechtsordnung" - am ehesten in den vorgegebenen Rahmen des Verfassungsrechts sowie der einschlägigen Gesetze ESchG und §§ 218 ff. StGB, zu deren Preisgabe keinerlei parlamentarische Mehrheit erkennbar ist.

VI. Stand der politischen Bemühungen um die PID

Zum Stand der politischen Bemühungen um eine gesetzliche Regelung der PID lässt sich – im Frühjahr 2002 – Folgendes sagen: Im federführenden Gesundheitsministerium ist längst keine Absicht mehr erkennbar, noch vor der Bundestagswahl im September eine Novelle zur Klarstellung des Embryonenschutzgesetzes oder gar das seit Jahren überfällige Fortpflanzungsmedizingesetz vorzulegen. Zu sehr hat die Stammzellfrage das PID-Problem auf der politischen Dringlichkeitsliste zurückgedrängt. Davon abgesehen bestehen die grundsätzlichen Bedenken der Justizministerin gegen eine Zulassung fort, während vor allem der Bundeskanzler und die Forschungsministerin sich pragmatisch offen geäußert haben.

Der beim Bundeskanzleramt gebildete Nationale Ethikrat unter Leitung von Professor Simitis ist zunächst vorrangig mit der Frage einer Zulässigkeit des Imports embryonaler Stammzellen beschäftigt gewesen; hierzu hat er im Dezember 2001 seine mehrheitlich befürwortende Stellungnahme vorgelegt, die bereits erste, grundsätzliche Aussagen zum Status des Embryos enthält (55). Im Januar 2002 hat der Rat begonnen, sich mit der Präimplantations- und der Pränataldiagnostik zu befassen; dem Vernehmen nach dürfte er sein Votum nicht vor Jahresende vorlegen. Von seiner Zusammensetzung her gilt das Gremium als überwiegend aufgeschlossen für dieses Verfahren (56). Bereits mehr als ein Jahr vorher – im Mai 2000 – hatte sich die Enquete-Kommission des Bundestages „Recht und Ethik der modernen Medizin" gebildet; Vorsitzende ist die SPD-Abgeordnete von Renesse, die sich in Artikeln mehrfach für eine begrenzte Zulassung der PID ausgesprochen hat (57). Bereits im März 2001 erklärte man in einer Pressemitteilung das Verfahren nach geltendem ESchG mehrheitlich für verboten, während dies eine Minderheit - zu der die Vorsitzende gehört - für zweifelhaft, eher für erlaubt hielt. Das endgültige Votum ist im Februar 2002 vorab und der Schlussbericht im Mai dieses Jahres veröffentlicht worden: mit großer Mehrheit hält die Kommission die PID schon nach geltendem Recht für unzulässig (58).

Als einzige Fraktion des Deutschen Bundestages hat sich die FDP-Fraktion für eine gesetzliche Einführung der PID ausgesprochen: im September 2000 in einem parlamentarischen Antrag, im April 2001 in einem Beschlusspapier zur Biotechnologie, im Oktober schließlich in einem eigenen Gesetzentwurf zur Ergänzung des ESchG (59). Nach einem neuen § 3 a soll die PID „in eng begrenzten Fällen" bei einer diagnostizierten „hohen Wahrscheinlichkeit für eine schwerwiegende Erbkrankheit" erlaubt und dann „nicht rechtswidrig" sein; in allen anderen Fällen wäre eine PID dann – erstmals unzweifelhaft – verboten. Die erste Lesung des Entwurfs konnte im Plenum (60) mit einer Überweisung in die Fachausschüsse noch im Dezember folgen, worauf bereits im Januar 2002 im Gesundheitsausschuss eine Anhörung hierzu stattfand.

Dass sich allerdings der Deutsche Bundestag kurz vor der nächsten Wahl in einer politisch und gesellschaftlich so kontroversen Frage wie der Präimplantationsdiagnostik ohne Entscheidungsdruck aus Wissenschaft oder Wirtschaft noch zu einer weiteren „parlamentarischen Kraftanstrengung" aufraffen sollte wie eben erst für den Stammzellimport – dies anzunehmen, widerspräche allen Erfahrungen des politischen Betriebs.

ANMERKUNGEN

(1) DtÄbl. 2000, A 525 – 528 (Heft 9) mit Vorwort von *J.-D. Hoppe* und *K.-Fr. Sewing* sowie Angabe der AG-Mitglieder (federführend *H. Hepp*).

(2) Hervorzuheben ist die frühe intensive Diskussion im DtÄbl. 2000 (Nachweise bei *Neidert*, Anm. 45, Fußn.* A 3483). Die *FAZ* brachte seit dem Jahr 2000, meist in dichter Folge, im Rahmen einer allgemeinen biomedizinisch-bioethischen Debatte eine Fülle von Beiträgen über die PID (Schwerpunkt 1. Hälfte 2001). Unter den Wochenzeitungen ist außer der *ZEIT* (mit Kontroversen zum Thema) noch *DIE WOCHE* zu nennen (u. a. mit einem Grundsatzbeitrag von BK *Schröder* v. 22. 12. 2000).

(3) Wissenschaftliches Symposium des BMG „Fortpflanzungsmedizin in Deutschland" v. 24. - 26. 5. 2000 in Berlin (Schriftenreihe des BMG, Band 132, wissensch. Redaktion *D. Arndt* u. *G. Obe*, 2001, mit den Referaten und Diskussionen).

(4) *W. Frühwald* (in: Forschung & Lehre 8/2001, S. 402): „Der ausgebrochene Kulturkampf wird so rasch nicht enden." Hierzu *H. Kreß*, der von einem „neuen Kulturkampf" spricht (in: Materialdienst des Konfessionskundlichen Instituts Bensheim 4/2001, S. 63). Siehe auch *FAZ* v. 31.7. und 8.8.01 („Kulturkampfrhetorik", „Streit der Weltbilder", „Züge eines Glaubenskrieges"), zur Entscheidung des Bundestages über den Stammzell-Import wieder *FAZ* v. 1.2.02 („Der Bundestag hat den Kulturkampf nur vertagt") und ZEIT v. 7.2.02 („Wer jetzt immer noch den ‚Kulturkampf' beklagt, legt es genau auf diesen an"). Die historische Parallele zum Preußen Bismarcks hinkt freilich, da es sich damals um einen Kampf der Staatsmacht gegen den organisierten Katholizismus handelte, heute dagegen die weltanschauliche „Kampflinie" quer durch die Gesellschaft verläuft.

(5) Angesichts ihrer großen Bedeutung für die öffentliche Meinungsbildung in Deutschland ist diesbezüglich auf die *FAZ* hinzuweisen: Einerseits brachte diese eine Fülle berichtender Artikel und – oft ganzseitiger – Stellungnahmen externer Fachleute für und gegen die PID; andererseits betrieb sie aber mit ihren Feuilleton-Redakteuren eine einseitige, z. T. diffamierende Kampagne gegen die PID und deren Befürworter. Nachweise würden diesen Beitrag sprengen; auf zwei Fälle sei aber doch hingewiesen: So qualifizierte die Redaktion einen Beitrag des BÄK-Präsidenten Prof. *Hoppe* in einem „Kasten" als „Dokument der Hilflosigkeit" ab (*FAZ* v. 19.2.01, S. 52); ein Offener Brief von *J. Becker* an die Deutsche Forschungsgemeinschaft (DFG) war (*FAZ* v. 1.11.01, S. 46) überschrieben mit „Dumm und frech, das passt zusammen". Bereits in einem Leserbrief v. 3.5.01 fragte der ehemalige Bundesverfassungsrichter *E. G. Mahrenholz* zu Recht: „Führt man so eine Debatte? Ist das Feuilleton der F.A.Z. die Spezialkorrespondenz für Rechtgläubige?"

(6) So hat dies für einen Teil der Stammzell-Debatte und das Medium Fernsehen etwa *G. Maio* versucht (Zeitschr. für med. Ethik 47/2001, S. 33 ff.).

(7) Zu der methodischen Angewiesenheit fundierter Strafrechtsinterpretation von Lebensrecht und Lebensschutz auf medizinische Empirie und Moralphilosophie siehe

das grundlegende Werk des Strafrechtlers und Rechtsphilosophen *R. Merkel* (Früheuthanasie, 2001, passim, insb. S. 11 f. und S. 638 f.).

(8) (Muster-)Berufsordnung für die deutschen Ärztinnen und Ärzte (MBO-Ä 1997), D. Nr. 15 in Verb. mit § 13 (IVF „als Maßnahme der Sterilität ... zulässig"). So auch *A. Laufs* in: EthikMed. (1999/11, S. 55 ff., S. 59), der auch im übrigen näher auf die berufsrechtliche Situation eingeht (S. 57). Außerdem verbietet Nr. 14 Satz 2 MBO grundsätzlich „diagnostische Maßnahmen an Embryonen vor dem Transfer in die weiblichen Organe ..." – mit Recht kritisch zu dieser unstimmigen Regelung *Laufs* (S. 57). Die unmittelbar geltenden Vorschriften des Berufsrechtes der 17 Landesärztekammern sind hiermit weitgehend identisch.

(9) Zum reproduktionsmedizinischen Verfahren siehe *M. Ludwig/K. Diedrich* in: Der Gynäkologe 1998/4, S. 353 ff.); weitere Hinweise (auf *Kollek* u. *Beier*) bei *Neidert* (Anm. 45, S. 3486, Fußn. 4).

(10) Die plausible Beurteilung der drei Schritte der PID als einheitlicher Maßnahme mit dem Ziel einer Schwangerschaft vertreten wie hier vor allem *S. Schneider* in: MedR 8/2000, S. 360 ff., S. 362 („künstliche Aufteilung eines einheitlichen gedanklichen Vorganges"); ähnlich *H.-L. Schreiber* in: DtÄbl. 2000, A 1135 f., und *H. Schroth* in: JZ 2002, S. 170 ff., S. 173, jeweils unter Bezug auf Schneider; *K.-Fr. Sewing* für den Wiss. Beirat der BÄK in: DtÄbl. 2000, A 1137; *Chr. Rittner* in: DtÄbl. 2000, A 1131; auch die Vorsitzende der Enquete-Kommission „Recht und Ethik der modernen Medizin" des Bundestages *M. von Renesse* in: Zfl 1/2001, S. 10 f.; *Neidert* (Anm. 45, S. 3483 f., im Ergebnis schon in: MedR 1998, S. 347 ff., S. 351 f.); so auch die *Bioethik-Kommission des Justizministeriums Rheinl.-Pfalz* in: PID. Thesen ..., v. 20. 6. 1999, These II 10. – Gegen Gesamtbetrachtung und Ziel der Schwangerschaft bei der PID insbesondere *R. Beckmann* u. a. in: MedR 4/2001, S. 169 ff., der das Behandlungsverfahren sinnwidrig zerlegt: „Die Befruchtung erfolgt ausschließlich zum Zweck der Qualitätskontrolle des Embryos vor der Implantation" (S. 170). Ebenso abzulehnen *J. Renzikowski* in: NJW 2001/38, S. 2753 ff., für den es Zweck der PID ist, „einen genetisch defekten Embryo nicht zu implantieren" (S. 2756). Ohne ausreichende Begründung verneint auch *U. Riedel* (in: DtÄbl. 2000, A 586) das Ziel eines Kinderwunsches bei der PID. *A. Laufs* (Anm.8) anerkennt zwar den Plan von Arzt und Paar, zu dem erhofften Kind zu kommen, sieht die Unzulässigkeit des Verfahrens jedoch darin, dass „dieser Plan ... unter dem Vorbehalt eines günstigen Befundes" stehe (S. 58).

(11) In der Begründung zu § 6 (Klonen) sprach der *Regierungsentwurf* (BT-Drs. 11/5460) vom 25.10.1989 ausdrücklich auch die Abspaltung totipotenter Zellen zu Zwecken der Diagnostik an, die unter das vorgesehene Verbot falle. Der Entwurf ging davon aus, dass eine solche Abspaltung möglicherweise zu einer Schädigung des verbleibenden Embryos führe, und resümiert: „Es besteht deshalb derzeit kein Anlaß, Ausnahmen von dem strafrechtlichen Verbot – etwa für eine PID– in Erwägung zu ziehen." – Die Stelle zeigt, dass die PID als bloßes Untersuchungsverfahren bedacht

worden war, allerdings nur die mit verbotener Verwendung totipotenter Zellen. Über die wichtigere Problematik der Nicht-Implantation eines geschädigten Embryos schweigt die Begründung jedoch, obwohl der *Kabinettbericht* vom 23.2.1988 (BT-Drs. 11/1856, S. 5) erwogen hatte, „den Embryonentransfer vom Ergebnis dieser Untersuchung abhängig zu machen". Insgesamt sind diese Bemerkungen nicht so klar, dass man bzgl. einer PID als Gesamtmaßnahme nach dem 8-Zell-Stadium – einschließlich der „Verwerfung" – daraus etwa eine Entscheidung des Gesetzgebers für dieses Verfahren folgern könnte. So bleibt eine stillschweigende Aussage des Gesetzes zu prüfen. Zur Entstehungsgeschichte – mit ähnlichem Ergebnis – ausführlich *E. Giwer* (Rechtsfragen der PID, Diss. 2001, S. 43 ff., S. 58. f.).

(12) Nach *H. M. Beier* (Zum Status des menschlichen Embryos in vitro ... , in: ReprodMed 2000, S. 232 ff, S. 338) ist auf Grund von Untersuchungen an Säugetieren davon auszugehen, „dass auch beim Menschen totipotente Einzelzellen in einem späteren Entwicklungsstadium als dem 8-Zeller nicht vorkommen ..."

(13) Dieser Meinung ist mit ausführlicher Begründung *H.-L. Günther* in: *R. Keller/P. Kaiser/H.-L. Günther*, Embryonenschutzgesetz, Kommentar, 1992, § 2 Randz. 24 ff.: „Verwenden" liegt (nur) dann vor, „wenn der Täter *in aktiver Weise* (Hervorhebung durch den Kommentator) das Schicksal des Embryos beeinflusst, auf ihn einwirkt, mit ihm agiert ..." (Randz. 30). Er stellt u. a. die Frage, ob der Arzt den Embryo in strafbarer Weise verwendet, „wenn er ihn wegen einer Polyploidie im Reagenzglas sterben lässt, statt ihn der Frau zu übertragen ...", und zieht den Schluss: „Alle diese Fragen sind zu verneinen. Ein Verwenden durch Unterlassen ist nicht tatbestandsmäßig. Die Entsprechensklausel des § 13 Abs. 1 StGB ist nicht erfüllt" (Randz. 34), ohne dass er dies näher begründet. Dies kritisiert zwar *Schneider* (Anm.10, S. 363), kommt aber zum selben Ergebnis wie Günther. So – mit z. T. wörtlicher Übereinstimmung – auch *Schreiber* (Anm. 10), der sich auf Schneider bezieht. Missbräuchliches Verwenden lehnt auch *Giwer* (Anm. 11, S. 40) ab. Für *Br. Tag* (in: Geschlecht und Moral, hrsg. von A. Kämmerer u. A. Speck, 1999, S. 87 ff.) sind die Zellentnahme und das Nicht-Weiterkultivieren des geschädigten Embryos entsprechend dem Willen der Frau unter Hinweis auf § 13 StGB ebenfalls kein strafbares Verwenden (so eingehend S. 7–10). *W. Stree* (in: *A. Schönke/H. Schröder*, Kommentar zum StGB, 25. Aufl. 1997, Randz. 6 zu § 13) warnt zu Recht davor, „die Vorschrift großzügig zu interpretieren und den Strafbereich der unechten Unterlassungsdelikte übermäßig auszudehnen."

(14) *Laufs* (Anm. 8) und *Renzikowski* (Anm. 10) gehen auf das Tatbestandsmerkmal „Verwenden" nicht ein, *von Renesse* (Anm. 10) nur bzgl. der Zell-Entnahme zwecks Untersuchung; strafbares Verwenden anzunehmen, hielte sie jedoch für eine „Überdehnung" des geltenden Rechts (S. 12). Auch *Beckmann* (Anm. 10) beschäftigt sich nicht ausdrücklich mit dem Verwenden, nimmt für die „Verwerfung" vielmehr unter zweifelhafter Berufung auf Günther, der ja gegenteiliger Meinung ist, ohne nähere Prüfung § 2 Abs. 1 als gegeben an (S. 171).

(15) Siehe zunächst wieder den Kommentator *Günther* (Anm. 13) zum Absichtsbegriff (Randz. 36–56 zu § 2 und Randz. 31–33 II vor § 1): „die intensivste Form des Vorsatzes". „Dem Täter kommt es gerade darauf an, das tatbestandlich genannte Ziel zu verwirklichen. Erst diese Täterintention verleiht der Tat ihre besondere Gefährlichkeit und Strafwürdigkeit."

(16) Deutlich gegen Annahme einer strafbaren Absicht *R. Ratzel/N. Heinemann* (in: MedR 1997, S. 540 ff., S. 542) und *Ratzel* (in: DtÄbl. 2000, A 1125 f.): die Verwerfung eines geschädigten Embryos sei doch nicht Ziel der IVF, im Gegenteil höchst unerwünscht; so auch *Neidert* (Anm. 45, S. 3484). Zum selben Ergebnis kommt die Bioethik-Kommission Rheinl.-Pfalz 1999 (Anm. 10, These II 8) unter Hinweis auf den sonst bestehenden Widerspruch zur Straflosigkeit der Nidations-Verhinderung gem. § 218 Abs. 1 Satz 1.; genauso *Schroth* (Anm. 10, S. 173 f.). Ebenfalls keine Absicht i. S. des § 2 Abs. 1 sieht *Schneider* (Anm. 10 – auch bzgl. der Absicht nach § 1 Abs. 1 Nr. 2, S. 361 f.) im Verbrauch der nicht mehr totipotenten Zelle zwecks Untersuchung (S. 364); desgleichen *Schreiber* (Anm. 10, S. 1136). Auch *Tag* (Anm. 13) sieht den Zweck von IVF und Diagnostik nicht im Absterbenlassen des Embryos (S. 8). Strafbare Absicht verneint ebenfalls *Giwer* (Anm. 11), da Ziel der PID ja gerade die Übertragung eines – gesunden – Embryos sei (S. 37 f.).

(17) Eine vom ESchG pönalisierte Absicht – sowohl für § 2 Abs. 1 (anderer Zweck als der Erhaltung des Embryos) als auch für § 1 Abs. 1 Nr. 2 (anderer Zweck, als eine Schwangerschaft herbeizuführen) - nimmt *Renzikowski* (Anm. 10, S. 2755) an. Dabei kommt er durch einen unzulässigen „Umkehrschluss" zur Bejahung des subjektiven Tatbestandes: nicht etwa sei strafbar, wer einen anderen als den pönalisierten Zweck anstrebe (das Gesetz formuliert negativ); vielmehr handle nur erlaubt, wer den Zweck von Schwangerschaft bzw. Erhaltung verfolge. Dies läuft aber auf eine verbotene Ausdehnung des Straftatbestandes hinaus (dazu Anm.18). Siehe weitere Vertreter strafbarer Absicht bei PID oben Anm. 10. Auch die Enquete-Kommission des Bundestages nimmt in einer Pressemitteilung (Anm. 48) mehrheitlich eine strafbare Absicht i. S. von § 1 Abs. 1 Nr. 2 an (unter Berufung auf den „Schutzzweck des Gesetzes"). „Eine Minderheit ... hält das für zweifelhaft. Denn auch bei PID werde die Eizelle zu keinem „anderen Zweck" befruchtet als zur Herbeiführung einer Schwangerschaft."

(18) Hierzu und zum Folgenden siehe vor allem *G. Nolte* (in: Das Bonner Grundgesetz, Kommentar, hrsg. von *Chr. Starck*, Randz. 138 ff. zu Art. 103 Abs. 2 GG). Während etwa *Lackner* (in: *K. Lackner/Kr. Kühl*, StGB mit Erläuterungen, 24. Aufl. 2001, Randz. 5 zu § 1) Auslegung und analoge Anwendung an sich richtig als Gegensätze betrachten, ist das Analogie-Verbot des Art. 103 Abs. 2 GG nach der Rechtsprechung (BVerfGE 71, S. 109 ff., S. 115; E 92, S. 1 ff., S. 12) „nicht im engeren technischen Sinne zu verstehen; ausgeschlossen ist vielmehr jede Rechtsanwendung, die über den Inhalt einer gesetzlichen Sanktionsnorm hinausgeht". *Nolte* (hier Anm. 18) hält die Bezeichnung gar für irreführend; gemeint sei vielmehr „jede Form der Ausle-

gung, welche die Sanktionierbarkeit in einer für den Laien nicht von vornherein erkennbaren Weise begründet" (Randz. 156). Siehe zu diesen Auslegungsfragen auch *Günther* (Anm. 13, II vor § 1, Randz. 3) – wiederum als Mahner vor zu weiter Interpretation des ESchG: Art. 103 Abs. 2 GG verbiete „eine Ausdehnung über den Gesetzeswortlaut hinaus auf ähnlich strafbedürftig und strafwürdig erscheinende Verhaltensweisen". „Diese Garantiefunktion des Strafgesetzes spielt für das ESchG eine wichtige Rolle." Und dann ebenso weitsichtig wie weise (geschrieben vor einem Jahrzehnt): „Es wird sich daher zukünftig – schon angesichts von heute noch nicht absehbaren naturwissenschaftlichen Entwicklungen – des öfteren die Frage nach der Grenze zwischen zulässiger Interpretation und verbotener Analogie stellen."

(19) So fehlt eine Auseinandersetzung mit den Grundsätzen des Art. 103 Abs. 2 GG in den (Anm. 8 u. 10 genannten) Aufsätzen von *Beckmann, Laufs, Renzikowski* und *Riedel*; in einem anderen Aufsatz (in: Zfl. 1/2001, S. 12 ff.) kommt *Beckmann* zwar kurz auf das Problem zu sprechen, setzt sich jedoch nicht mit der strafbegrenzenden Funktion der Verfassungsgebote auseinander (S. 15). Knappe, deren Bedeutung entsprechende Ausführungen finden sich dagegen bei *Schneider* und *von* Renesse (Anm. 10, S. 362 bzw. S. 12); auch bei *Taupitz* (Anm. 22, S. 3434).

(20) Zur „Subsidiarität" des Strafrechts *Kr. Kühl* (in: K. Lackner/K. Kühl, Anm. 18, 23. Aufl. 1999, Randz. 3 vor § 13). In pointierten Ausführungen begründet *Günther* (Anm. 13, Randz. 34 zu § 2) die gebotene restriktive Auslegung des ESchG: „Sinn und Zweck des § 2 Abs. 1 bestehen ... nicht darin, ethisch so schwierig zu beurteilende Fragen wie die nach dem rechten Gebrauch überzähliger menschlicher Embryonen von Strafrechts wegen zu entscheiden, sondern nur Fälle des jedenfalls strafwürdigen Missbrauchs. Die Aufgabe des Strafrechts beschränkt sich auch sonst darin, das ethische Minimum festzulegen, nicht das ethische Optimum zu definieren."

(21) Es handelt sich um zwei Verfahren der Staatsanwaltschaften Lübeck und Düsseldorf in den Jahren 2000 und 2001, die durch Anzeigen ausgelöst worden waren. Im Lübecker Fall war K. Diedrich betroffen, den ein Essener „Forum zur Beobachtung der Biowissenschaften" angezeigt hatte (FAZ v. 7.4.01, S. 41). Der Bundesverband Reproduktionsmedizinischer Zentren (BRZ) widmete sein Symposium v. 4.5.01 z. T. dieser aktuellen Problematik (mit Referaten von *E. Müller* u. *K.-H. Möller*). Erwähnenswert dazu ist ein Antwort-Schreiben der Bundesjustizministerin an einen Stuttgarter Humangenetiker (NJW 2001, S. 2778), in dem es heißt: „Ein Arzt, der die Vermittlung einer Frau an den ausländischen Kollegen zur Durchführung der PID übernimmt, ... kann sich ... als Gehilfe strafbar machen."

(22) Allgemein zur PID (u. a. zum Menschenwürde-Argument): *F. Hufen*, PID aus verfassungsrechtlicher Sicht (in: MedR 2001, S. 440 ff.), *K. Fassbender*, PID und Grundgesetz (in: NJW 2001, S. 2745 ff.) und *Schroth* (Anm. 10), Forschung mit embryonalen Stammzellen und PID im Lichte des Rechts (in: JZ 2002, S. 170 ff.). Speziell zu Art. 1 Abs. 1 GG (im Rahmen der aktuellen Gen-Debatte): *M. Herdegen*, Die Menschenwürde im Fluss des bioethischen Diskurses (in: JZ 2001, S. 773 ff.), *E. Schmidt-Jort-*

zig, Systematische Bedingungen der Garantie unbedingten Schutzes der Menschenwürde in Art. 1 GG (in: DÖV 2001, S. 925 ff.), aus der etwas älteren Literatur *H. Hofmann*, Die versprochene Menschenwürde (in: AÖR 1993, S. 353 ff. S. 376); schließlich (hauptsächlich zu den verfassungsrechtlichen Vorgaben, S. 3435 ff.) *J. Taupitz*, Der rechtliche Rahmen des Klonens zu therapeutischen Zwecken (in: NJW 2001, S. 3433 ff.) und *J. Ipsen*, Der verfassungsrechtliche Status des Embryos in vitro (in: JZ 2002, S. 989 ff.).

(23) BVerfGE 39, S. 1 ff. (1975), vor allem BVerfGE 88, S. 203 ff. (Urteil v. 28. 5. 1993), wo es zwar richtig heißt: Gegenstand der Entscheidung sei § 218 StGB und somit nur die Zeit nach der Nidation; diesbezüglich stellt das Gericht jedoch auf die individuelle genetische Identität „menschlichen Lebens" ab, womit es logisch an die Befruchtung anknüpft. Und dann die Schlussfolgerung: „Wo menschliches Leben existiert, kommt ihm Menschenwürde zu" (E 88, S. 252). Dass das Recht auf Leben vom Würdeschutz umfasst werde, vertritt auch Starck (in: Das Bonner Grundgesetz, Anm. 18, Randz. 84 zu Art. 1 Abs. 1), obwohl schon die Grundrechtssystematik (Unantastbarkeit der Menschenwürde, aber Einschränkbarkeit des Lebensrechtes) dagegenspricht (dazu auch Anm. 25–28).

(24) Aus der Kommentarliteratur ist hervorzuheben *H. Dreier* (in: GG-Kommentar, hrsg. von H. Dreier, zu Art. 1 Abs. 1 passim). Dem Urteil wirft er „Inkonsistenz" vor: „Mit seiner unvermittelten Verknüpfung von Lebensschutz und Menschenwürde begeht das BVerfG einen biologistisch-naturalistischen Fehlschluß". Denn: „Dem Embryo fehlt es an allen Voraussetzungen (Ich-Bewußtsein, Vernunft, Fähigkeit zur Selbstbestimmung), die für die Menschenwürde konstitutiv sind" (Randz. 50). *Schmidt-Jortzig* (Anm. 22, S. 928–930), der sich eingehend mit dem Beginn der Rechtsträgerschaft für Menschenwürde auseinandersetzt, stellt „mit aller Deutlichkeit" heraus, die embryonale Zelleinheit sei „zwar sicherlich menschliches Leben, aber noch nicht würdefähiger Mensch" (S. 930). Ähnlich schon *E. Fechner* (JZ 1986, S. 653 ff., S. 658), der sich auch gegen die Berufung auf Kant bzgl. der Menschenwürde wendet (654 f.). *Hufen* (Anm. 22, S. 446) verneint jedenfalls, dass die PID nach Kants Verzweckungstheorie die Menschenwürde des Embryos verletze (diese einmal unterstellt).

(25) *Dreier* (FAZ v. 5.7.01, S. 8) beschreibt eindringlich, wie notwendig die Absolutheit der von Art. 1 Abs. 1 GG als „unantastbar" garantierten Menschenwürde von ihrer Beschränkung auf Extremfälle abhängt und wie umgekehrt die extensive Auslegung des Satzes – auch durch das BVerfG – seiner inhaltlichen Entwertung Vorschub leistet: „Die Absolutheit des Menschenwürdesatzes hat damit ein Ende." So scheint mir der an sich richtige Gedanke *Herdegens* (Anm. 21, S. 774 f.), vor der Implantation eine Abstufung der Rechte des Embryos vorzunehmen, bei der Menschenwürde nicht gangbar (hiergegen zu Recht auch *Schmidt-Jortzig*, Anm. 21, S. 931). Für die Gegenmeinung sei auf *R. Röger* hingewiesen (Verfassungsrechtliche Grenzen der PID, in: Schriftenreihe der Juristen-Vereinig. Lebensrecht, Nr. 17, S. 55 ff.), der in der be-

wussten Erzeugung menschlichen Lebens „auf Probe" einen Menschenwürde-Ver-
stoß sieht (S. 67), ohne freilich die Rechtsträgerschaft des Embryos für Art. 1 Abs. 1
GG überhaupt zu prüfen.
(26) *Dreier* (Anm. 24, Randz. 35 zu Art. 1 Abs. 1 GG); ähnlich *Schmidt-Jortzig* (Anm. 22,
S. 925 f.): „Auch für den Juristen ist vor einer Inflationierung des Menschenwürde-
arguments nur zu warnen"; M. *Herdegen* (in: JZ 2000, S. 633): „Der zuweilen ermü-
dende Rekurs auf die Menschenwürde ..."; *Hufen* (Anm. 22, S. 442): „Gefragt ist
Methodik statt eifernder Polemik, Ausgleich statt rigoroser Einseitigkeit." Um eine
Stimme aus der biopolitischen Debatte der 80er Jahre zu zitieren: „So muß davor
gewarnt werden, die sog. Objektklausel routinemäßig und vorschnell auf höchst ver-
wickelte Sachverhalte anzuwenden, um schon vorher postulierte Ergebnisse zu be-
kräftigen" (*Fechner*, Anm. 24, S. 657).
(27) Siehe *Kunig* (in: GG-Kommentar, hrsg. von Ph. Kunig, 5. Aufl. 2000, Randz. 49 zu
Art. 2) und *Schulze-Fielitz* (Anm. 24, Randz. 16 u. 24 zu Art. 2 Abs. 2). Bzgl. der
Rechtsprechung des BVerfG, das ja Lebensrecht und Menschenwürde miteinander
koppelt, siehe Anm. 23. Die kaum überschaubare Fülle kritischer Besprechungen
des BVerfG-Urteils von 1993 hat z. T. schonungslose „Verrisse" gezeitigt: etwa die
harte Polemik N. *Hoersters* (Abtreibung im säkularen Staat, 2. Aufl. 1995, Anhang:
Das Lippenbekenntnis des BVerfG`s zum Lebensrecht des Ungeborenen); neuer-
dings wieder FAZ v. 24.2.01, S. 46, u. v. 23.7.01, S. 44 („reiner Etikettenschwindel")
oder die nicht minder schneidige Demontage dieses Urteils durch R. *Merkel* (in: ZEIT
v. 25.1.01, S. 37): „offener Selbstwiderspruch". H. *Tröndle* (NJW 1995, S. 3009 ff.,)
rügt vor allem, das Beratungskonzept des Urteils sei mit dessen eigenen Prämissen
– dem Lebensrecht des Ungeborenen – nicht vereinbar (S. 3010). Nach *Ipsen* (Anm.
22) „kann die Berufung des BVerfG auf Art. 1 Abs. 1 GG nicht i. S. der Grundrechtsträgerschaft des Embryos gemeint sein", da das Gericht Beratungsmodell und medizinisch-soziale Indikation für verfassungskonform erklärt habe (S. 992).
(28) Zu dieser Güterabwägung siehe statt vieler etwa *Hufen* (Anm. 22), der die durch ein
Verbot der PID berührten Grundrechte der Beteiligten erörtert (S. 442 ff.) und sodann
ausführlich die verfassungsrechtliche Rechtfertigung eines Verbotseingriffs prüft
(Stufen der Verhältnismäßigkeitsprüfung: Eignung, Erforderlichkeit und Verhältnis-
mässigkeit i. e. S. zwischen Verbot und Gewicht des Grundrechts, S. 445 ff.). Besonderen Wert legt er auf die richtige Ausgangsfrage nach dem GG: nicht „Was dürfen wir erlauben ?", sondern „Was dürfen wir verbieten ?" (S. 442, so auch in FAZ v.
21. 5. 01, S. 10). Siehe auch *Dreier* (Anm. 24, Randz. 47 ff.).
(29) So deutlich auch bei *Frommel* (Anm. 33), die auf Grund des zutreffenden Vergleichs
der Indikationen für eine PID und nach § 218 a Abs. 2 im Wege restriktiver Auslegung des ESchG zu dem Ergebnis kommt, „dass schon de lege lata eine PID immer
dann rechtmäßig ist, wenn im Falle einer antizipierten unzumutbaren Belastung ein
Schwangerschaftsabbruch indiziert wäre" (S. 74).

(30) So vor allem *R. Kollek* (PID. Embryonenselektion, weibliche Autonomie und Recht, 2000, S. 204 ff.); sie verneint einen Widerspruch zwischen ESchG und §§ 218 a Abs. 2 StGB, weil bei der PID eben noch keine Schwangerschaftssituation bestehe und es beim Abbruch „um die Abwehr eines unerwünschten Zustands", bei der PID dagegen „um die Herstellung eines gewünschten" gehe (S. 208). Ganz knapp, undifferenziert und emotional wirkend *Saksofsky* (Anm. 46, S. 30): „Die Situation der Schwangerschaft ist einzigartig und keiner anderen Lebenssituation vergleichbar."

(31) Das Verdienst, diese Vergleichbarkeit der Situationen in vivo und in vitro gerade angesichts der rechtlichen Gegebenheiten herausgearbeitet zu haben, kommt *Chr. Woopen* zu (in: Zeitschr. f. med. Ethik, 1999, S. 233 ff., v. a. S. 239 ff.); ihr Resümee: „Wenn es zur präventiven gesundheitlichen Rettung einer Frau ethisch und rechtlich als zulässig betrachtet wird, dass sie nicht *schwanger bleiben* muss, ist es aus denselben Gründen ebenso erlaubt, dass sie nicht *schwanger werden* muss" (S. 242).

(32) Welche Rechtsfolge ein solcher Verstoß des Gesetzgebers gegen selbst gesetztes Recht und die Einheit der Rechtsordnung nach sich zieht, ist freilich umstritten. Gewiss hat die neuere Rechtsprechung des BVerfG die Verfassungsgrenzen des Gesetzgebers vom bloßen Willkürverbot hin zu engeren Bindungen entwickelt (dazu *H. D. Jarass* in: NJW 1997, S. 2545 ff.). Dass der einschlägigen Rechtsprechung des BVerfG aus dem Abgabenbereich aber kein allgemeines Rechtsgebot der Widerspruchsfreiheit entnommen werden könne, vielmehr nur eine rechtspolitische Gesetzgebungsmaxime, begründen *M. Kloepfer* und *K. T. Bröcker* (in: DÖV 2001, S. 1 ff., S. 8 u. 12) sorgfältig. Unbedingten Vorrang hat jedenfalls eine Lösung durch Auslegung, wie hier geschehen.

(33) Wertungswidersprüche zwischen ESchG und §§ 218 ff. StGB sehen mehrere Autoren, einige aber nur deshalb, weil sie das ESchG (insbes. § 2 Abs. 1) überinterpretieren, d. h. nicht mit der gebotenen Restriktion auslegen. Dies ist z. B. der Fall bei *Faßbender* (Anm. 22, S. 2752 f.), der die PID fälschlich (dazu unten Anm. 47) wenigstens für „faktisch verboten" hält und deshalb eine Entscheidung des Gesetzgebers zur Beseitigung der dann zu konstatierenden Ungleichbehandlung gegenüber PND und § 218 für notwendig hält. Richtig *M. Frommel* (in: ReprodMed 2001, S. 68 ff., S. 73), die wegen des sonst bestehenden Widerspruchs zu den §§ 218 ff. zu Recht eine restriktive Auslegung des ESchG fordert, und treffend *Ipsen* (Anm. 22), für den es „ein klarer Widerspruch zum Grundsatz der Wertungskonsistenz" wäre, eine Diagnostik im frühen Stadium für unzulässig, im späten aber für zulässig anzusehen (S. 995). Dagegen rechtfertigt *Röger* (Anm. 25) den Rechtsfolgenunterschied zwischen ESchG und § 218 a Abs. 2 aus einem zulässigen Unterschied der Situationen in vitro und in vivo (S. 71 ff., S. 77).

(34) Diesen Begriff verdanke ich *H. Kreß* (in: Zeitschr. für Ev. Ethik 2001, S. 230 ff, S. 231). Zur Notwendigkeit der Orientierung jeglicher Norm an empirischen Fakten ist die große, gemeinsame Stellungnahme von neun *evangelischen Ethikern* zur Embryonenforschung (FAZ v. 23.1.02, S. 8, unter maßgeblicher Beteiligung von *Kreß*)

lesenswert: „Solche Indikatoren erzeugen Plausibilitäten." Der Jurist hat empirische Bezüge und ethische Ansätze dort einzubringen, wo das anzuwendende Recht Auslegungsspielräume lässt: bei einer Grundrechtsnorm insbesondere im Rahmen der Güterabwägung (oben Anm. 28), bei einer Strafrechtsvorschrift etwa im Rahmen des Bestimmtheitsgebotes (oben Anm. 18), nach *Merkel* (Anm. 7) über § 34 StGB („eine Verbindungsnorm par excellence zwischen Recht und Ethik", S. 639).

(35) Dt. Ärztebl. 1991, A 4157 ff. (mit Vorwort von K. Vilmar u. K.-D. Bachmann sowie Literatur-Angaben). Siehe auch *Heywinkel/L. Beck*, Embryonalentwicklung, (in: Lexikon der Bioethik, 1998, I S. 554 ff.) sowie *J. Wisser/H. Hepp*, Das Schmerzempfinden ungeborener Kinder (in: Auf Leben und Tod. Abtreibung in der Diskussion, 5. Aufl. 1991, S. 48 ff.).

(36) Ebenfalls auf Gehirnbildung und Fähigkeit zu Schmerzempfindung – die in der PID-Phase offensichtlich fehlen - als Kriterien für erhöhte Schutzbedürftigkeit stellt der evangel. Theologe *Kreß* ab (Menschenwürde vor der Geburt ... , in: Menschenwürde, Medizin und Bioethik, hrsg. von *H. Kreß* u. *H.-J. Kaatsch*, 2000, S. 11 ff., S. 15, 22, 28); so auch der katholische Theologe und Philosoph *B. Irrgang* (in: Grundriß der medizin. Ethik, 1995, S. 228): „Menschliches Leben ist unter der Perspektive der leibseelischen Grundlage für Personalität ... schutzwürdig", wobei er u. a. Schmerzfähigkeit nennt. Als Voraussetzung der Personalität bezeichnet auch der kathol. Theologe *F. Böckle* (in: Handb. der christl. Ethik, Bd. 2, 1993, S. 36 ff., S. 44 f.) die Gehirnentwicklung. Der philosophische Ethiker *H.-M. Sass* (Die Würde des Gewissens, Zentrum für Med. Ethik, Bochum, Heft 89, 3. Aufl. 1994) versucht, „an Kriterien für Hirnleben" des Ungeborenen entsprechend den Hirntod-Kriterien am Lebensende anzuknüpfen (S. 11 f.). Gegen diese Analogie zwischen dem „Noch nicht" und „Nicht mehr" von Hirnfunktionen wendet sich *W. Höfling* (Um Leben und Tod ..., JZ 1995, S. 26 ff., Fußn. 67). „Mit ... der Verabsolutierung des Gehirns und seiner Stilisierung zum integrativen Ganzheitsorgan" propagiere man „eine partikularistische, eindimensionale Zerebralideologie" (S. 32). Siehe *H.* auch in FAZ v. 10.7.01, S. 8, wo er ebenfalls gegen die „Persondoktrin" angeht. Entscheidender Anknüpfungspunkt für *Merkel* (Anm. 7) ist der Beginn der „Empfindungsfähigkeit" (= Wahrnehmungsfähigkeit) als Voraussetzung eines Lebensinteresses (S. 460 ff.), wobei er die Zuschreibung eines grundsätzlichen Lebensrechtes mit einer „Kombination von Potentialitäts- und Identitätsargument" begründet (S. 491). Unter den Verfassungsjuristen stellt etwa *Hufen* (Anm. 22, S. 449) u. a. auf die Schmerzempfindlichkeit ab, durch welche die Grundrechtsposition des Nasciturus erheblich verstärkt werde.

(37) *H. Tröndle*, StGB-Kommentar, Randz. 14 b vor § 218. Allerdings verfolgt das BVerfG mit seinem Beratungskonzept immerhin das Ziel, dem Lebensschutz des Ungeborenen in der Frühphase der Schwangerschaft durch austragungsorientierte Beratung statt durch Strafdrohungen zu dienen (BVerfGE 88, S. 203 f., S. 264 ff.).

(38) Zur Entstehung dieser heute geltenden Fassung des § 218 a Abs. 2 *Th. Fischer* (vormals Tröndle), StGB-Kommentar, 50. Aufl. 2001, Randz. 20 ff.

(39) Das *Statist. Bundesamt* (Fachserie 12, Reihe 3: Schwangerschaftsabbrüche, S. 24, Tab. 11) weist für 2000 ab der 21. Woche p. c. 616 Abbrüche auf (1999 waren es 500); wegen weiterhin unzureichender Meldungen (S. 5) dürften die tatsächlichen Zahlen höher sein. Um problematische Spätabbrüche zu erfassen, erscheint die zeitliche Zäsur nach der 20. Woche p. c. sachgerecht; so gibt die *BÄK* (in: Erklärung zum Schwangerschaftsabbruch nach Pränataldiagnostik, DtÄbl., A 3013 ff., A 3015) als zeitliche Begrenzung für einen Abbruch wegen Erreichens der extra-uterinen Lebensfähigkeit etwa 22-24 Wochen p. m. (= post menstruationem, siehe auch Graphik im Anhang) an (= 20–22 Wochen p. c., d. h. ab 21.-23. Woche p. c.); so auch *Hofstätter* (Anm. 40, S. 204).

(40) Eine Änderung des § 218 a Abs. 2 StGB fordert zu Recht auch *Laufs* (in: Fortpflanzungsmedizin in Deutschland, 2001, S. 204 ff.): „Es scheint an der Zeit, jedenfalls die Problematik der zeitlich unbefristeten medizinischen Indikation ... bei embryopathischen Befunden, insbesondere die Spätabtreibungen, gesetzgeberisch im Sinne eines verbesserten Lebensschutzes aufzunehmen" (S. 207). Ähnlich *Sass* (Anm. 36): „Das Gewissen der Schwangeren, das einen Abort mit guten Gründen rechtfertigt, verliert mit jeder Woche, in der der Entschluß nicht ausgeführt wird, an moralischer Autorität, während gleichzeitig nicht nur das ungeborene Leben, sondern auch sein Lebensanspruch wächst ..." – bis „zu gesetzgeberischer Relevanz" (S. 13 f.). Bedenken im Zusammenhang mit der extra-uterinen Lebensfähigkeit äußert auch der StGB-Kommentator und ehemal. BGH-Richter *Th. Fischer* (Anm. 38, Randz. 22 zu § 218 a). Dezidiert auch der ehemal. Senatspräs. am BGH *Kl. Kutzer* (in: MedR 2002, S. 24 ff.): „Dringender gesetzgeberischer Handlungsbedarf" (S. 25). Den Wegfall der 22-Wochen-Frist hält *H. Tröndle* für „verfassungsmäßig nicht hinnehmbar" (NJW 1995, S. 3009 ff., S. 3015). Einen ausformulierten Regelungsvorschlag in diesem Sinne stellen *A. Eser/H.-G. Koch* (Schwangerschaftsabbruch im internationalen Vergleich, Teil 3, 1999) nach ausführlicher theoretischer Fundierung (S. 577 ff., S. 609 ff.) vor: eine grundsätzliche Befristung des rechtmäßigen Abbruchs „bis zum Erreichen der Lebensfähigkeit des Kindes", mit den Ausnahmen ernstlicher Lebensgefahr für die Schwangere oder fehlender Überlebensfähigkeit des Kindes (S. 614). Eine umfassende, sorgfältige Aufbereitung der Problematik gibt *H. Hofstätter* in seiner Dissertation (Der embryopathisch motivierte Schwangerschaftsabbruch ..., 2000). Er sieht „die Lebensfähigkeit ex utero als entscheidende Zäsur im Entwicklungsprozeß" des Foetus (S. 167) und fordert, „die weit klaffende Schutzlücke" (S. 203) der unbefristeten med.-soz. Indikation durch deren gesetzliche Befristung auf grundsätzlich 20 Wochen p. c. zu schließen (Vorschlag zu entsprechender Änderung des § 218 a Abs. 2 S. 204).

(41) Der Antrag vom 3.7.01 („Vermeidung von Spätabtreibungen – Hilfen für Eltern und Kinder"), BT-Drs. 14/6635, beschränkt sich in seinem gesetzgeberischen Vorschlag auf eine bloße Klarstellung des (diesbezüglich durchaus klaren) § 218 a Abs. 2 StGB, der die 1995 gestrichene embryopathische Indikation auffangen soll, durch fol-

genden Passus: „Ein embryopathischer Befund allein ist keine Gefahr im Sinne des Satzes 1."

(42) Zur Lehre von der Sukzessiv-Beseelung nach Thomas von Aquin und deren Fortwirken bis in die heutige katholische Theologie *F. Böckle* (Anm. 36, S. 36 ff.) sowie *G. Jerouschek* unter rechtsgeschichtlichem Aspekt (in: Lexikon Medizin, Ethik, Recht, hrsg. von A. Eser u. a., S. 687 ff.). Interessanterweise hat die FAZ einer breiteren Öffentlichkeit theologiegeschichtliche Details der Lehre von der Beseelung oder Animation nahegebracht (*H. Schmoll*, FAZ v. 31.5., und *R. Schröder*, FAZ v. 21.7.01).

(43) Für die philosophische Ethik ist etwa *E.-M. Engels* zu nennen (Der moralische Status von Embryonen und Feten ..., in: Ethik in der Humangenetik, hrsg. von *M. Düwell* u. *D. Mieth*, 1998, S. 271 ff.); sie spricht sich – unter Berücksichtigung der qualitativen Entwicklungs-Unterschiede – dafür aus, „eine abgestufte Schutzwürdigkeit des Embryos und Feten und damit eine graduell wachsende moralische Verpflichtung ihm gegenüber in Erwägung zu ziehen." S. 286). Ausführlich plädiert *Irrgang* (Anm. 36, S. 226 ff.) für einen Gradualismus entsprechend dem Grad entwickelter Personalität; hierzu auch *P. Fonk* (in: Ethica, 1999, S. 29 ff. u. 143 ff., S. 160 ff.). Ausdrücklich für eine graduelle Abstufung im moralischen Status des Embryo tritt auch *K. Bayertz* ein, mit Nachweisen in der angelsächsischen Literatur (Drei Thesen ... in: Fortpflanzungsmedizin in Deutschland, 2001, S. 81 ff.): der Status sei „graduell abgestuft. Er wächst vom Zeitpunkt der Befruchtung über verschiedene Stufen, bis er mit der Geburt seinen vollen Umfang erreicht." (S. 83). Einen Gradualismus vertritt, allerdings nicht explizit, auch *Sass* (Anm. 36, siehe auch Zitat Anm. 40). Zugleich versucht er in ausführlicher Auseinandersetzung mit der in der christlichen Theologie Jahrhunderte lang vertretenen Lehre von der Animation, „diese Theorie auf ihre Leistungsfähigkeit innerhalb des pluralistischen Diskurses ... zu prüfen." (S. 3). Für *L. Honnefelder* (in: O. Höffe u.a., Anm. 25, S. 79 ff.) ist zwar die Prozesshaftigkeit der Entwicklung des Embryos „der entscheidende Einwand" gegen dessen moralischen Status ab Befruchtung (S. 99); auch begründet „der Beginn des ‚Hirnlebens'" für ihn „den moralischen Status des Menschen" (S. 100). Dennoch lässt er die gradualistischen Positionen letztlich nicht gelten - ohne freilich auf die jahrhundertealte Lehre gerade der katholischen Kirche einzugehen.

(44) So erinnerte *Kreß* mehrfach (u. a. Anm. 34, S. 231) an diese Lehrtradition der katholischen Kirche bis 1869. Nachweise über die heutigen Positionen der katholischen Amtskirche und (kaum weniger strikt) der Evang. Kirche in Deutschland (absoluter Schutz des ungeborenen Lebens ab der Befruchtung) ebenfalls bei *Kreß* (Anm. 4, S. 65); zur katholischen Position auch Bischof *W. Mixa* (FAZ v. 8.2.01, S. 52, und v. 3.3.01, S. 44). Für das – im Vergleich zur EKD ungleich offenere – Diskussionsspektrum der evang. Universitätstheologie siehe die (Anm. 34 zitierten) *neun Theologen* in der FAZ; dort vertritt eine zweite, mittlere Position „einen abgestuften Embryonenschutz, der enge Grenzen zieht."

(45) *R. Neidert*, Zunehmendes Lebensrecht, Genetische Untersuchungen am Embryo in vitro im medizinischen und juristischen Kontext (in: DtÄbl. 2000, A 3483 ff.); dazu vier Leserbriefe, u. a. von *R. Beckmann*, mit Schlusswort des *Verfassers* (DtÄbl. 2001, A 901 ff.).

(46) In der Rechtsprechung des BVerfG (E 88, S. 203 ff.) taucht der Gedanke eines abgestuften Schutzkonzepts für das Ungeborene zwar nur beiläufig und im ablehnenden Sinne auf: „Das Grundgesetz enthält für das ungeborene Leben keine vom Ablauf bestimmter Fristen abhängige, dem Entwicklungsprozeß der Schwangerschaft folgende Abstufungen des Lebensrechts und seines Schutzes" (S. 254). Allerdings machte das Gesetzesrecht (§§ 218 ff. StGB) gerade damals Abstufungen durch Fristen. Auf den Versuch *Herdegens*, die Unfolgerichtigkeit des BVerfG zu § 218 durch einen „abgestuften Schutz der Menschenwürde" zu mildern, ist bereits eingegangen (Anm. 24). Zutreffend *Hufen* (Anm. 22, S. 447): „Das werdende Leben kann auf den verschiedenen Stufen zwischen seinem Entstehen und der Geburt, ... differenziert behandelt ... werden." So auch *Taupitz* (Anm. 21, S. 3438), für den eine Abstufung nicht nur „verfassungsrechtlich keineswegs ausgeschlossen", sondern „sogar naheliegend" ist. Ansätze zu gestuften Lösungen finden sich auch bei *Dreier* und *Schulze-Fielitz* (Anm. 24, Randz. 51 u. 59 zu Art. 1 Abs. 1, bzw. Randz. 41 zu Art. 2 Abs. 2 GG) sowie bei *Kunig* (Anm. 27, Randz. 58 b zu Art. 2). In der strafrechtlichen Literatur ist auf *Eser/Koch* (Anm. 40) hinzuweisen, die eine „rechtliche Gradierung" annehmen, „je mehr das Leben zur Entfaltung kommt" (S. 578). Die genannte Passage des Urteils kritisiert *U. Saksofsky* in einem für die Enquete-Kommission des Bundestages erstatteten Gutachten vom Sept. 2001 (Manuskript) von ihrem dort vertretenen „Konzept des anwachsenden Lebensschutzes" aus (S. 24 ff.); dieses werde „dem, was sich bei der Entwicklung des Embryos abspielt, besser gerecht als das kategorische Postulat, die befruchtete Eizelle sei ebenso wie ein Mensch zu behandeln" (S. 27). Entgegen diesem richtigen Ansatz kommt *S.* dann wegen Verstoßes gegen die Menschenwürde unvermittelt zu einer Verfassungswidrigkeit der PID (S. 30 f.).

(47) So stellt schon der Zweite Zwischenbericht der *Enquete-Kommission* vom 21.11.01 (zur Stammzellforschung, BT-Drs. 14/7546) bzgl. des kontroversen Status des Embryos (S. 27 ff.) als Position II eine „abgestufte Schutzwürdigkeit" bzw. „gradualistische Position" dar (S. 31 f., 39). Entsprechende Ausführungen finden sich auch im Schlussbericht der Kommission vom 14.5.2002 (BT-Drs. 14/9020, S. 16 f., 97 f., auch S. 103), allerdings erkennbar nur als Minderheitsmeinung. Zum Votum insgesamt siehe Anm. 58. Umgekehrt sind die Mehrheitsverhältnisse im *Nationalen Ethikrat* der Regierung zu erwarten. Von diesem liegt erst die Stellungnahme zum Stammzell-Import vom Dez. 2001 vor, die zu den grundsätzlichen Fragen noch nicht zu einem abschließenden Urteil gelangt ist (S. 3). Dennoch lässt eine verfassungsrechtlich genau argumentierende Darstellung des „Für" (S. 5 ff.) – durch die sich, einem

„roten Faden" gleich, „das Konzept eines vorgeburtlich abgestuften Lebensschutzes" zieht – die voraussichtliche Mehrheitsentscheidung des Rates erkennen.

(48) *Fassbender* (Anm. 22, S. 2747) spricht von einem „faktischen Verbot", das es freilich juristisch nicht geben kann. Er schneidet jedoch die einfach-gesetzliche Bewertung der PID nur an und belegt seine Aussage, die „herrschende Meinung" gehe von einem Verbot aus, so gut wie nicht. Die *Enquete-Kommission* behauptet in ihrem Schlussbericht (Anm. 47) ohne jeden Nachweis (trotz durchgängiger Fußnoten und Lit.-Verz. von fast 20 Seiten): „Nach herrschender Meinung ist die PID nicht mit dem deutschen Embryonenschutzgesetz vereinbar" (S. 104). Auf dieses Votum dürfte das Verdikt *Schroths* (Anm. 10, S. 175) zutreffen: „Mit der Behauptung, die Präimplantationsdiagnostik sei über das ESchG verboten, wird Politik gemacht." Auch ein Bundestagsbericht sollte zur Kenntnis nehmen, dass die Feststellung einer herrschenden Meinung in der wissenschaftlichen Literatur nicht dem politischen Mehrheitsprinzip zugänglich ist.

(49) Pressemitteilung der *Enquete-Kommission* v. 13. 3. 2001: „PID mit dem ESchG unvereinbar." Zur Wesentlichkeitslehre des BVerfG siehe etwa *Dreier* (Anm. 24, Randz. 86 vor Art. 1 GG).

(50) Insbesondere die Abgeordneten *H. Hüppe* (CDU/CSU), Dr. *W. Wodarg* (SPD), *M. Knoche* (Bündnis 90/Die Grünen) und Dr. *I. Seifert* (PDS). Von der FDP-Fraktion ist kein Gegner der PID bekannt, wenn auch nur 27 der 43 Abgeordneten der Bundestagsfraktion ihren Gesetzentwurf (Anm. 57) unterschrieben haben. In der neueren Literatur wird übrigens auch ein Verbot der PID ohne Strafbewehrung vorgeschlagen (*F. Herzog* in: ZRP 2001, S. 393 ff.: „... sollte als gesetzgeberisches Experiment zunächst ein sanktionsloses Verbot gewagt werden", S. 397).

(51) BT-Sitzung v. 31.5.01, Stenogr. Bericht der 173. Sitzung, Plenarprot. 14/173 (TOP 4). Lediglich bei der FDP-Fraktion gab es unter den Rednern Prof. Dr. *E. Schmidt-Jortzig*, Dr. *W. Gerhardt*, *U. Flach* und *D. Parr* nur Befürworter.

(52) Siehe die Nachweise in Anm. 44.

(53) Es handelt sich um Prof. Dr. *M. Herdegen*, Bonn, und Prof. Dr. *F. Hufen*, Mainz (beide Anm. 22). *Herdegen* kommt in seinen „Leitlinien für eine Güterabwägung", in denen er auch von einer „Stufung im Grundrechtsschutz des Embryos" ausgeht, zu dem Ergebnis: „Im Sinne einer verhältnismäßigen Güterabwägung muß eine PID jedenfalls insoweit erlaubt sein", als es um ... Gesundheitsrisiken der Frau geht, die „nach Nidation eine Fortsetzung der Schwangerschaft als unzumutbar erscheinen ließen" (S. 778). *Hufens* Resümee lautet: „Zumindest in den Fällen, in denen bei bestehender Schwangerschaft die Notlagenindikation greifen würde, also bei schwersten Krankheiten des Embryos, die zu einer Gefährdung der seelischen oder physischen Gesundheit der Mutter führen würden, ist das Verbot der PID also unzumutbar und damit verfassungswidrig" (S.450). Beide Verfassungsrechtler stellen bei ihrer Güterabwägung somit zu Recht darauf ab, dass sonst zwischen ESchG und § 218 a Abs. 2 StGB ein unvereinbarer Wertungswiderspruch bestünde. So übrigens auch

Frommel (Anm. 33, S. 73): „... das strikte strafrechtliche Verbot jeder PID ... insgesamt unangemessen und unverhältnismäßig."

(54) So in einem gemeinsamen Artikel der ehem. Gesundheitsministerin *Fischer* und der Enquete-Kommissions-Vorsitzenden *von Renesse* in der FAZ v. 3.3.01, S. 11; ebenfalls *von Renesse* allein in: DIE WOCHE v. 11.5.01, S. 7. Die Qualifizierung einer genetischen Indikation der PID als „rechtswidrig, aber straflos" ließe sich mit der vom Gesetzgeber selbst entschiedenen Bewertung der medizinisch-sozialen Indikation als „nicht rechtswidrig" (so ausdrücklich § 218 a Abs. 2) nicht vereinbaren, außerdem gegen die dogmatische Systematik des BVerfG (E 88, S. 274 und Leitsatz 15). Zutreffend und deutlich gegen diese „augenzwinkernde Marginalisierung des Verbots" *Schmidt-Jortzig* (Anm. 22, S. 931).

(55) Dokument 001/01 des *Nationalen Ethikrates* vom Dezember 2001, Ziff. 5.1.1, S. 6 ff.

(56) Ihm gehören u. a. die hier erwähnten Autoren an: *H. Dreier* (Anm. 24), *E.-M. Engels* (Anm.42), *J. Taupitz* (Anm. 22) und *Chr. Woopen* (Anm. 31).

(57) Siehe *von Renesse* Anm. 10 und 54.

(58) So schon in der Pressemitteilung des Deutschen Bundestages vom 28.2.02, in der es heißt: „Eine Mehrheit von 16 Mitgliedern sprach sich dafür aus, am Verbot der PID festzuhalten. Eine Minderheit von drei Mitgliedern hält es demgegenüber für vertretbar, in Einzelfällen die PID zuzulassen." Zur Pressemitteilung vom 13.3.01 siehe Anm. 49. Bei diesen Mehrheitsverhältnissen blieb es auch im Schlussbericht (S. 107 ff.). Sogar die Minderheit konnte sich nur dazu durchringen, für die erlaubten Fälle – bei grundsätzlichem Verbot – „auf Durchsetzung des Strafanspruchs zu verzichten" (S. 108) – dies, obwohl die Ausnahme an „eine konkrete soziale Notlage" gekoppelt wird, „die mit einem schweren Schwangerschaftskonflikt im Sinne der medizinischen Indikation vergleichbar ist" (S. 110). Das heißt: man entscheidet sich für die Formel „rechtswidrig, aber straflos" (die nur für § 218 a Abs. 1 gilt), lehnt sich aber an die Indikation des § 218 a Abs. 2 an (der diesen Abbruch als ausdrücklich „nicht rechtswidrig" bezeichnet) – ein Selbstwiderspruch (dazu auch Anm. 54).

(59) FDP-Bundestagsfraktion: Antrag „PID rechtlich absichern" v. 15.9.2000 (BT-Drs. 14/4098) mit Plenumsdebatte am 26.10.00 (TOP 13), Stenogr. Bericht der 127. Sitz., S. 12260 ff.; Beschlusspapier zur Biotechnologie mit Presseerklärung Dr. Gerhardt/Flach/Parr v. 6.4.01; Entwurf eines Gesetzes zur Regelung der PID (Präimplantationsdiagnostikgesetz – PräimpG) v. 9.11.01 (BT-Drs. 14/7415). So begrüßenswert auch die Konzeption des Entwurfs insgesamt ist, so irritiert doch dessen weitgehend verunglückte Einzelbegründung zu § 3 a Abs. 1 ESchG n. F.: vor allem stellt diese auf § 218 a Abs. 2 StGB „als gesetzgeberischen Anknüpfungspunkt" ab, nicht jedoch der vorgeschlagene, wesentlich offenere Gesetzestext (§ 3 a Abs. 1 Satz 2); dieser lässt statt „Unzumutbarkeit" für die erlaubte Nicht-Übertragung eines Embryos das „Verlangen der Frau" genügen.

(60) 1. Beratung des Gesetzentwurfs am 14.12.01 (TOP 24), Stenogr. Bericht der 209. Sitzung, S. 20787 ff.

GRAPHIK (vgl. S. 41)

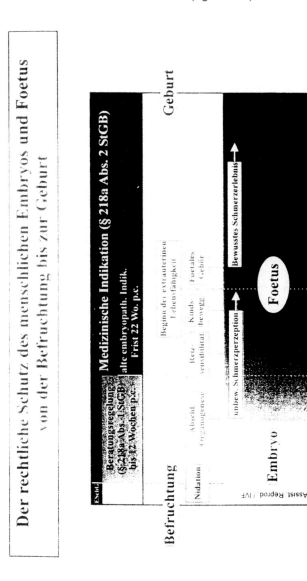

WOLFGANG KÜPKER / KLAUS DIEDRICH

Die deutsche Fortpflanzungsmedizin in der Krise
Zwischen normativer Ethik und postmoderner Neuorientierung

Betrachtet man die Erkenntnisse und Errungenschaften der Reproduktionsmedizin in den letzten 20 Jahren, kann der Begriff der Krise eher als
ungeeignet erscheinen, bietet sie doch einerseits ein täglich wachsendes
Wissen über die Bedingungen und Mechanismen des menschlichen Fort-
pflanzungsprozesses und offeriert sie andererseits den an Zahl zunehmenden kinderlosen Paaren ein nahezu grenzenloses Repertoire therapeutischer
Maßnahmen. Vielmehr ist es wohl diese offensichtliche Grenzenlosigkeit dia-
gnostischer und therapeutischer Möglichkeiten, die die Sozialgemeinschaft
mehr als die wissenschaftliche Gemeinschaft in Furcht versetzt und Grenzziehungen einfordert, wie sie das deutsche Embryonenschutzgesetz von
1991 geradezu antizipiert hat, die jedoch angesichts der Realität des internationalen wissenschaftlichen Fortschritts als regulativer Anachronismus erscheinen können (1). Krise der Reproduktionsmedizin ist aber auch zu verstehen als Situation der Entscheidung über ihre eigene Zukunft nicht nur als
therapeutische Disziplin, sondern in weit größerem Maße als grundlagen-
wissenschaftlich orientiertes interdisziplinäres Fach, das seine Erkenntnisse
zukünftig anderen medizinischen Fachdisziplinen zur Basis qualitativ verän-
derter Behandlungsoptionen werden lassen kann.
Die Verbesserungen mikromanipulativer Techniken wie die Intrazytoplasmati-
sche Spermatozoeninjektion, die Validierung des Einsatzes der Präimplantationsdiagnostik und nicht zuletzt die molekulare Aufklärung des menschlichen
Genoms bilden die Grundlage einer zunehmend kritischen öffentlichen Haltung und Auseinandersetzung, die sich angstvoll um die Zukunft des Menschen besorgt zeigt und am Horizont die Apokalypse eines humanitäts-
gefährdenden Biologismus aufziehen sieht. Dennoch, oder gerade aus
diesem Grund, bemühen sich derzeit weltweit die nationalen Gesellschaften
der Fortpflanzungsmediziner, Behandlungsmaximen auf der Basis internationaler integrativer Regulationen oder im Sinne von Berufsordnungen zu er-
stellen, die als Gesetzesgrundlagen dienen könnten. Zuletzt im November
2001 publizierte die *International Federation of Fertility Societies* eine Zu-
sammenfassung der weltweit bereits bestehenden Regulationen und Geset-
zesvorschriften zu Problemen wie der Anzahl der zu transferierenden Embryonen im Rahmen der assistierten Reproduktion, Gametenspende,
Embryonenspende, Klonen und Präimplantationsdiagnostik als Diskussions-
grundlage möglicher Richtlinien (2). Die zukünftig international zu erarbeiten-

den Ziele müssen in der deutschen Diskussion immer in Rückwendung auf das deutsche Embryonenschutzgesetz betrachtet werden, das seinerseits den Endpunkt einer langen Vorbereitungsphase darstellt, die mit einem Auftrag des Bundesjustizministers 1984 begann. Es erscheint zweifelhaft, ob es jemals Grundlage eines neuen Fortpflanzungsmedizingesetzes werden wird.

Wie die Forderung nach staatsrechtlicher Versicherung ethische Hoheitsansprüche mobilisiert – ungeachtet ihrer tatsächlichen Zuträglichkeiten und ungeachtet ihrer zweifelhaften Selbstbedingungen -, läßt sich exemplarisch an drei Fragestellungen erörtern: der Frage nach den medizinischen Implikationen der Mehrlingsproblematik bei assistierter Reproduktion, der Frage nach dem sinnvollen Einsatz der Präimplantationsdiagnostik und der Frage nach dem Sinn eines generellen genetischen Screenings und seinen gesellschaftlichen Folgen.

I. Embryonentransfer und Mehrlingsschwangerschaften

Das deutsche Embryonenschutzgesetz untersagt, innerhalb eines Behandlungszyklus mehr als drei Embryonen zu generieren und zu transferieren (§ 1,1). Diese strikte gesetzliche Regulierung der Anzahl der zu transferierenden Embryonen ist ohne Zweifel ein geeignetes Instrument, der erhöhten Inzidenz von Mehrlingsschwangerschaften und den damit verbundenen geburtsmedizinischen Problemen wie Frühgeburtlichkeit und postpartale Morbidität zu begegnen. Liegt die Mehrlingsrate in der fertilen Bevölkerung etwa bei 1 % aller Geburten, so ist sie nach assistierter Reproduktion weltweit und seit Jahren konstant erhöht (Tab. 1). Die Rate der Mehrlinge korreliert aber nicht nur zur Zahl der transferierten Embryonen, sondern es besteht ebenso ein Zusammenhang mit der Anzahl der generierten Embryonen. Eine retrospektive statistische Analyse an mehr als 44.000 Behandlungszyklen aus Großbritannien konnte dies zeigen (3). Die Datenlage weist darüber hinaus klar aus, daß bei Patientinnen unter dem 35. Lebensjahr nach Transfer von nur zwei Embryonen die Schwangerschaftsrate der nach Transfer von drei Embryonen gleicht (4,5).

Ungleich größer ist der therapeutische Erfolg, d. h. die Schwangerschaftsrate, in dieser Altersklasse nach Transfer von mehr als drei Embryonen, wenn zuvor eine qualitative Embryonenselektion nach morphologischen Kriterien erfolgen konnte und die zwangsläufig höhere Mehrlingsrate in Kauf genommen wird. Dies ist mit dem deutschen Embryonenschutzgesetz jedoch nicht vereinbar. Hier schneiden sich zugleich zwei Problemkreise: der des gesichert effektiveren und optimierten Therapieerfolges und der der Vermeidung des eigentlichen Therapieziels Schwangerschaft aufgrund der Prämisse, daß nur die selektive Einlingsschwangerschaft das Ziel sämtlicher therapeutischer Bemühungen zu sein habe. Die selektive Einlingsschwangerschaft als deklariertes Behandlungsziel, das es unter allen Umständen zu erreichen gilt, vermeidet einen dritten Problemkreis, den des selektiven Fetozids bei eingetretener, aber nicht erwünschter Mehrlingsschwangerschaft. Zur Vermeidung von Frühgeburten und der damit verbundenen signifikant erhöhten Morbidität quoad vitam stellt scheinbar nur die Einlingsschwangerschaft ein verantwortbares Therapieergebnis dar. Eine solche Rationale qualifiziert aus geburtsmedizinischen Erwägungen, um des Schutzes der potentiellen Mutter und des potentiellen Konzeptus willen, die kalkulierte Erfolglosigkeit einer etablierten Behandlungsform als human. Aber eine ebensolche medizinische Rationale ist die Kenntnis des gering einzuschätzenden Therapieerfolges nach Transfer von nur zwei oder drei Embryonen bei Patientinnen jenseits des 35. Lebensjahres. Hier zeigt sich nun, daß die Verwendung mehrerer Embryonen erst den Erfolg des Therapieziels Einlingsschwangerschaft in einem der Methode adäquaten Prozentsatz ermöglichen kann (Tab. 2).

Dies bedeutet, daß das deutsche Embryonenschutzgesetz unter Berücksichtigung des nonselektiven Embryotransfers und in Anerkennung der wissenschaftlichen Datenlage hinsichtlich der Patientin jenseits des 35. Lebensjahres das erklärte Ziel der Einlingsschwangerschaft nahezu verunmöglicht. Auf diese Weise reguliert das deutsche Embryonenschutzgesetz die in der Tat ernstzunehmende Problematik der Mehrlingsschwangerschaft. Seine Restriktion ist geburtsmedizinisch und sozioökonomisch, nicht jedoch reproduktionsmedizinisch begründet. Für patientenorientierte, individualisierte Therapieoptionen gibt es keinen Raum.

II. Präimplantationsdiagnostik

1. Zum Problemstand

Die Präimplantationsdiagnostik erlaubt den frühen Nachweis genetischer Merkmale am Embryo in vitro. Die Idee hierzu entstand bereits 1965 (8), doch bedurfte es zu ihrer Verwirklichung erst der Möglichkeiten der molekulargenetischen Untersuchungstechniken. 1989 wurden erste Ergebnisse einer validen Präimplantationsdiagnostik am Embryo publiziert (9). Zur Diagnostik eines genetischen Merkmals eines Embryos bedarf es seiner Generierung durch die Methoden der assistierten Reproduktion. Selbst wenn beide Partner uneingeschränkt fertil sind, muß sich also ein Paar mit einem Kinderwunsch, das heterozygot Merkmalsträger einer schweren genetischen Erkrankung ist, notwendigerweise einer In-vitro-Fertilisierung (IVF) unterziehen.

Unter Bedingungen der Mikromanipulation werden dem Embryo im Acht- bis Zehnzellstadium zwei Blastomere entnommen, die einer molekulargenetischen Untersuchung zugeführt werden können. Nach der Analyse wird ein Embryo, der nicht Merkmalsträger ist, konventionell in den Uterus transferiert. In weltweit 29 Zentren wird die Präimplantationsdiagnostik durchgeführt. Seit Einführung der Methode sind inzwischen wahrscheinlich mehr als 1000 Kinder nach Blastomerenbiopsie geboren worden. (Tab. 4).

Darüber hinaus führen mehrere Zentren in den USA und in Europa ein indikationsgebundenes Präimplantationsscreening im Rahmen assistierter Reproduktion durch. Hier erfolgt das Screening auf chromosomale Aneuploidien oder strukturelle Aberrationen, bei deren Vorliegen von einem Ausbleiben der Implantation oder von einem späteren Abort auszugehen wäre (10). Bekanntermaßen sind chromosomale Anomalien die häufigste Ursache eines Abortes oder der fehlgeschlagenen Implantation bei Frauen oberhalb des 35. Lebensjahres, unabhängig von der morphologischen Güte der Embryonen (Tab. 5). Präimplantationsscreening und Embryonenselektion sind Methoden zur Erfolgsoptimierung der assistierten Reproduktion und eine weitere Maßnahme zur Minimierung der Mehrlingsschwangerschaften, deren Prävalenz laut deutschem IVF-Register bei 44 % liegt.

In Deutschland scheint jedoch nach § 1,2 und § 8,1 des Embryonenschutzgesetzes die Durchführung der Präimplantationsdiagnostik nicht durchführbar, wenn auch nicht expressis verbis verboten.

2. Präimplantationsdiagnostik und Menschenwürde

Ähnlich den Anfängen der Pränataldiagnostik, die in den 70er Jahren durch die sich seitdem stetig fortentwickelnde Ultraschalltechnologie zu einer zentralen Säule der Schwangerschaftsbetreuung wurde, wirft auch die Präimplantationsdiagnostik, die man als frühe oder vorverlegte Pränataldiagnostik werten kann, die Frage auf, ob die potentielle Selektion und intentionale Tötung eines menschlichen Konzeptus, der einen schweren Defekt aufweist, mit der Menschenwürde zu vereinbaren ist. Die allgemeine Menschenwürde genießt den Schutz der Verfassung und ist im deutschen Grundgesetz verankert. Die Bestimmungen des deutschen Embryonenschutzgesetzes von 1991 und der §§ 218 ff. des Strafgesetzbuches legen folgende inhaltliche Minimalbestimmungen fest: 1. Menschliches Leben fällt bereits mit der Befruchtung der Eizelle unter das Gebot der Achtung der Menschenwürde und ist daher zu schützen. 2. Behindertes Leben ist nicht lebensunwert.

Diese Schutzwürdigkeit ist als solche uneingeschränkt anzuerkennen. Umso mehr bedarf es einer Einschätzung und Bewertung, wann Leben beginnt und wann es endet, was wir unter menschlicher Individuation zu verstehen haben und welcher Variabilität das Verständnis von Menschenwürde im gesellschaftlichen Kontinuum und im geschichtlichen Wandel unterworfen ist. Weiterhin bedarf es der Klärung, welchen Stellenwert die Autonomie werdenden Lebens gegenüber der Autonomie bestehenden Lebens – das heißt im Falle des Konzeptus: der prospektiven Eltern – genießt, und nicht zuletzt, welche Rolle dem Gemeinwohl, also dem Staat, in dieser Dichotomie zukommt. Die ethische Bewertung der Menschenwürde ist konstitutiv für das Staatsrecht. Ihre Stärke beweist sich in der Praktikabilität einer einfachen medizinischen Maßnahme, die für sich nicht mehr und nicht weniger in Anspruch nehmen will, als Leid vom Gemeinwohl abzuwenden.

3. Schutzwürdigkeit des Embryos

Das menschliche Leben beginnt nach naturwissenschaftlicher Erkenntnis mit der Vereinigung des maternalen haploiden Chromosomensatzes der Eizelle und des paternalen haploiden Chromosomensatzes der Samenzelle, d. h. nach Abschluß der Befruchtungskaskade. In den Zellkernen liegt nach der ersten mitotischen Teilung das neue Genom in seiner definitiven Form vor. Liegt hier nun aber ein neues Individuum, gar ein neuer Mensch vor? Die Genexpression läßt sich sicher bereits im Vierzellstadium nachweisen – ist es aber nach dem momentanen Stand der Erkenntnis tatsächlich zu postulieren, daß alle Zellen bis zum Achtzellstadium totipotent sind? Hingegen haben die einzelnen Blastomere bis zum Achtzellstadium die Potenz, sich aus dem Zellverband zu lösen und einen neuen Embryo zu entwickeln. Dies ist gleichbedeutend mit der Entwicklung eineiiger Zwillinge in der In-vivo-Situation. Totipotenz ist aber auch ein molekularbiologisches Prinzip, das nicht zwangsläufig an eine Zelle gebunden ist. Auch die nukleäre Totipotenz, d. h. die Potenz eines somatischen Zellkerns zur Generierung eines neuen Individuums, konnte durch das Experiment des Klonens realisiert werden.

Da die Potenz der Teilbarkeit bis zum 14. Lebenstag gegeben ist, widerspricht diese Potentialität per se dem Begriff des Individuums. Kann man einem Zellverband von mehr als acht Zellen personalen Charakter zuschreiben? Dies läßt sich faktisch kaum nachvollziehen, wenngleich die potentielle Entwicklungskompetenz zum Person-Sein einem jeden neuen menschlichen Genom innewohnt.

Müßte man andererseits nicht einen Embryo, dem die Potenz zu weiterer Individuation innewohnt, als umso schutzwürdiger erachten? Unter der Annahme, daß bereits der befruchteten Eizelle der Charakter menschlichen Lebens zukommen soll, und zwar unabhängig von der Nidation, ermöglicht die Präimplantationsdiagnostik eine Bewertung der frühesten Form menschlichen Lebens. Das deutsche Recht begründet in § 8, Absatz 1, des im Januar 1991 in Kraft getretenen Embryonenschutzgesetzes den Rechtsstatus des Embryos und garantiert ihm ein uneingeschränktes Schutzrecht vom Zeitpunkt der abgeschlossenen Kernverschmelzung an. Es bleibt kein Raum für die Annahme einer rechtlich ungeschützten Frühphase des Menschen. Handlungen gegen den Embryo in vitro sind hiernach rechtswidrig und unter Strafe gestellt. Darüber hinaus gibt das Embryonenschutzgesetz dem Lebensrecht des Embryos Vorrang vor dem Grundrecht der Forschungsfreiheit. Für den intrauterinen Konzeptus gelten andere Bedingungen. Mit der Regelung des Schwangerschaftsabbruchs in den §§ 218 ff. StGB hat der Gesetzgeber die Schutzwürdigkeit des Embryos keineswegs zur Disposition gestellt, denn er hat bei dieser Regelung nicht auf die Krankheit des Embryos abgestellt, sondern bezieht sich vielmehr auf die psychischen und physischen Konsequenzen für die schwangere Frau, ihr Recht auf Gestaltung ihres eigenen Lebens und die Unzumutbarkeit des Austragens einer Schwangerschaft. Diese Regelung basiert somit auf dem Rechtsstatus der Mutter, der in Konflikt zum Lebensrecht des Embryos oder Fetus treten kann. Der Schwangerschaftsabbruch ist in Deutschland bei Vorliegen der in § 218a StGB genannten Voraussetzungen nicht strafbewehrt, weil hier der Rechtsstatus der Mutter mehr wiegt als der des Embryos oder Fetus. Darüber hinaus bleibt auch die Nidationsverhütung straffrei. Hier wird die Kollision zweier Rechtsgüter, die prinzipielle Schutzwürdigkeit des Embryos und die Familienplanung der Frau, billigend in Kauf genommen.

Zwischen den Bestimmungen zur Regelung des Schwangerschaftsabbruchs in seiner Novellierung von 1995 und dem Embryonenschutzgesetz, das seit 1991 unverändert blieb, besteht ein klarer und tiefer Wertungswiderspruch. Die Tötung eines Embryos oder Fetus in vivo ist straffrei, wenngleich rechtswidrig, die Tötung eines Embryos in vitro ist rechtswidrig und strafbewehrt. Hauptargument zur Auflösung dieses offensichtlichen Wertungswiderspruchs ist das Konfliktargument. Dem Schwangerschaftsabbruch liege eine aus der symbiotischen Verbindung zwischen schwangerer Frau und ungeborenem Kind erwachsene, höchst persönliche und gegenwärtige Konfliktsituation zugrunde, während diese Konfliktsituation im Hinblick auf die Tötung eines in vitro gezeugten Embryos nicht bestehe. Die Konsistenz dieser Argumentation bedarf einer genauen Prüfung.

4. Schutzwürdigkeit der prospektiven Eltern

Das deutsche Grundgesetz garantiert dem Menschen Schutzwürdigkeit von seinem Anfang bis zum Ende. Dieser Schutz gilt nicht nur dem Embryo, sondern ebenso seinen Eltern und ihren Interessen. Der Wunsch nach gesunden Nachkommen ist nachvollziehbar. Die moderne Pränataldiagnostik ist in der Lage, bei bestehender Schwangerschaft mit an Sicherheit grenzender Wahrscheinlichkeit den Gesundheitszustand des Embryos oder Fetus zu evaluieren. Der Wunsch der prospektiven Eltern, alle medizinischen Möglichkeiten ausschöpfen zu können, hat zur Implementierung pränataldiagnostischer Untersuchungsmethoden in das allgemeine Schwangerenvorsorgeprogramm geführt.

Der Befund einer ernsthaften Störung des Fetus oder einer mit dem Leben nur schwer zu vereinbarenden Erkrankung führt bei den prospektiven Eltern zu einem schwerwiegenden Konflikt. Ist das Austragen einer so schwer belasteten Schwangerschaft der Mutter zumutbar? Ist auf der anderen Seite dem erwarteten Kind ein, wenn überhaupt, kurzes leidvolles Leben zumutbar? Die gesetzliche Regelung überläßt hier die Entscheidung über das weitere eigene Schicksal und das des Fetus in Abwägung des Interessenkonfliktes und der Schutzwürdigkeit allen menschlichen Lebens, d. h. der Schutzwürdigkeit sowohl von behindertem Leben als auch der prospektiven Eltern, den Eltern selbst. Der § 218 garantiert die Entscheidungsfreiheit, eben auch die zur Tötung des Fetus durch Schwangerschaftsabbruch.

Diese Entscheidungsoptionen stehen dem genetisch belasteten Hochrisikopaar, das sich vor Eintritt einer Schwangerschaft einer Präimplantationsdiagnostik unterziehen möchte, bei Strafandrohung nicht zur Verfügung, so daß es seine Schutzwürdigkeit verliert. Wohl aber ist der Schwangerschaftsabbruch nach Eintreten einer Schwangerschaft und pränataldiagnostisch gesichertem und bestätigtem Vorliegen einer an den Konzeptus vererbten schweren genetischen Störung akzeptiert und gesellschaftlich in vollem Umfang respektiert.

5. Staatsrecht und Schutz des Gemeinwohls
Die Rechtsordnung geht im Embryonenschutzgesetz davon aus, daß auch die frühesten Formen des menschlichen Lebens unter den Schutz des Gebotes fallen, die Menschenwürde zu achten. Medizinisches Handeln und medizinischer Fortschritt sind wertvolle Güter, die bei einer Güterabwägung in Rechnung zu stellen sind. Allerdings sind sie nie Selbstzweck. Darum sind sie stets den berechtigten Interessen der betroffenen Menschen und den berechtigten Interessen der Gemeinschaft und ihrer Wohlfahrt nachzuordnen. Interesse der Gemeinschaft bedeutet, alle Regeln in Geltung zu halten, die für ihre auf die Achtung der Menschenwürde ausgerichtete Verfassung unverzichtbar sind. Dieses Gemeinschaftsinteresse ist unabdingbares Sachkriterium jeder sozialethischen Urteilsbildung. Die Menschenwürde ist uneingeschränkt zu achten, wenngleich ihr inhaltliches Verständnis kulturellen Änderungen unterliegt.
Die Kardinalfrage ist, ob es im Interesse des gesellschaftlichen Gemeinwohls liegt, eine vorgeburtliche Diagnostik überhaupt zu rechtfertigen, denn diese impliziert stets eine Selektion. Dies gilt in gleichem Maße für die Pränataldiagnostik wie auch für die Präimplantationsdiagnostik, die als eine Sonder-

form, respektive Weiterentwicklung vorgeburtlicher Diagnostik im Rahmen der allgemein akzeptierten und als dem Gemeinwohl zuträglich anerkannten Fortschritte medizinischer Diagnostik und Therapie angesehen werden kann. Die deutsche Rechtsprechung stellt die Entscheidung über die Zumutbarkeit behinderten oder primär erkrankten Lebens der Bewertung des Einzelnen, also der schwangeren Frau und dem werdenden Kindsvater, anheim, indem sie ihnen die Möglichkeit zum Schwangerschaftsabbruch einräumt. Daß ein ethischer Konflikt empfunden wird, ist dabei kein konstitutives Moment. Ist die Bewertung möglicher Selektion in den privaten Ermessensspielraum gelegt, warum genießt dann der für eine Präimplantationsdiagnostik in Frage kommende Embryo in vitro einen um soviel höheren staatlichen Schutz? Hintergrund dieser offensichtlichen Diskrepanz ist die Befürchtung eines Dammbruchs angesichts der in Zukunft möglichen expandierenden und extensiven molekulargenetischen Untersuchungsmethoden am geborenen und ungeborenen Menschen. Gesteht man einmal die Anwendung dieser Methoden selbst in engen Grenzen zu, so käme es solchen Befürchtungen zufolge zwangsläufig zu einer Ausweitung, d. h. einer routinemäßigen Selektion menschlicher Existenzen auf der Basis ihres genetischen Profils, und zwar dann nicht nur mit dem Ziel, künftiges Leid abzuwenden. Dies wäre in der Tat ein höchst fragwürdiges Unternehmen. Der Einsatz der sogenannten prädiktiven Testung ist somit ein viel ernstzunehmenderes gesellschaftliches Problem, als es die Präimplantationsdiagnostik ist.

Pränataldiagnostik und Präimplantationsdiagnostik sind diagnostische Werkzeuge zur Abwehr individuellen Leids. Sie berühren als solche nicht die garantierte Schutzwürdigkeit von Eltern und Konzeptus, sondern qualifizieren geradezu die Autonomie menschlicher Existenz. Dagegen würde der Zwang zu einer prädiktiven Testung einen totalitären Anspruch der Gesellschaft darstellen, der die Autonomie des Einzelnen aufhebt, und somit politisch von viel größerer Brisanz sein.

III. Prädiktive genetische Testung

1. Zum Problemstand

Das *Human Genome Project* hat sein Ziel erreicht, den gesamten genetischen Code des menschlichen Erbgutes zu entschlüsseln. Wenngleich es noch jahrzehntelanger Forschung bedarf, bis die Funktionen aller sequenzierter Gene analysiert sind und deren interaktives genetisches Netzwerk verstanden ist, sind bis heute bereits eine Vielzahl monogener Erkrankungen und familiär gehäuft auftretender Karzinomerkrankungen hinsichtlich ihrer genetischen Grundlage klar identifiziert worden (Tab. 3). Epidemiologische

Daten legen nahe, daß etwa 10 % aller Karzinomerkrankungen auf eine erbliche Tumordisposition zurückzuführen sind.

Darüber hinaus konnten in den letzten Jahren bei zwei häufigen Karzinomentitäten, dem Mamma- und dem Kolonkarzinom, dominant erbliche Unterformen abgegrenzt und molekulargenetisch aufgeklärt werden. Aus diesen Erkenntnissen ergibt sich eine ganz neue, zeitliche Dimension von Krankheitsverläufen und deren diagnostischem und therapeutischem Zugang. Einem Erbleiden zugrundeliegende, im Genom verankerte Alterationen sind qua conceptione existent und diagnostizierbar, lange bevor es möglicherweise zu einer klinischen Manifestation kommt. Der prädiktive Aspekt der genetischen Frühdiagnostik schafft Möglichkeiten einer neuen und veränderten Qualität der Präventivmedizin. So können ein individuelles Risikoprofil und eine damit verknüpfte Vorsorgestrategie, beispielsweise für Patienten mit familiär gehäuften Mamma- oder Kolonkarzinomen, verfolgt werden, wenn der Patient entsprechender Merkmalsträger ist.

Eine solche prädiktive Analyse gilt auch für heterozygote Merkmalsträger eines rezessiven monogenen Erbleidens als sinnvoll, um beispielsweise im Falle der Cystischen Fibrose, einer der häufigsten genetischen Erkrankungen, das Risiko für eine eventuelle Nachkommenschaft, das Vollbild der Erkrankung zu entwickeln, zu validieren (6). In den USA, in Israel und Australien gibt es bereits ein generelles Bevölkerungsscreening für Merkmalsträger der Tay-Sachs-Krankheit, einer sehr schweren, enzymdefektbedingten Stoffwechselerkrankung, die im frühsten Kindesalter immer letal verläuft.

Umfangreiche Mutationsanalysen ließen sich schon heute problemlos in die diagnostische Routine integrieren, unter Anwendung des bereits seit 1996 verfügbaren ‚DNA-Chips‘, auf dem sich computerassistiert über ein photochemisches Verfahren Abweichungen von vorgegebenen DNA-Standardsequenzen und eine Vielzahl von genetischen Mutationen in kürzester Zeit detektieren lassen (Abb. 1). Konventionelle molekulargenetische Verfahren erlauben beispielsweise die Analyse der 30 häufigsten Mutationen im Gen für Cystische Fibrose, während der ‚DNA-Chip‘ bei gleichem Zeitaufwand die Analyse der bislang bekannten 700 Mutationen und zusätzlich etwa 50 weiterer monogener Erkrankungen mit vergleichbarem Mutationsspektrum ermöglichen würde (7).

In der Summe wird es in naher Zukunft möglich sein, ein komplexes genetisches Profil eines Probanden zu erfassen. Hierdurch eröffnet sich zwangsläufig auch ein weites diagnostisches Feld für die prädiktive Testung im Rahmen einer extensiven Pränatal- und Präimplantationsdiagnostik.

2. Elmau und die Folgen

Wengleich das geltende Embryonenschutzgesetz von 1991 zukünftiges wissenschaftliches Potential in herausragender Weise reflektiert und antizipiert hat, ist sein Leitmotiv der Mißbrauchsgedanke, der die Anwendung wissenschaftlichen Fortschritts zum Wohle der Gemeinschaft in weltweiter Einzigartigkeit kompromittiert hat. Hier bedarf es einer in Deutschland nicht uneingeschränkt befürworteten Neuorientierung.

Die Initialzündung der deutschen Debatte und die Grundlegung zum medialen Kulturkampf erfolgte im September 1999 durch die Publikation der sogenannten Elmauer Rede des Philosophen Peter Sloterdijk (11). In diesem Vortrag vor einem internationalen Auditorium von Theologen und Philosophen thematisierte er das Ende des literarischen Humanismus als einer Utopie der Menschenformung durch die Schrift und erntete, begünstigt durch eifrigen Journalismus, den öffentlichen Vorwurf, eine Welt des programmierten Selektionismus propagiert zu haben. Wörtlich sagte er:

„... ob aber die langfristige Entwicklung auch zu einer genetischen Reform der Gattungseigenschaften führen wird – ob eine künftige Anthropotechnologie bis zu einer expliziten Merkmalsplanung vordringt; ob die Menschheit gattungsweit eine Umstellung vom Geburtenfatalismus zur optionalen Geburt und zur pränatalen Selektion wird vollziehen können – dies sind Fragen, in denen sich, wie auch immer verschwommen und nicht geheuer, der evolutionäre Horizont vor uns zu lichten beginnt. Es gehört zur Signatur der Humanitas, daß Menschen vor Probleme gestellt werden, die für Menschen zu schwer sind, ohne daß sie sich vornehmen könnten, sie ihrer Schwere wegen unangefaßt zu lassen."

Sloterdijks völlig mißverstandene und verkürzt wiedergegebene Ausführungen führten zu einem bundesweiten Skandalon und aktivierten verschiedenste gesellschaftliche Interessengruppen zu einem öffentlichen Disput. Dieser Disput zeigt deutlich, wie moralische Utopie und diffuse Ängste gleichermaßen in unserer Gesellschaft konstituierende Momente des Menschenbildes geworden sind. Anthropogenetik und Genomforschung sind zu modernen Mythen der menschlichen Bedrohung geworden. Menschenwürde und Schutz des Individuums, vornehmlich Begriffe aus der Rechtsphilosophie, werden in einen konkreten Zusammenhang mit der menschlichen DNA gebracht, was in außergewöhnlicher Weise das allgemeine Unverständnis der modernen Molekularbiologie dokumentiert.

Statt dessen gilt es anzuerkennen, daß die Identifizierung des humanen Genoms und darüber hinaus die bis dato noch nicht in Reichweite erscheinende Erforschung der Funktionen des genetischen Netzwerkes einen wissenschaftlichen Quantensprung bedeuten, insbesondere in Hinblick auf zukünftige Therapieoptionen. Die Möglichkeit, individuelle genetische Konstellationen von prospektivem Krankheitswert zu diagnostizieren, stellt den Gewinn einer suffizienten Präventivmedizin in Aussicht. Ihr Mißbrauchspotential, d. h.

die Gefahr einer Diskriminierung des Individuums bei Vorliegen distinkter genetischer Alterationen, darf nicht den Blick darauf verstellen. Vielmehr eröffnen sich gerade hierdurch Möglichkeiten der freien individuellen Selbstbestimmung des Menschen.

IV. Autonomie und Schutzwürdigkeit

Ihren Kulminationspunkt erfährt die Diskussion um genetische Testung hinsichtlich der Anwendung der Präimplantationsdiagnostik. Hier liegt nun tatsächlich insofern eine vorgeburtliche Bedrohung des Individuums vor, als einem Embryo mit einem bestimmten genetischen Merkmal a priori eine weitere Entwicklung versagt bleiben kann. Eine generelle Präimplantationsdiagnostik, die in jedem Fall an die Technologie der assistierten Befruchtung gebunden ist, ist in der Tat gleichbedeutend mit Selektion.

Eine Präimplantationsdiagnostik jedoch, die indikationsgebunden analog zur Pränataldiagnostik der Früherkennung schwerer Erkrankungen mit infauster Prognose dient, die teilweise mit dem Leben nicht vereinbar oder zum jetzigen Zeitpunkt nicht behandelbar sind, ist substantiell anders zu bewerten. Eine solche Präimplantationsdiagnostik antizipiert den status a posteriori, der bei entsprechender Konstellation einen in Deutschland straffreien Schwangerschaftsabbruch zu einem späteren Zeitpunkt zur Folge hätte. Der Schwangerschaftsabbruch ist hierzulande trotz aller Einschränkungen gesellschaftlich akzeptiert und die Konsequenz einer sinnvollen pränatalen Medizin, die selbst nicht nur in vollem Umfang dem momentanen Wissensstand entspricht, sondern geradezu ein gesellschaftliches Desiderat darstellt.

Die Frage nach dem Status des Fetus und analog nach dem des Embryos wird in der Gesetzgebung gar nicht berührt. Hier steht die Schutzwürdigkeit der prospektiven Mutter im Vordergrund. Somit wären Schwangerschaftsabbruch und Präimplantationsdiagnostik gleichermaßen gebunden an die Menschenwürde und die vom Grundgesetz garantierte individuelle Entscheidungsfreiheit der prospektiven Mutter. Hier ergibt sich Deckungsgleichheit mit dem Embryonenschutzgesetz § 4,1, wonach einer Frau, d.h. auch hier der prospektiven Mutter, nicht gegen ihren Willen ein Embryo transferiert werden darf.

Die Regelung des Schwangerschaftsabbruchs beruht also auf einer juristischen Denkfigur, die die philosophisch-theologische Frage nach dem moralischen Status des Embryos und des Fetus gar nicht berührt. Die Schutzwürdigkeit und die Rechte eines Konzeptus sind für die gesellschaftlich akzeptierte Übereinkunft nicht konstitutiv. Die grundsätzliche Frage nach dem Schutz und dem Lebensrecht des prospektiven Individuums bei bestehender

Schwangerschaft ist in der Konsequenz des § 218a,2 StGB kein Topos – in Bezug auf die Präimplantationsdiagnostik jedoch, wenn sie als grundsätzlich different zur Pränataldiagnostik gesehen wird, erscheint diese Schutzwürdigkeit von höchstem Range. Ohne Zweifel ist diese Schutzwürdigkeit oberstes Prinzip ärztlichen Handelns.

Erfährt die Präimplantationsdiagnostik ihre Zulassung, wenn sie eine nicht mehr totipotente Blastomere zur Untersuchung wählt, bleibt weiterhin die Frage der Schutzwürdigkeit und der Autonomie des Embryos, der Merkmalsträger einer bestimmten genetischen Konstellation sein kann, deren Ausschluß einzig und allein das intendierte Ziel der vorgenommenen Untersuchung war. De principe hat der Embryo einen potentiellen moralischen Status, ebenso wie der Konzeptus postpartal auf dem Weg ist, diesen moralischen Status mit personalen Eigenschaften wie Handlungs-, Kommunikations-, Reflexions-, Moral- und Willensfähigkeit als menschlichen Charakteristika in einem menschlichem Gemeinwesen zu entwickeln.

Hieraus ergibt sich der Konflikt der potentiellen Autonomie des Embryos mit der Autonomie seiner prospektiven Mutter, die ihm um seiner und ihrer eigenen Schutzwürdigkeit willen – denn seine Schutzwürdigkeit umfaßt auch sein Recht auf Nichtexistenz – eine Weiterentwicklung versagen will. Der Konflikt zwischen dem Recht auf Existenz und dem Recht auf Nichtexistenz wird vom Handlungsmotiv her aufgelöst. Das Ziel der von den prospektiven Eltern in Anspruch genommenen Präimplantationsdiagnostik besteht darin, Leid – eigenes und das des Konzeptus – abzuwenden. In dieser Handlungsmaxime der elterlichen und ärztlichen Verantwortung trifft sich die Präimplantationsdiagnostik mit den Maximen einer humanen Pränataldiagnostik. Die Wahrnehmung dieser Verantwortung kann ebenso begriffen werden als selbstbestimmender Akt gegen die Kontingenz der Selektionsprinzipien der Natur. Dieser Akt als Entschluß aus individueller Freiheit entgeht dem Vorwurf eines naturalistischen Fehlschlusses.

V. Standort der nationalen Reflexion

Bedenkt man die nun gut zwei Jahre anhaltende öffentliche Diskussion, die einen jeden phasenweise täglich mit Problemen des Embryonenschutzes als einem nationalen Skandalon konfrontierte, stellt man sich die Frage, unter welcher tatsächlichen Zielsetzung und von welcher realen Grundlage aus Fortpflanzungsmedizin in Deutschland begriffen wird. Die Einsetzung zweier politischer Instrumente, der Enquete-Kommission und des Nationalen Ethikrats, markiert deutlich die große politische Brisanz der zur Klärung anstehenden Fragen und figuriert vordergründig als qualitativ adäquate Einlösung einer im gesellschaftlichen Diskurs erhobenen Forderung, trägt aber nicht wirklich zu einer ethischen Standortbestimmung bei.

Die Frage nach dem moralischen Status des Embryos und seiner prospektiven Schutzwürdigkeit, seiner Verfügbarkeit und seiner möglichen Instrumentalisierung zeigt schon deutlich, daß hier an den Worten des Embryonenschutzgesetzes und des Verfassungsrechtes als Kontinuum tradierten menschlichen Selbstverständnisses festgehalten werden kann, ohne die durch die neueren wissenschaftlichen Erkenntnisse mögliche Optimierung der menschlichen Lebensqualität zu Beginn des 21. Jahrhunderts wirklich nutzen zu wollen. Der Rekurs auf eine Ethik soll der Selbstversicherung durch eine konsensuelle Entscheidung dienen, die jedoch unerreichbar erscheint, solange die überzeugende Strahlkraft der diagnostischen und therapeutischen Möglichkeiten einer modernen molekularbiologisch basierten Medizin ignoriert wird. Nicht einmal der konstruktive Dissens mit der Möglichkeit einer abgestuften Kompromißlösung scheint in Deutschland möglich.

VI. Fazit: Die Notwendigkeit einer Anbindung an europäisches Denken

Eine Anbindung an die europäische Biokonvention von 1997 und Schaffung eines das Fortschreiten wissenschaftlicher Erkenntnis in der Biomedizin berücksichtigenden Fortpflanzungsmedizingesetzes für die Bundesrepublik Deutschland sind dagegen tragfähigere Modelle für eine zukunftsorientierte Medizin, die es als ihre vornehmste Aufgabe ansieht, individuelle Entscheidungsfreiheit unter dem Primat der Menschenwürde zu garantieren. Diese Leitlinien führen auf einen geraden Weg, entlassen die Gesellschaft jedoch in keiner Weise aus einem kontinuierlichen, interdisziplinären Diskurs, der permanent in der Pflicht steht, Handeln zu reflektieren und Grenzziehungen vorzunehmen.

LITERATUR

(1) Keller, R., Günther, H.L. und Kaiser, P. (1992) Embryonenschutzgesetz: Kommentar zum Embryonenschutzgesetz. Kohlhammer, Stuttgart, Berlin, Köln.

(2) Jones. H.W. and Cohen, J. (2001) IFFS Surveillance 01, Fertil. Steril.,76, Suppl. 2.

(3) Templeton, A. and Morris, J.K. (1998) Reducing the risk of multiple births by transfer of two embryos after in vitro fertilization. N. Engl. J. Med., 339, 573-577.

(4) Staessen, C., Janssenswillen, C., Van de Asche, E. et al. (1995a) Avoidance of triplet pregnancies by elective transfer of two good quality embryos. Hum. Reprod., 8, 1650-1653.

(5)   Staessen, C., Nagy, Z.P., Liu, J. et al. (1995b) One year's experience with elective transfer of two good quality embryos in the human in-vitro fertilization and intracytoplasmic sperm injection programmes. Hum. Reprod., 10, 3305-3312.

(6)   NIH Consensus Statement (1997) Genetic testing for cystic fibrosis. NIH Consensus Statement Online, 15 (4), 1-22.

(7)   Cronin, M.T., Fucini, R.V., Kim, S.M. et al. (1996) Cystic fibrosis mutation detection by hybridization to light-generated DNA probe arrays. Hum. Mutat., 7, 244-255.

(8)   Edwards, R.G. (1965) Maturation in vitro of human ovarian oocytes. Lancet, 926-929.

(9)   Handyside, A.H., Penketh, R.J.A., Winston, R.M.L. et al. (1989) Biopsy of human preimplantation embryos and sexing by DNA amplification. Lancet, 347-349.

(10) Verlinsky, Y. and Kuliev, A. (1996) Preimplantation diagnosis of common aneuploidies in infertile couples of advanced maternal age. Hum. Reprod., 10, 2076-2077.

(11) Sloterdijk, P. (1999) Regeln für den Menschenpark. Suhrkamp, Frankfurt.

Tab. 1 Mehrlingsrate nach in vitro Fertilisierung (IVF) und Intrazytoplasmatischer Spermatozoeninjektion (ICSI)

(a) IVF – Zyklen (Geburten)

Anzahl der Kinder	1991	1993	1995	1996
Einlinge	74,5 %	71,8 %	70,9 %	72,7 %
Zwillinge	20,9 %	23,7 %	24,7 %	24,6 %
Drillinge	4,2 %	4,3 %	4,1 %	2,6 %
Vierlinge (und mehr)	0,4 %	0,3 %	0,2 %	0,5 %

(b) ICSI – Zyklen (Geburten)

Anzahl der Kinder	1995	1996
Einlinge	72,4 %	73,0 %
Zwillinge	24,3 %	24,4 %
Drillinge	3,2 %	2,4 %
Vierlinge (und mehr)	0,4 %	0,4 %

Tab. 2 Erfolg einer ICSI – Behandlung bei Frauen älter als 40 Jahre (nach Adonakis, 1997)

Embryonenzahl	1 – 3	> 4
Anzahl der Transfers	271	142
Schwangerschaftsrate (%)	11,8	27,5 *
Klin. Schwangerschaftsrate (%)	10,0	20,4 *
Implantationsrate (%)	5,20	5,10
Geburtenrate (%)	7,0	12,7
Mehrlingsrate (%)	11,1	17,2
Abortrate (%)	25,9	34,5

* statistisch signifikant

Tab. 3 Genetisch determinierte Erkrankungen (Auswahl)

Erkrankung	Gen	Chromosomale Lokalisation
Retinoblastom	RB 1	13q14
Adenomatöse Polyposis Coli	APC	5q21
Kolorektales Karzinom	MLH 1	3q21-23
	MSH 2	2p16
Mamma-/Ovarialkarzinom	BRCA 1	17q21
Mammakarzinom	BRCA 2	13q12
Multiple Endokrine Neoplasie	Men 1	11q13
Melanom	CDKN 2	9q21
	A (P 16)	
Neurofibromatose Typ I	NF 1	17q11
Typ II	NF 2	22q12
Schilddrüsenkarzinom	RET	10q11
Basalzellenkarzinom	PTCH	9q2
Hippel-Lindau-Syndrom	VHL	3q26
Wilms Tumor	WT 1	11p13

Tab. 4 Indikationen zur Präimplantationsdiagnostik (Auswahl)

Diagnose	Literatur
21 – Hydroxylase – Mangel	(Van der Velde, 1999)
Adenomatöse Polyposis Coli	(Ao, 1998)
Alloimmunthrombozytopenie	(Van den Veyver, 1994)
Charcot – Marie – Tooth	(De Vos, 1998)
Mukoviszidose	(Liu, 1996, Handyside, 1992)
Di – George – Syndrom	(Iwarsson, 1998)
Muskeldystrophie Duchenne	(Lee, 1998)
Fragiles - X – Syndrom	(De Die-Smulders, 1998)
Morbus Huntington	(Sermon, 1998)
Marfan Syndrom	(Blasczyk, 1998, Sermon, 1999)
Myotone Dystrophie (Steinert)	(Sermon, 1997,1998)
Retinitis pigmentosa	(Strom, 1998)
Rhesusinkompatibilität	(Avner, 1996)
Sichelzellanämie	(Xu, 1999)
Spinale Muskeldystrophie	(Dreesen, 1998)
Morbus Tay Sachs	(Gibbons, 1995, Sermon, 1995)
Thalassämie	(Kuliev, 1998, 1999)
Sexing	(Harper, 1994, Handyside, 1989,1990)
Lesh – Nyhean – Syndrom	(Daniels, 1998)
Li-Fraumeni-Syndrom	(Verlinsky, 2001)

Tab. 5 Aneuploidierate von Embryonen nach assistierter Fertilisierung (nach Gianaroli, 2001)

Morphologisch normale Embryonen	1782
Chromosomal normale Embryonen	592 (34 %)
Transferzyklen	240
Schwangerschaftsrate	33 %

Abb. 1 DNA-Chip

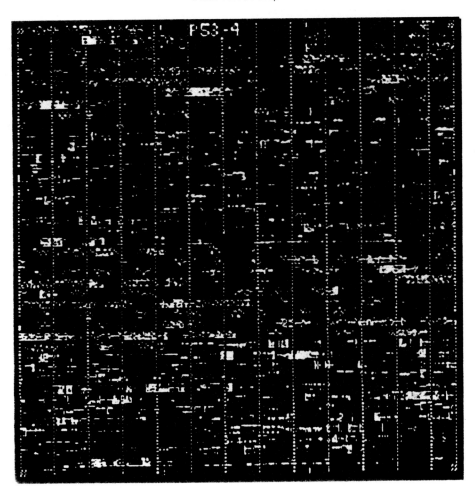

VOLKER HERZOG

Die Forschung an menschlichen embryonalen Stammzellen und ihre Folgen

Stammzellen unterscheiden sich durch ihre Fähigkeit zu unbegrenzter Teilung und Selbsterneuerung sowie durch ihren geringen Differenzierungsgrad von allen anderen Zellen des Organismus. Alle Stammzelltypen, embryonale und vermutlich auch adulte Stammzellen, zeichnen sich außerdem durch Pluripotenz bzw. einen hohen Grad an Plastizität aus. Wir verstehen darunter die Fähigkeit, in verschiedene Zelltypen des Organismus zu differenzieren. In das Bewusstsein der Öffentlichkeit gelangten die Stammzellen jedoch erst durch die Absicht einiger Wissenschaftler und Politiker menschliche embryonale Stammzellen zur Forschung und Therapie bestimmter Erkrankungen einzusetzen.

Die Forschung an menschlichen embryonalen Stammzellen präsentiert in atemberaubender Geschwindigkeit fast täglich neue Ergebnisse. Häufig ist damit die Überschreitung ethischer Grenzen verbunden, die sich unsere Gesellschaft gesetzt hat. Der jüngste derartige Tabubruch wurde am 25.11.2001 von der US-Firma „Advanced Cell Technologies" (ACT) in Worcester im Bundesstaat Massachusetts bekannt gegeben. In insgesamt über 70 Versuchen sei es erstmals gelungen, durch Übertragung des Zellkernes einer Organzelle in eine entkernte Eizelle einen menschlichen Embryo bis zum Vier- und einen weiteren Versuch bis zum Sechs-Zell-Stadium wachsen zu lassen. Dabei wurden Techniken der Kernreprogrammierung und der Parthenogenese, weil diese Techniken an anderen Spezies bereits mehrfach berichtet wurden, angewandt. Der prinzipielle wissenschaftliche Erkenntnisgewinn ist gering, aber es wurde ein technologischer Durchbruch erzielt, der prinzipiell die Erzeugung körpereigener menschlicher embryonaler Stammzellen und ihre Transplantation ermöglicht und bei einer Transplantation dieser Zellen die normalerweise zu erwartenden immunologischen Abstoßungsreaktionen des Empfängerorganismus vermeidet. Das Monströse an der Technik des therapeutischen Klonens besteht jedoch darin, dass körpereigene Embryonen gebildet werden, um sie zu töten und die darin befindlichen körpereigenen embryonalen Stammzellen zu gewinnen. Gleichzeitig liefert diese Technik das „know-how" für jene Ärzte und Wissenschaftler, die den gesamten Menschen klonen wollen. Das Für und Wider dieser Forschung konzentriert sich auf die Frage nach dem Beginn menschlichen Lebens, der für die Bewertung seiner Schutzwürdigkeit von zentraler Bedeutung ist und von Stammzell-Forschern und –Kritikern unterschiedlich beurteilt wird.

I. Beginn des menschlichen Lebens

Wie bei den meisten vielzelligen Organismen beginnt die Entwicklung des Menschen mit der fertilisierten Eizelle oder Zygote. Diese teilt sich und bildet durch Differenzierung spezialisierte Zellen, deren Zahl bei verschiedenen Spezies stark variiert und beim Menschen etwa 350 verschiedene Zelltypen hervorbringt. Das Entscheidende beim Beginn des Lebens durch Befruchtung der Eizelle ist die Entstehung eines neuen Genoms. Damit sind die wichtigsten Voraussetzungen für die Entwicklung eines neuen Individuums gegeben. Es handelt sich um die 1876 von Oscar Hertwig beschriebene Fertilisierung, der die Fusion von Eizelle und Spermium und die Vereinigung der Zellkerne beider Gameten zugrunde liegen. In Säugetieren einschließlich des Menschen dauert dieser Prozess von der Gameten-Fusion bis zur Bildung des Zellkerns der Zygote etwa 12 Stunden.

Es erscheint als völlig willkürlich, einen späteren Zeitpunkt für den Beginn des Mensch-Seins anzunehmen, etwa die Nidation oder Implantation des Embryos in die Uterus-Schleimhaut, die Bildung der drei Keimblätter (Endoderm, Ectoderm und Mesoderm), die Organentwicklung einschließlich der Bildung des Zentralnervensystems oder die Entwicklung von Extremitäten. Es wird häufig das Argument angeführt, dass die Wechselwirkung zwischen Mutter und Embryo mit Beginn der Nidation die Vorraussetzung bildet, den Embryo als Menschen anzusehen. Die Interaktion zwischen Mutter und Embryo beginnt jedoch sehr viel früher, denn bereits während der Befruchtung und der Wanderung der befruchteten Eizelle durch den Eileiter bis zum Uterus findet eine Wechselwirkung statt, die z.B. die vorzeitige Implantation des Embryos in die Schleimhaut des Eileiters verhindert. Da es sich bei der Entwicklung des Menschen um einen kontinuierlichen Prozeß handelt, legen alle diese Versuche, unser Embryonenschutzgesetz durch eine Neudefinition des Beginns des menschlichen Lebens aufzulockern, den Verdacht der Beliebigkeit nahe: d.h. den Beginn des Lebens neu zu definieren, um die Forschung mit humanen embryonalen Stammzellen zu ermöglichen.

II. Vom Erkenntnisgewinn zum Rohstoff für die Zukunft

Die Differenzierung embryonaler Stammzellen aus kultivierten frühen Kaninchen-Embryonen (Blastocysten) wurde erstmals von Robert Edwards 1962 beschrieben (1). Aus Blastocyten wurde 20 Jahre später das Wachstum pluripotenter embryonaler Stammzellen beobachtet (2). Die jüngste stürmische Entwicklung der Stammzellforschung wurde durch die Entdeckung von Verfahren zur Kultur menschlicher embryonaler Stammzellen und zur Differenzierung in zahlreiche Zelltypen eingeleitet (3-5). Diese Methode eröffnete neue Perspektiven, aber auch Utopien, der Gewebezucht und Organersatz und sie weckte große Erwartungen für die Heilung bestimmter Erkrankungen. Allerdings resultiert die Differenzierung embryonaler Stammzellen selten in der reinen Population eines Zelltyps. Embryonale Stammzellen können z.B. in Zellen des Zentralnervensystems differenzieren, allerdings auch unter optimalen Bedingungen nur mit einer Effizienz von etwa 70% (6). Wenn bei einer Transplantation die Bildung von Tumoren (Teratomen oder Teratokarzinome) verhindert werden soll, müssen reine Populationen differenzierter Zellen vorliegen.

In Deutschland soll in Kürze darüber entschieden werden, ob der Import von Stammzell-Linien gestattet werden soll. Von den betroffenen Stammzellforschern wird darauf hingewiesen, dass mit diesen Stammzell-Linien praktisch unbegrenzt gearbeitet werden könne. Daran bestehen starke Zweifel, denn jedem Zellbiologen ist bekannt, dass Zellen in vitro im Laufe der Zeit genetischen Mutationen unterworfen sind (7). Es ist nicht zu erwarten, dass sich embryonale Stammzell-Linien anders verhalten. In der Tat sind von den zur Zeit 64 menschlichen Stammzell-Linien nur etwa 24 für die Forschung geeignet. Nach Ansicht der National Academy of Sciences (USA) handelt es sich dabei um Zell-Linien der „ersten Generation", die sich im Laufe der Zeit so stark verändert haben, dass sie nicht mehr verwendet werden sollten. Aus diesem Grund fordert die National Academy of Sciences die Herstellung neuer Stammzell-Linien und damit den Verbrauch neuer Embryonen (8).

Dieser verbrauchenden Embryonenforschung werden erhebliche Bedenken entgegen gebracht, da sie auf der notwendigen Tötung ungeborenen Lebens und der Verletzung des derzeitigen Embryonenschutzgesetztes beruht. Da auch andere Wege für zelluläre Transplantation und Gewebezucht existieren, ergibt sich außerdem die Frage: Warum muss unbedingt der ethisch bedenklichste und der medizinisch riskanteste Weg gegangen werden, wenn es experimentelle Wege gibt, die die Probleme menschlicher embryonaler Stammzellen nicht aufweisen, die also weder mit der Gefahr der Tumor-Bildung oder den Schwierigkeiten der Instabilität menschlicher Stammzell-Linien zu kämpfen noch die ethischen Bedenken zu berücksichtigen haben. Diese Möglichkeiten bieten die adulten Stammzellen.

III. Den adulten Stammzellen gehört die Zukunft

Seit einigen Jahrzehnten werden adulte Stammzellen für Transplantationszwecke verwendet. Beispiele dafür sind die hämopoetischen Stammzellen des Knochenmarkes, die die zelluläre Grundlage der Knochenmarkstrans-

plantation sind, und die Stammzellen der Epidermis, die als Vorläufer der Keratinocyten den Wundheilungsprozess ermöglichen und die Voraussetzung für Hauttransplantationen sind. Insgesamt kennen wir zur Zeit etwa 20 Organe, aus denen Stammzellen, die der Regeneration und dem Zelleratz bei Gewebedefekten dienen könnten, teilweise mit großer Reinheit gewonnen werden (9). Neuere Untersuchungen haben vielfältige Beweise dafür geliefert, dass auch die Stammzellen des erwachsenen Organismus einen hohen Grad an Plastizität besitzen. So können adulte Stammzellen aus Knochenmark nicht nur zu den Differenzierungslinien verschiedener Blutzellen beitragen, sondern die zelluläre Grundlage verschiedener neuronaler Zelltypen (10), von Skelettmuskelfasern (11,12) und von Leberzellen sein (13,14). Umgekehrt verfügen neuronale adulte Stammzellen über ein breites Differenzierungspotential. Das derzeit beste Beispiel für die Plastizität adulter Stammzellen ist der Beweis, dass neuronale Stammzellen nach ihrer Implantation in die Eihäute von Hühnerembryonen Ausgangspunkt für die Entwicklung aller drei Keimblätter und damit prinzipiell für die Differenzierung praktisch aller Zelltypen des Organismus sein können (15). Die Plastizität adulter menschlicher Stammzellen (als Übersicht siehe 16) und die daraus resultierenden therapeutischen Konzepte waren ein zentrales Thema des am 13. und 14. November in Rom in der päpstlichen Hochschule durchgeführten internationalen Kongresses: „The Stem Cell Dilemma: For the Good of All Human Beings?".
Führende Wissenschaftler auf ihrem Gebiet haben deutlich gemacht, dass die Zukunft der Forschung und Anwendung adulter Stammzellen gehört, die neben den vorgetragenen wissenschaftlichen und experimentellen Voraussetzungen gegenüber den embryonalen Stammzellen folgende Vorzüge besitzen:
1. Für Erforschung und Anwendung adulter menschlicher Stammzellen ist die Tötung von Embryonen nicht erforderlich.
2. Soweit bisher bekannt, kann eine Tumorbildung aus adulten menschlichen Stammzellen im Empfängerorganismus ausgeschlossen werden.

IV. In 5 Schritten zur Klonierung

Unsere Erfahrungen in der menschlichen Reproduktionsmedizin entstammen in erster Linie zwei Arbeitsbereichen, der Biologie und der Tiermedizin, und zwei wichtigen Erkenntnissen:
1. Die Klonierung von Krallenfröschen (Xenopus laevis), die Gurdon 1966 erstmals gelang und mit der die prinzipielle Totipotenz der Zellkerne somatischer Zellen nachgewiesen wurde (17).
2. Die Möglichkeiten in der Tierzucht, Eizellen (z.B. des Rindes) durch In-

vitro-Fertilisation zu Embryonen heranzuziehen, was erstmals Iritani und Niwa (1977) gelang (18).

Was beim Tier aus Forscherdrang begrüßt wurde, gerät in all seinen Konsequenzen beim Menschen zur Horrorvision:

Es ist zu befürchten, dass durch eine Freigabe der Forschung an menschlichen embryonalen Stammzellen mit katastrophaler Zwangsläufigkeit die Klonierung des Menschen resultiert:

Schritt 1: Der **Import bestehender menschlicher embryonaler Stammzell-Linien** für die Forschung. Diese Linien werden den Bedarf langfristig nicht zufrieden stellen. Deshalb wird

Schritt 2: die **Verwendung überschüssiger Embryonen,** die aus der In-vitro-Fertilisierung stammen, zur Gewinnung neuer Stammzellen erforderlich. Einige befürwortende Wissenschaftler und Politiker plädieren für eine verbrauchende Embryonenforschung in Deutschland. Mit entwaffnender Offenheit wird die Notwendigkeit der nächsten Schritte von Detlev Ganten erklärt: „Wir sind daran gewöhnt, schrittweise vorzugehen" (FAZ vom 26.01.2002).

Schritt 3: Die **Schaffung neuer Embryonen** zum Zwecke der Stammzell-Gewinnung wird bereits jetzt gefordert, um den anwachsenden Bedarf von Stammzell-Linien zu decken. Unklar ist, wo die erforderlichen Eizellen zur Bildung der Embryonen herkommen werden. Es ist zu befürchten, dass der enorme Eizellbedarf dazu führt, dass Frauen aus ärmeren Ländern zur Eizellspende bewegt werden.

Schritt 4: Für die zelluläre Transplantation wird es unumgänglich sein, die immunologisch bedingten Abstoßungsreaktionen zu vermeiden und körpereigene Stammzellen durch **therapeutisches Klonen** zu erzeugen. Dass dieser Weg als praktikabel angesehen wird, hat die US-Firma ACT am 25. November 2001 durch ihren Erfolg beim therapeutischen Klonen bekannt gegeben. Davor Solter, MPI für Immunbiologie in Freiburg, hat die Notwendigkeit des Klonens für therapeutische Zwecke hervorgehoben (Spektrum, Januar 2002, p. 22 und 23). Er tritt dafür ein, bereits jetzt die Wahrheit zu sagen: „Wenn diese Therapie funktioniert, wird sie ohne das therapeutische Klonen nicht auskommen."

Schritt 5: Mit der Entscheidung für das therapeutische Klonen und den daraus gewonnenen Erkenntnissen werden einigen Ärzten und Wissenschaftlern die technologischen Voraussetzungen für das **reproduktive Klonen** des ganzen Menschen geliefert.

V. Katastrophen der Vergangenheit

Aus den Katastrophen der Vergangenheit haben Wissenschaft und Gesellschaft gelernt, dass nicht alles gemacht werden sollte, was gemacht werden kann. Eine dieser Katastrophen waren Entwicklung und Abwurf der Atombombe. Albert Einstein und selbst Robert Oppenheimer, der zentrale Geist der Entwicklung der Atombombe, wurden zu schärfsten Kritikern, weil sie das Gefahrenpotential für die Menschheit spätestens nach Abwurf der Atombombe erkannten. Diese Skepsis ist plötzlich einer unbegründeten Hoffnung, fast einer Manie, gewichen, die Biowissenschaft könne mit Hilfe der embryonalen Stammzellen alle Krankheitsprobleme lösen und mit Hilfe des Klonierens sogar „Unsterblichkeit" ermöglichen. Dabei kann sich die Klonierung noch gefährlicher als die Atombombe für die menschliche Gesellschaft erweisen, weil sie das Innerste des Menschen angreift: seine Achtung vor dem Lebendigen.

Deshalb ist es zu empfehlen, bei den zukünftigen Entwicklungsmöglichkeiten die Forschung an adulten Stammzellen stärker als bisher zu unterstützen und in das Zentrum der anwendungsorientierten Forschung für den Menschen zu stellen. Natürlich sollte die embryonale Stammzellforschung weiterhin unterstützt werden, aber sie sollte den tierischen embryonalen Stammzellen vorbehalten bleiben. Wir alle sind davon überzeugt, dass Freiheit in der Wissenschaft eine der Grundlagen unserer Kultur ist. Wie alle Freiheiten schließt jedoch auch die wissenschaftliche Freiheit die Verantwortlichkeit ein: Wissenschaftler und Gesellschaft haben die Freiheit, „Nein" sagen zu können zu einer Entwicklung, die unsere Gesellschaft bedrohen kann.

LITERATUR

1. Edwards, R.G., in: Fetal Tissue Transplants in Medicine. (ed. Edwards, R.G.). xi-xii (Cambridge University Press, Cambridge, 1962).
2. Evans, M.J. and Kaufmann, M.H. Nature 292, 7634-7638, 1981
3. Thomson, J.A. et al.. Science 282, 1145-1147, 1998
4. Reubinoff, B. et al.. Nature Biotechnol. 18, 399-404, 2000
5. Lee, S.-H. et al.. Nature Biotechnol. 18, 675-679, 2000
6. Hynes, M. and Rosenthal, A. Neuron 28, 11-14, 2000
7. Kunkel, T.A. and Bebenek, K. Ann. Rev. Biochem. 69, 497-529, 2000
8. National Academy of Sciences, USA, September 2001: http://nationalacademies. org
9. Rietze, R.L. et al.. Nature 412, 736-739, 2001
10. Brazelton, T.R. Science 290, 1775-1779, 2000

11. Ferrari, G. et al.. Science 279, 1528-1530, 1998
12. Gussoni, E. et al.. Nature 401, 390-394, 1999
13. Peterson, B. E. et al.. Science 284, 1168-1170, 1999
14. Alison, M.R. et al.. Nature 406, 257, 2000
15. Clarke, D. L. et al.. Science 288, 1660-1663, 2000
16. Blau, H. M. et al.. Cell 105, 829-841, 2001
17. Gurdon, I.B. and Uehlinger, V. Nature 210, 1240-1241, 1966
18. Iritani, A. and Niwa, K.J. Reprod. Fertil. 50, 110-121, 1977

KURT RACKÉ

Forschung an importierten humanen embryonalen Stammzellen
Entscheidungsfindung einer Ethik-Kommission

Seit mehr als einem Jahr wird die ethische und rechtliche Problematik der Forschung an humanen embryonalen Stammzellen, ausgelöst durch ein von einer Forschergruppe der medizinischen Fakultät der Bonner Universität geplantes Forschungsprojekt, nicht nur mehr in wissenschaftlichen Fachgremien, sondern in der breiten Öffentlichkeit, nicht selten sehr emotionsgeladen, diskutiert. Dieses konkrete Forschungsprojekt lag *der Ethik-Kommission der medizinischen Fakultät der Rheinischen Friedrich Wilhelms-Universität* zur Beratung vor, die in dieser äußerst vielschichtigen Frage eine Entscheidung finden musste. Im Folgenden sollen einige der Diskussionspunkte, die in einem sich über fast ein Jahr hinziehenden Prozess der Entscheidungsfindung für das Votum der Kommission von Bedeutung gewesen waren, zusammengefasst werden. Es muss allerdings betont werden, dass die individuelle und z.T. deutlich kontroverse Bewertung der verschiedenen Aspekte und Gedanken durch die einzelnen Mitglieder der Kommission hier sicherlich nur partiell wiedergegeben werden kann; letztlich bleibt der vorliegende Beitrag durch die subjektive Sicht des Autors bestimmt.

I. Medizinisch-wissenschaftlicher Hintergrund

Ausgangspunkt für das konkrete Forschungsprojekt waren positive tierexperimentelle Beobachtungen, die zeigten, dass embryonale Stammzellen der Maus sich *in vitro* sowohl in neuronale als auch gliale Vorläuferzellen und weiter zu spezifischen Gliazellen (Oligodentrozyten und Astrozyten) differenzieren lassen. Nach Implantation von neuronalen Vorläuferzellen in Rattenhirn differenzierten diese zu spezifischen Nervenzellen aus. Bei Ratten gibt es eine Erkrankung, bei der ähnlich wie bei multipler Sklerose die Markscheide von Nerven, die normalerweise von Gliazellen gebildet wird, defekt ist. Durch Implantation von *in vitro* zu glialen Vorläuferzellen differenzierten embryonalen Stammzellen konnte bei diesen Tieren eine beachtliche Wiederherstellung der Nervenscheide erzielt werden. (1,2) Diese Beobachtungen könnten als konkrete Begründung dafür gesehen werden, dass embryonale Stammzellen möglicherweise auch beim Menschen als Ausgangszellen für den Ersatz von spezifischen neuronalen oder glialen Zellen dienen könnten. Ob und wie sich humane embryonale Stammzellen in spezifische, neuronale und gliale Zellen differenzieren lassen, sei nun eine konsequente Frage und müsse experimentell überprüft werden. Durch diesen Forschungsansatz könnten neue Therapiemöglichkeiten für Erkrankungen, die durch einen irreversiblen Zellausfall verursacht wurden (z.B. M. Parkinson oder multiple Sklerose), erwachsen. Die möglichen Einsatzfelder seien allerdings nicht nur auf neurologische Defekte zu beschränken. Auch Ersatz von abgestorbenen Herzmuskelzellen (z.B. nach Herzinfarkt) oder zerstörten Inselzellen der Bauchspeicheldrüsen, die für die Insulinbereitstellung zuständig sind (Diabetes mellitus), könne man sich vorstellen.

Als Argument für den Einsatz von embryonalen Stammzellen wird weiterhin angeführt, dass diese in den bisher verfügbaren Mäuse-Stammzellen ein praktisch unbegrenztes Vermehrungspotential gezeigt hätten und damit eine Begrenzung durch mangelnde Verfügbarkeit nicht gegeben sei.

In dem konkreten Forschungsprojekt sollten, bedingt durch die rechtliche Situation in Deutschland (siehe unten) embryonale Stammzellen nicht erzeugt werden, sondern bereits als Zelllinien existierende humane embryonale Stammzellen aus dem Ausland eingeführt werden. Dennoch muss der Einsatz embryonaler Stammzellen als ethisch problematisch angesehen werden (siehe unten) und die Frage nach unproblematischeren Alternativen drängt sich auf. Eine solche könnte der Einsatz von adulten Stammzellen sein, die heute bereits umfangreichen therapeutischen Einsatz im Bereich der Hämato-Onkologie finden. Es muss allerdings eingeräumt werden, dass bisher die Reprogrammierung adulter Stammzellen in Zellen anderer Gewebearten nur sehr begrenzt möglich war. Hier könnten durch das Wissen, das an embryonalen Stammzellen über die Mechanismen der „vorwärtsgerichteten" Differenzierung erarbeit wurde, neue Impulse für die „Umprogrammierung" adulter Stammzellen zu erwarten sein. Embryonale Stammzellforschung dürfe nicht in Konkurrenz, sondern müsse in Ergänzung zur adulten Stammzellforschung gesehen werden. Als weitere Limitierung der adulten Stammzellen müsse auch ihre (bisher) begrenzte in vitro-Vermehrbarkeit angesehen werden. Dagegen muss beim therapeutischen Einsatz von embryonalen, nicht aber beim autologen Einsatz von adulten Stammzellen damit gerechtet werden, dass die transplantierten Zellen vom Empfängerorganismus als „fremd" erkannt werden und Probleme einer Transplantatsabstoßungsreaktion auftreten.

Als weitere Risiken eines möglichen therapeutischen Einsatzes embryonaler Stammzellen wird angeführt, dass deren großes Wachstumspotential zu unkontrolliertem Wachstum im Empfängerorganismus führen könnte. Hier muss man allerdings festhalten, dass zum gegenwärtigen Zeitpunkt sich noch nicht die Frage des Einsatzes embryonaler Stammzellen am Menschen stellt. Doch bevor ein solcher Einsatz konkret werden sollte, müssten diese Sicherheitsaspekte hinreichend tierexperimentell untersucht worden sein.

II. Juristischer Hintergrund

1. Embryonenschutzgesetz

Das Embryonenschutzgesetz (ESchG) mit seinen klaren Verboten der Forschung an und mit menschlichen Embryonen möchte Menschwürde und Lebensschutz von Lebensbeginn an sichern. Als Beginn eines individuellen menschlichen Lebens wird in § 8 der Abschluss der Befruchtung der Eizelle angesehen, d. h. die Verschmelzung der beiden Vorkerne mit mütterlichem bzw. väterlichem Genomanteil zu einem neuen, individuellen Genom. Im Embryonenschutzgesetz wird weiterhin jede einem Embryo entnommene totipotente Zelle als Embryo angesehen, da bei Vorliegen der weiteren erforderlichen Voraussetzungen sich aus jeder totipotenten Zelle ein Individuum entwickeln kann.

Auch die Entnahme pluripotenter Stammzellen aus einem menschlichen Embryo im Blastozystenstadium ist in Deutschland verboten, da durch die Entnahme der wachsende Embryo „getötet" würde. Anders ist nach der geltenden Rechtslage (zum Zeitpunkt der Beschlussfassung durch die Ethik-Kommission) die Einfuhr pluripotenter humaner embryonaler Stammzellen nicht verboten; da pluripotente embryonale Stammzellen nicht dem in § 2 Abs. 1 ESchG formulierten Erwerbsverbot von Embryonen unterliegen. Das Embryonenschutzgesetz ist ein Nebenstrafgesetz; verboten sind daher nur die von ihm ausdrücklich geregelten Sachverhalte.

Nach der in Deutschland geltenden Rechtslage ist eine strafrechtlich unproblematische Einfuhr von pluripotenten humanen embryonalen Stammzellen allerdings nur gegeben, wenn die Einführenden weder als Anstifter noch als Gehilfen für diejenigen einzustufen sind, die im Ausland humane embryonale Stammzellen herstellen. Unproblematisch aus strafrechtlicher Sicht kann daher der Import von bereits etablierten humanen embryonalen Stammzellen angesehen werden. (3)

2. Fristenlösung

Bei der Diskussion zur Frage des rechtlichen und moralischen Status eines menschlichen Embryos muss allerdings auch berücksichtigt werden, welche Schutzwürdigkeit ihm im Rahmen seiner normalen Entwicklung im Mutterleib zugebilligt wird. Hier müssen § 218 des Strafgesetzbuches (StGB) und die beiden Entscheidungen des Bundesverfassungsgerichtes (BVerfG) zur sog. Fristenlösung berücksichtigt werden. Zwar wird in den Leitsätzen beider Entscheidungen des BVerfG der verfassungsmäßig garantierte Schutz eines jeden Menschen auch dem ungeborenen sich im Mutterleib entwickelnden menschlichen Leben zugesprochen, doch wird dieser Schutz im weiteren relativiert. So werden in § 218 StGB Handlungen, die einen Embryo im Mutterleib vor Abschluss seiner Nidation töten (hierzu gehören z.b. als Kontrazeptiva genutzte Nidationshemmer), nicht als Schwangerschaftsabbruch klassifiziert und damit strafrechtlich freigestellt. Diese Regelung wurde in beiden Urteilen des BVerfG nicht beanstandet, was als Beleg für die verfassungsrechtliche Unbedenklichkeit gewertet werden kann. Im zweiten „Fristenlösungsurteil" schränkt das BVerfG den Lebensschutz der Embryonen trotz nachdrücklicher Bekräftigung des Schutzstatus in widersprüchlicher Weise erheblich ein. Die Rechtswidrigkeit eines „beratenen" (nicht-indizierten) Abbruchs wird zwar grundsätzlich festgehalten, doch gleichzeitig werden Einschränkungen und Anordnungen an den Gesetzgeber verfügt, die in der Praxis „Zweifel" an der Rechtswidrigkeit aufkommen lassen. Hierzu gehören u.a., dass 1) der „Abtreibungsvertrag" zwischen Arzt und Schwangerer, obwohl eine Verabredung zum „rechtswidrigen" Töten, Rechtswirksamkeit besitzt, 2) Nothilfe zugunsten des Embryos ausgeschlossen wird, 3) die Schwangere für die Zeit des Abbruchs Anspruch auf Lohnfortzahlung hat, 4) der Staat verpflichtet wird, ein ausreichendes und flächendeckendes Angebot von Einrichtungen zur Vornahme von Schwangerschaftsabbrüchen sicherzustellen.

Aus dem Dargelegten muss man ableiten, dass in unserer Gesellschaft dem Embryo im Mutterleib keine absolute Schutzwürdigkeit zugebilligt wird, vielmehr kann diese gegen eine Vielzahl anderer Güter abgewogen werden.

III. Ethische Betrachtungen

Auch wenn im Rahmen des o.g. Forschungsprojektes „nur" ein rechtlich unproblematisch erscheinender Import von etablierten humanen embryonalen Stammzellen erfolgen sollte, muss eine ethische Bewertung berücksichtigen, dass bei der Herstellung dieser embryonalen Stammzellen ein früher Embryo, getötet wurde. Eine zustimmende Bewertung eines Forschungsansatzes mit humanen embryonalen Stammzellen muss grundsätzlich auch verantworten, dass hierfür frühe Embryonen „geopfert" wurden. Eine andere Betrachtungsweise müsste sich dem Vorwurf der „Doppelmoral" aussetzen.

Bei der Diskussion der Schutzwürdigkeit des frühen Embryos treffen zwei grundsätzlich unterschiedliche Positionen aufeinander, zwischen denen auch keine Kompromisslösung möglich scheint. So wird von Vertretern der einen Position auch für den frühsten Embryo ein absoluter Schutz der Menschenwürde und damit Lebensschutz gefordert, während auf der anderen Seite eingeräumt wird, dass der Lebensschutz des frühen Embryos gegen ein anderes hohes Gut (wie z.b. Gesundheit oder „Wohl" der Mutter) abgewogen werden kann.

Als wesentliche Argumente für die absolute Schutzwürdigkeit auch des frühesten Embryos werden folgende Argumente angeführt:
- seine Zugehörigkeit zur Spezies *Homo sapiens*.
- das Potential auch des frühsten Embryos zur Entwicklung eines Menschen.
- die stufenlose Kontinuität der Entwicklung von der befruchteten Eizelle bis zum geborenen Menschen
- die bestimmte Identität bereits des frühsten Embryos mit der später geborenen Person, einem individuellen Menschen

Auf der anderen Seite werden Einwände vorgetragen, die diese Argumente relativieren:

So sei zum einen das Tötungsverbot kein „absolutes"; es gäbe zahlreiche Situationen, in denen seine Gültigkeit ausgesetzt sei (z.B. Notwehr, Krieg).

Darüber hinaus wird auch in Frage gestellt, ob einem frühen Embryo die „Gattungssolidarität" in gleichem Maße zukomme wie einem geborenen Menschen. Als Beispiel kann eine konkrete Konfliktsituation angeführt werden. Bei einem Brand in einer Frauenklinik wird ein Retter vor die Entscheidung gestellt, entweder einen Säugling oder zehn Embryonen, die sich in einem Brutschrank befinden, retten zu können. Es gäbe wohl kaum Zweifel, wie sich der Retter entscheiden solle. (4)

Ob die Potentialität zu einem menschlichen Individuum einen ethischen Schutzanspruch begründen könne, wird bezweifelt, da es Träger eines im Prinzip gleichstarken Potentials gibt, denen kein entsprechender Lebensschutz zugesprochen wird. So ist eine Eizelle, in die das Sperma bereits eingedrungen ist, in der aber noch keine Verschmelzung der beiden Vorkerne stattgefunden hat, kein Embryo (§ 8 Abs. 1 EschG). Dieser befruchteten Eizelle, obgleich sie das gleiche Potential besitzt, ein menschliches Individuum zu werden, wie die Zelle, in der nur wenig Stunden später die Kernverschmelzung stattgefunden hat, kommt nach unserer gegenwärtigen Rechtslage kein besonderer Lebensschutz zu. Darüber hinaus müsse auch erkannt werden, dass mit der Entstehung eines (frühen) Embryos die Entwicklung zu einem bestimmten menschlichen Individuum keineswegs ausreichend determiniert sei. So ist für die Entwicklung eines menschlichen Individuums die Implantation in einen mütterlichen Uterus notwendig, wobei dem mütterlichen Umfeld nicht nur simple trophische Funktionen zukommen. Vielmehr sind komplexe, noch wenig verstandene Wechselwirkungen zwischen Embryo und Uterusgewebe für die Entwicklung eines spezifischen Individuums notwendig (5).

Hier könne man auch das Argument der „stufenlose, kontinuierlichen" Entwicklung in Frage stellen. Die für die individuelle menschliche Entwicklung notwendige Implantation im Uterus der Mutter könne als eine wichtige Zäsur gesehen werden, die auch eine unterschiedliche Schutzwürdigkeit begründe: Eine Position, die ja auch das Strafgesetz vorgibt und die vom BVerfG nicht beanstandet worden war (siehe oben).

Auch das letzte Argument, das der im frühsten Embryo determinierten Identität, könne relativiert werden. Eine bestimmte Identität sei keineswegs bereits im Stadium des frühsten Embryos determiniert. So sind die Zellen auch in einem Mehrzellstadium des Embryos noch totipotent und jede dieser totipotenten Zellen kann Ausgangspunkt für die Entwicklung eines eigenen menschlichen Individuums werden (Beispiel „eineiige" Zwillinge oder Mehrlinge).

Aus dem Dargelegten könne man ableiten, das in unserer Gesellschaft eine absolute Schutzwürdigkeit des frühesten Embryo weder grundrechtlich gegeben noch ethisch zwingend abzuleiten sei; vielmehr könne unter bestimmten Bedingungen das Entwicklungspotential eines frühen Embryos gegen ein anderes hohes Gut abgewogen werden.

Die Entwicklung von neuen Behandlungschancen für viele unheilbar Kranke sei ein hohes Gut und Forschung mit humanen embryonalen Stammzellen gebe begründete Hoffung, neue Therapien zu entwickeln. Allerdings könne dieses Gut der „möglichen Hilfe für viele Kranke" nicht grundsätzlich höher gestellt werden als die Schutzwürdigkeit eines individuellen Embryos. In klar definierten Situationen, die im Folgenden erläutert werden, mag eine Abwägung dennoch möglich sein. Im Rahmen von In-vitro-Fertilisationsbehandlungen wurden vereinzelt Embryonen erzeugt, die aus Sachverhalten, die in der Spenderin der Eizelle begründetet sind, nicht mehr implantiert werden konnten und daher als „verwaist" anzusehen sind. Diese Embryonen haben daher keine individuellen Entwicklungsperspektive mehr. Sie werden, auch wenn sie noch länger kryokonserviert gehalten werden, absterben. In dieser konkreten Situation der fehlenden individuellen Entwicklungsperspektive eines Embryos sei seine Verwendung zur Herstellung embryonaler Stammzellen, die zur Erforschung neuer Behandlungsmöglichkeiten unheilbar Kranker eingesetzt werden sollen, nicht nur ethisch und moralisch vertretbar, sondern auch geboten.

Die Ethik-Kommission der medizinischen Fakultät der Rheinischen Friedrich Wilhelms-Universität verabschiedete schließlich auf einer Vollversammlung am 31.05.2001 mehrheitlich ein „bedingtes" Votum, das unter den unten genannten Bedingungen keine berufsethischen und berufsrechtlichen Bedenken gegen eine Forschung mit importierten humanen embryonalen Stammzellen erhob:

1) Es muss sichergestellt sein, dass die zu importierenden embryonalen Stammzellen nur aus Embryonen gewonnen wurden, die für eine gesetzlich zulässige künstliche Befruchtung hergestellt wurden, die aber aus Gründen, die bei der Spenderin der Eizelle liegen, auf Dauer nicht mehr zu diesem Zweck eingesetzt werden konnten. Die zu importierenden embryonalen Stammzellen dürfen nicht aus eigens für Forschungszwecken gewonnenen Embryonen hergestellt worden sein. Des weiteren muss die Eizellspenderin der Verwendung des Embryos zur Herstellung von Stammzellen zugestimmt haben.

2) Die zu importierenden embryonalen Stammzellen müssen zum gegenwärtigen Zeitpunkt bereits als Zelllinie etabliert sein, da ansonsten der Verdacht zur - nach der gegenwärtigen Rechtslage strafbaren - „Anstiftung" zur Herstellung von embryonalen Stammzellen nicht ausgeräumt werden kann.

3) Es muss sichergestellt sein, dass eine rasche Veröffentlichung der erzielten wissenschaftlichen Erkenntnisse nicht durch Verträge mit den Geberinstitutionen verhindert wird.

4) Das Forschungsvorhaben, das als DFG-Projekt zur Beratung vorlag, muss auch durch die DFG gefördert werden.

Das Votum der Ethik-Kommission wurde in geheimer Wahl mit folgender Stimmenmehrheit erzielt: ja 13; nein 7; Enthaltung 2.

ANMERKUNGEN

(1)   Brüstle O, Jones KN, Learish RD, Karram K, Choudhary K, Wiestler OD, Duncan ID, McKay RD. Embryonic stem cell-derived glial precursors: a source of myelinating transplants. Science. 1999 ; 285: 754-756.

(2)   Brüstle O, Spiro AC, Karram K, Choudhary K, Okabe S, McKay RD. In vitro-generated neural precursors participate in mammalian brain development. Proc Natl Acad Sci USA 1997; 94: 14809-14814.

(3)   Empfehlungen der Deutschen Forschungsgemeinschaft zur Forschung mit menschlichen Stammzellen. 3. Mai 2001. Juristischer Hintergrund.

(4)   Merkel R. Rechte für Embryonen? Die Zeit, Nr. 5, 25.1.2001:37-38.

(5)   Simon C, Martin JC, Meseguer M, Caballero-Campo P, Valbuena D, Pellicer A. Embryonic regulation of endometrial molecules in human implantation. J Reprod Fertil Suppl 2000; 55: 43-53.

EBERHARD KLASCHIK

**Humanität am Ende des Lebens
Palliativmedizin und Schmerztherapie**

I. Einleitung

In der zweiten Hälfte des vergangenen Jahrhunderts gab es drei unterschiedliche Entwicklungen zu Entscheidungen von und für Patienten am Lebensende. In den Niederlanden entstand die Debatte um die Einführung und Legalisierung der aktiven Sterbehilfe. In den USA gab es Überlegungen zur Therapiebegrenzung, und in Großbritannien begann die Hospizbewegung und Palliativmedizin. Die Erkenntnis der Nichtheilbarkeit bedeutet nicht Resignation und auch nicht Hoffnungslosigkeit, sondern die Notwendigkeit einer aktiven palliativmedizinischen Behandlung, Betreuung und Begleitung, mit dem Ziel der bestmöglichen Lebensqualität unheilbar Kranker.

II. Definition und Inhalt der Palliativmedizin

In Anlehnung an die WHO und die EAPC (European Association for Palliative Care) definiert die DGP (Deutsche Gesellschaft für Palliativmedizin) Palliativmedizin als „Behandlung von Patienten mit einer nicht heilbaren, progredienten und weit fortgeschrittenen Erkrankung mit begrenzter Lebenserwartung, für die das Hauptziel der Begleitung die Lebensqualität ist".
Da es immer wieder zu Verwechslungen mit den Begriffen *Palliativtherapie* und *Supportivtherapie* kommt, soll an dieser Stelle auf deren Definition eingegangen werden.
Palliativtherapie ist die antineoplastische Therapie, die bei fehlendem kurativem Ansatz Einfluss auf die Tumorerkrankung selbst nimmt.
Supportivtherapie ist die Vermeidung oder Therapie tumortherapiebedingter Nebenwirkungen oder Komplikationen (z.B. Behandlung von Übelkeit und Erbrechen nach Chemotherapie oder einer Mukositis nach Strahlenbehandlung).
Um das *Ziel der Palliativmedizin* (Verbesserung der Lebensqualität des Patienten) zu erreichen, gehören zur Palliativmedizin folgende *Inhalte* und *Prinzipien:*

1. Physische Aspekte
- Medikamentöse Symptomkontrolle, z.b. bei Schmerz, Dyspnoe, Nausea, Emesis, Obstipation, Obstruktion, Verwirrtheit, terminalem Rasseln,
- Entscheidung für oder gegen Flüssigkeitssubstitution in der Terminalphase,
- Interventionelle Therapie, z.b. Stents, Lasertherapie, und
- Physiotherapie (Lymphödembehandlung, Krankengymnastik).

2. Psychische, soziale und spirituelle Aspekte
- Berücksichtigung der psychischen, sozialen und spirituellen Bedürfnisse des Patienten, der Angehörigen und des Behandlungsteams sowohl bei der Krankheit als auch beim Sterben und in der Zeit danach.

3. Intensive Auseinandersetzung mit speziellen Fragen der Kommunikation und Ethik
- Arzt- und Patientenbeziehung,
- Selbstbestimmung des Patienten,
- Grenzen der Behandlung, (z.b. Chemotherapie, Strahlentherapie, Therapieabbruch) und
- Sterbehilfe und Sterbebeistand.

Kommunikation und Ethik haben in der Palliativmedizin ihren besonderen Stellenwert durch die Herausforderungen, die entstehen, wenn ein Mensch mit seinem Lebensende konfrontiert wird. Die Notwendigkeit zum offenen und wahrhaftigen Gespräch ist in Studien bestätigt. Aus ihnen lässt sich ableiten, wie eindeutig Patienten sich Offenheit wünschen und wie schwer Ärzte sich damit tun (5).

Die Umsetzung der Palliativmedizin ist im ambulanten, teilstationären und stationären Bereich gleichermaßen notwendig.

III. Praktische Umsetzung der Palliativmedizin

Es ist falsch, wenn die Palliativmedizin immer nur im Kontext mit stationären Einrichtungen, d.h. Palliativstationen oder in Verbindung von Spezialdiensten (z.B. Ambulanten Palliativdiensten) gesehen wird. Die Palliativmedizin ist eng verbunden mit der Hospizbewegung, deren gemeinsamer Nenner die Hospizidee ist. Absolute Priorität hat die Gewährleistung der ambulanten Versorgung der Patienten und Unterstützung der Angehörigen. Deswegen muss die Palliativmedizin vom Hausarzt praktiziert werden, und nur wenn das nicht ausreichend möglich ist, sind Spezialdienste einzubinden.

Gleichwohl wissen wir aus Erfahrungen, dass eine Reihe von Patienten nicht ohne zusätzliche Angebote, wie Ambulante Palliativdienste oder Palliativstationen, erfolgreich behandelt werden können.

1. Ambulante Dienste
Die Palliativmedizin und der Hospizbereich haben sich in Deutschland in Form eines Zweisäulenmodells entwickelt. In etwa zeitgleich, aber ohne große Berührungspunkte, entstanden auf der einen Seite Palliativstationen und Ambulante Palliativdienste, auf der anderen Seite stationäre Hospize, einige wenige Tageseinrichtungen und zahlreiche ambulante Hospizdienste. Die ambulanten Palliativdienste werden in der Regel von einem hauptamtlichen Kernteam und Ehrenamtlichen gebildet, während die ambulanten Hospizdienste zu einem großen Teil als Hospizinitiativen Beratung durch Ehrenamtliche und selten eine Rund-um-die-Uhr-Versorgung inklusiv palliativpflegerischer Tätigkeiten anbieten. In den letzten Jahren kam es zu einer deutlichen Annäherung in diesem Zweisäulenmodell. So haben sich die Bundesarbeitsgemeinschaft für Hospiz (BAG) und die Deutsche Gesellschaft für Palliativmedizin (DGP) weitgehend auf gemeinsame Definitionen und Inhalte geeinigt, was eine Hospizinitiative, ein ambulanter Hospizdienst, ein ambulanter Hospiz- und Palliativberatungs- oder Pflegedienst sind. Der Bedarf an hochspezialisierten ambulanten Palliativdiensten wird auf 300 bis 350 geschätzt; zur Zeit haben wir in Deutschland ca. 20 solcher Spezialdienste.

2. Tageseinrichtungen
In Deutschland gibt es nur relativ wenige (ca. 10) hospizliche und palliativmedizinische Tageseinrichtungen. Dies liegt nicht zuletzt an der Schwierigkeit, für diese Institutionen eine kostendeckende Finanzierung zu erreichen.

Grundsätzlich können bei den Tageseinrichtungen zwei verschiedene Modelle unterschieden werden. Die einen orientieren sich mehr an der Erfüllung psycho-sozialer Aufgaben (Beschäftigungstherapie, Krankheitsbewältigungsstrategien, Herstellung gesellschaftlicher Kontakte). Die anderen wenigen Zentren bieten zusätzlich ein intensives medizinisches Angebot mit kompetenter Schmerztherapie, Symptomkontrolle und Physiotherapie an. Schwerpunkt der Arbeit ist die Rehabilitation der Patienten, die Entlastung der Angehörigen, die Verhinderung einer stationären Aufnahme und die Verkürzung der Behandlung in einer stationären Einheit. Da die Rehabilitationsphase wegen der fortschreitenden Erkrankung begrenzt ist, muss das betreuende Team sensibel für die Grenzen der Belastungsfähigkeit der Patienten sein. Die Tageseinrichtungen sind in der Regel integrativer Teil eines stationären Hospizes oder einer Palliativstation. Sie fungieren gleichsam als Bindeglied zwischen ambulanten und stationären Hospiz- oder Palliativdiensten, so dass stationäre Patienten über die Tagesklinik nach Hause entlassen werden können bzw. Patienten aus der Betreuung durch einen ambulanten Palliativdienst über die Tagesklinik in die stationäre Behandlung übernommen werden können.

3. Palliativstationen und Hospize

Palliativstationen können als die Umsetzung der Hospizidee im Akutkrankenhaus betrachtet werden. Es sind in der Regel eigenständige, an ein Krankenhaus angebundene oder integrierte Stationen. Aufgenommen werden Patienten mit einer inkurablen Erkrankung und Symptomen, wie z. B. Schmerzen und anderen Symptomen und/oder psycho-sozialen Problemen, die einer Krankenhausbehandlung bedürfen.

Für die Umsetzung eines ganzheitlichen Behandlungsansatzes mit möglichst rascher Schmerz- und Symptomlinderung ist neben der kompetenten ärztlichen und pflegerischen Behandlung die enge Zusammenarbeit mit Seelsorgern, Sozialarbeitern, Psychologen, Physiotherapeuten und anderen Berufsgruppen erforderlich. Ziel ist die Entlassung des Patienten möglichst in die häusliche Umgebung mit ausreichender Symptomkontrolle und damit Verbesserung der Lebensqualität.

a. Personelle Voraussetzungen

Eine ärztliche Präsenz über 24 Stunden muss sichergestellt sein. Der Pflegepersonalschlüssel sollte bei 1,4 : 1 (Krankenpflege : Patient) sein. Für 8 - 10 Betten ist 1 Arztstelle vorzusehen. Das Team wird ergänzt durch Physiotherapeut, Sozialarbeiter, Seelsorger (Psychologe), Ehrenamtliche, evtl. mit zusätzlicher Einbindung von Ergo-, Musik- und Kunsttherapeut.

b. Räumliche Voraussetzungen

Palliativstationen sollten als eigenständige Einheiten eine Größe zwischen 8 und 12 Betten haben. Die Station sollte etwa zur Hälfte über Ein- und Zweibettzimmer verfügen. Eine wohnliche Gestaltung der Patientenzimmer und der anderen Räume ist notwendig, um möglichst wenig an einen routinemäßigen Krankenhausbetrieb zu erinnern. Dazu gehören deswegen auch ein Wohnzimmer mit Kochgelegenheit und, wenn realisierbar, eine Terrasse oder ein Balkon und Übernachtungsmöglichkeiten für Angehörige. Selbstverständlich gehören zu einer Palliativstation noch Funktionsräume, wie behindertengerechtes Bad, Dienstzimmer, ärztliches Behandlungszimmer und ein Besprechungsraum.

c. Vorteile von Palliativstationen

Durch eine besonders intensive und individuelle Betreuung der Patienten ist auf einer Palliativstation nicht nur eine kompetente Schmerztherapie und Symptomkontrolle möglich, sondern auch eine umfassende psycho-soziale Unterstützung von Patient und Familie. Palliativstationen bieten darüber hinaus ideale Aus-, Weiter- und Fortbildungsmöglichkeiten, da in relativ kurzer Zeit viel Erfahrung im Umgang mit belastenden körperlichen Symptomen, der Kommunikation mit Schwerstkranken, Sterbenden und deren Angehörigen sowie mit ethischen Fragestellung gemacht werden können. Durch das palliativmedizinische Wissen, die Einstellungen und Fähigkeiten des multiprofessionellen Teams in der Patienten- und Angehörigenbetreuung haben Palliativstationen eine Multiplikatorenwirkung.

IV. Aufbau einer Palliativstation in einem Krankenhaus

Im Folgenden soll schlaglichtartig dargestellt werden, welche Maßnahmen ergriffen werden müssen, um eine Palliativstation in einem Krankenhaus aufzubauen.

1. Vorbereitung im eigenen Krankenhaus

- Klärung der Versorgungsstruktur im Einzugsgebiet des Krankenhauses, z.B. ob bereits spezialisierte Dienste vorhanden sind, wie z. B. Palliativstation in einem anderen Krankenhaus, ein Hospiz, ein ambulanter Palliativdienst, spezialisierte Sozialstationen, Schmerzambulanz(en),
- Versorgungsstruktur des eigenen Krankenhauses:
  - Akutkrankenhaus,
  - Rehabilitationsklinik und
  - Geriatrie
- Abklären, welche Abteilungen vorhanden sind, in denen bereits Schwerstkranke und Sterbende betreut werden.
- Eine medizinische Fachdisziplin sollte die Leitung der Palliativstation übernehmen, die zur Kooperation mit den anderen Fachdisziplinen bereit und verpflichtet ist.
- Palliativstationen sollten eigenständige Einheiten sein, d.h. das Krankenpflegepersonal und der Stationsarzt sind ausschließlich für die Versorgung dieser Patienten vorgesehen.
- Die Krankenhausleitung (pflegerische und ärztliche Leitung sowie Geschäftsführung) müssen hinter der Idee der Palliativmedizin stehen.
- Die Teambildung sollte möglichst vor Eröffnung der Palliativstation für die Vorbereitung auf die gemeinsame Arbeit erfolgen.

- Besuch/Hospitation auf mehreren bereits existierenden Palliativstationen, um das bestmögliche eigene Konzept zu entwickeln.
- Teilnahme an Fortbildungskursen für Palliativmedizin.
- Fortbildungsaktivitäten im eigenen Krankenhaus zu den Themen der Palliativmedizin, wie Schmerztherapie, Symptomkontrolle, Kommunikation, Ethik u.a.m.
- Darstellung des Palliativkonzeptes ist für die Mitarbeiter des eigenen Krankenhauses und für die niedergelassenen Kollegen, Sozialstationen und Krankenhäuser der Region wesentlich, um eine möglichst einheitliche Zielsetzung für Patienten und Angehörige zu erarbeiten.

2. Aufnahme in den Krankenhausbedarfsplan
Im Antrag ist darzustellen, dass die Etablierung der Palliativstation durch Umwidmung von Betten und nicht durch eine Erhöhung der Bettenkapazität erfolgt.
Im Antrag muss stehen:
- Begründung der Notwendigkeit der Palliativmedizin,
- Bedarf der Palliativbetten in der Region (z.B. Einwohnerzahl, Sterbefälle u.a. mehr),
- Versorgungsstruktur und Versorgungsauftrag des eigenen Krankenhauses,
- Kooperation und Vernetzung der bestehenden Gesundheitsstruktur in der Region mit Hinweis, dass die Palliativmedizin und Palliativstation eine Ergänzung für und Integration in die bestehenden Strukturen bedeutet,
- Angaben von Bettenzahl und räumliche Gestaltung der Palliativstation,
- Finanzierung der baulichen Veränderungen (Renovierung oder Sanierung einer bestehenden Station bzw. Neubau u.a. mehr,
- Ausstattung der Station,
- Personelle Besetzung der Station,
- Anzahl der pflegerischen, ärztlichen, psychologischen, seelsorgerischen, physiotherapeutischen und ehrenamtlichen Mitarbeiter
- Qualifikation der Mitarbeiter (z.B. Erfahrung in Schmerztherapie, Fortbildungskurse in der Palliativmedizin),
- Aufnahmekriterien der Patienten mit besonderem Hinweis auf die Krankenhausbehandlungsbedürftigkeit und
- Ziel der Behandlung, wie Rehabilitationsphase, Finalphase, Schmerztherapie, Symptomkontrolle u.a. mehr.

V. Bedarf an Palliativbetten (6)

Von den 82 Mill. Einwohnern in der Bundesrepublik Deutschland starben 1997 ca. 860.000 Menschen. 25 %, d.h. 212.000, starben an den Folgen ihrer Krebserkrankung.

Legt man die von Beck und Kettler (2) publizierten Zahlen zugrunde, benötigen 18 % der Tumorpatienten im *letzten* Jahr ihrer Erkrankung mindestens einen stationären Aufenthalt auf einer Palliativstation. Die durchschnittliche Liegezeit auf den Palliativstationen in Nordrhein-Westfalen beträgt zur Zeit 13,4 Tage.

Legte man diese Zahlen zugrunde, so kommt man zu folgender Berechnung der notwendigen Bettenzahl:

18 % von 212.000 Patienten = 38.160 Patienten
38.160 Patienten x 13,4 Tage = 511.344 Tage
511.344 Tage : 365 Tage = *1.400 Betten bei 100 %iger Auslastung*
bzw. 1.750 Betten bei 80 %iger Auslastung.

Man muss aber ferner berücksichtigen, dass ca. 10 % der Patienten bereits im *vorletzten* Jahr ihrer Erkrankung ein Palliativbett benötigen. Daraus ergibt sich eine zusätzliche Bettenzahl nach folgender Berechnung:

10 % von 212.000 Patienten = 21.200 Patienten
21.200 Patienten x 13,4 Tage = 284.080 Tage
284.080 Tage : 365 Tage = *778 Betten bei 100 %iger Auslastung*
bzw. 972 Betten bei 80 %iger Auslastung.

Bei 100 %iger Auslastung der Palliativbetten sind demnach in der BRD 1.400 + 778 = 2.178 Betten notwendig; dies entspricht einer Relation von **27 Betten pro 1 Million Einwohner.**

Bei einer Auslastung von 80 % ergeben sich 1.750 + 972 = 2.722 Palliativbetten, dies entspricht einer Relation von **33 Palliativbetten pro 1 Million Einwohner.**

In dieser Bedarfsberechnung sind nur Tumorpatienten und Palliativbetten berücksichtigt. Der Bettenbedarf für Hospize muss separat berechnet werden. Die Altersentwicklung und die in den nächsten Jahren zu erwartende deutliche Zunahme an Krebserkrankungen gingen in die Berechnung nicht ein, ebenso nicht die Patienten, die an AIDS, neurologischen oder anderen Erkrankungen leiden und einer stationären Palliativversorgung bedürfen.

VI. Kosten einer Palliativstation

1. Palliativstationen in Bonn

Die Gesamtkosten (Umbau, Sanierung und Einrichtung) einer Palliativstation hängen stark davon ab, ob nur Renovierungsarbeiten und eine Umwidmung vorhandener Räume notwendig, oder umfangreiche Umbau- oder Neubaumaßnahmen geplant sind.

Für die 1990 am Malteser Krankenhaus Bonn eingerichtete 5-Betten-Station mussten 440.000,-- DM aufgewendet werden.

Das 1999 eröffnete Zentrum für Palliativmedizin mit einer 8-Betten-Station, dem Ambulanten Palliativdienst, dem Konsiliardienst, der Ansprechstelle des Landes Nordrhein-Westfalen, der Trauerberatung, einem Fachverlag, der Forschungsstelle für Palliativmedizin der Universität Bonn und dem Aus-, Weiter- und Fortbildungsbereich kostete 4,5 Millionen DM.

Die Begleitforschung zu den von dem Bundesministerium für Gesundheit geförderten Palliativstationen ergab, dass die Betriebskosten um 10 - 25 % über den Pflegesätzen der anderen Abteilungen des jeweiligen Krankenhauses lagen (1).

Im Malteser Krankenhaus Bonn liegt der Abteilungssatz der Palliativstation bei 600,-- DM und damit etwa DM 150,-- über dem Abteilungssatz anderer Stationen.

2. Kostenvergleich internistischer Allgemeinstationen und Palliativstationen

Eine Projektforschung im Land Nordrhein-Westfalen hat ergeben, dass zwar der Tagespflegesatz der Palliativstationen höher liegt als auf einer internistischen Allgemeinstation. Bei einer vergleichbaren Patientenklientel liegt die Verweildauer der Patienten auf Palliativstationen unter denen der internistischen Allgemeinstationen. Folge davon ist, dass die Gesamtkosten von Palliativstationen nur geringfügig über denen der internistischen Allgemeinstationen liegen.

Die durchschnittliche Liegedauer im Krankenhaus von Patienten, die an einer Neubildung erkrankt waren, betrug 1997 in NRW 11,8 Tage. Die Liegedauer während des letzten Aufenthaltes der an Krebs verstorbenen Patienten lag 1997 bei 16,8 Tagen. Der Gesamtpflegesatz in der Inneren Medizin lag 1999 bei DM 421,--.

Da definitionsgemäß Palliativstationen ganz überwiegend Patienten mit weit fortgeschrittenen, fortschreitenden, inkurablen Tumorerkrankungen behandeln, ist ein Vergleich mit Patienten, die auf Allgemeinstationen versterben, gerechtfertigt.

Die durchschnittliche Verweildauer von Patienten auf einer Palliativstation belief sich auf 13,4 Tage. Der durchschnittliche Tagessatz auf den Palliativstationen in Nordrhein-Westfalen betrug 1999 DM 539,-- (8). Daraus ergibt sich ein Gesamt-Kostenaufwand für die Palliativstationen in Höhe von DM 7.223,-- gegenüber einer internistischen Allgemeinstation von DM 7.073,--. Unter diesen Gesichtspunkten kann im Rahmen der Palliativmedizin nicht von einer Kostenexplosion und - bezogen auf die Palliativstationen - nicht von besonders teuren Stationen gesprochen werden. An dieser Stelle muss aber der Hinweis gemacht werden, dass die Kosten auf Palliativstationen etwas höher liegen müssten, da zum gegenwärtigen Zeitpunkt auf den meisten Stationen der von der Deutschen Gesellschaft für Palliativmedizin geforderte Stellenplan im Pflegebereich von 1,4 : 1 nicht voll umgesetzt worden ist.

VII. Palliativmedizinischer Konsiliardienst

Es ist ein - im Idealfall - multidisziplinäres Team, das die Erfahrungen der Palliativmedizin auf allen Stationen eines Krankenhauses umsetzt. Ziel ist die Verbesserung der Betreuung von schwerstkranken und sterbenden Patienten im Sinne der Palliativmedizin durch Verbesserung der Schmerztherapie, der Symptomkontrolle, der Hilfestellung bei der Auseinandersetzung mit der Erkrankung und die Hilfe bei der Entlassungsplanung. Die Voraussetzungen, die ein solcher palliativmedizinischer Konsiliardienst mitbringen muss, sind Kompetenz in allen palliativmedizinischen Fragestellungen und Verlässlichkeit durch regelmäßige Visiten. Durch enge Kooperation mit Ärzten, dem Krankenpflegepersonal, Sozialarbeiter und Seelsorger einer Station sowie den Hausärzten und dem Ambulanten Dienst kann dieser Konsiliardienst sowohl beratende Funktion übernehmen als auch verantwortliche Entscheidungen treffen, so z.B. in der Schmerztherapie oder Symptomkontrolle. Während es in Deutschland nur sehr wenige solcher Konsiliardienste gibt (die Zahl dürfte bei 5 liegen) haben die *Hospital-Support-Teams* in Großbritannien in den letzten Jahren die größten Steigerungsraten; zur Zeit existieren ca. 350 solcher Dienste in Großbritannien (3).

VIII. Hospize

Hospize sind die stationäre Verwirklichung der Hospizidee in einem „freistehenden Gebäude" mit eigener Infrastruktur. In Hospizen werden schwerstkranke und sterbende Menschen mit einer nicht heilbaren, fortschreitenden und fortgeschrittenen Erkrankung mit begrenzter Lebenserwartung betreut, bei denen eine stationäre Behandlung im Krankenhaus nicht erforderlich und eine ambulante Betreuung zu Hause nicht möglich ist. Der Schwerpunkt der Arbeit in einem Hospiz liegt in der Überwachung von Schmerztherapie und Symptomkontrolle und in der palliativpflegerischen, psychosozialen und spirituellen Betreuung. Die Versorgung erfolgt durch palliativmedizinisch geschultes Personal, das durch ehrenamtliche Kräfte unterstützt wird. Die ärztliche Betreuung erfolgt überwiegend durch niedergelassene Ärzte. Dabei sollte aber darauf hingewiesen werden, dass die Einbindung palliativmedizinisch fortgebildeter Ärzte bis zum heutigen Tage in Deutschland in den meisten Hospizen nicht ausreichend ist (4).

IX. Die Entwicklung der Palliativmedizin in Deutschland

Mit deutlicher Verzögerung gegenüber Großbritannien und den skandinavischen Ländern hat die Palliativmedizin in Deutschland Anfang der 80er Jahre des vergangenen Jahrhunderts begonnen. Nach zunächst zögerlicher Entwicklung - 1990 hatten wir gerade 3 Palliativstationen - kam es in den 90er Jahren zu einem raschen Anstieg stationärer Einrichtungen (Palliativstationen und Hospize) und dem Aufbau ambulanter Dienste. Im Frühjahr 2001 existierten 74 Palliativstationen und über 90 Hospize (mündliche Mitteilung von R. Sabatowski).

Der „Palliativführer 2000" zählt eine erstaunlich große Zahl ambulanter Palliativ- und Hospizdienste (9). Eine genauere Analyse dieser Dienste zeigt aber, dass nur ca. 20 ein umfassendes palliativmedizinisches Versorgungs- und Betreuungsangebot für Patienten und Angehörige darstellen und damit eine kompetente Entlastung und Unterstützung für den Hausarzt und die anderen ambulanten Sozialstrukturen gewährleisten.

Die stationären Hospize haben durch das 2. NOG zum SGB V § 39 a eine gesicherte - jedoch nicht kostendeckende - Basisfinanzierung, wenn sie palliativmedizinische Pflegeleistungen durchführen. Die meisten deutschen Palliativstationen haben eine kostendeckende Finanzierung, wenn sie im Krankenhausplan des entsprechenden Bundeslandes aufgenommen wurden und die Kostenträger ihrem Sicherstellungsauftrag nachgekommen sind. Probleme ergeben sich immer wieder in den Verhandlungen mit den Kostenträgern, die den von der DGP (Deutsche Gesellschaft für Palliativmedizin) empfohlenen Schlüssel in der Personalplanung nicht akzeptieren wollen.

Besonders unerfreulich ist die Diskussion um die finanzielle Beteiligung oder gar Absicherung der ambulanten palliativmedizinischen Dienste durch die Kostenträger. Von allen in der Gesundheitspolitik eingebundenen Entscheidungsträgern hört man die Forderung „ambulant vor stationär". Gleichzeitig erleben wir jedoch, dass die Umsetzung von den Kostenträgern nicht gefördert wird. Praktisch alle Modellprojekte der ambulanten palliativ-medizinischen Betreuung (z.B. Home Care Berlin, Support Göttingen, Mecklenburg-Vorpommern) oder Eigeninitiativen (z. B. Bonn, München) haben eine eindrucksvolle Verbesserung der Betreuung schwerstkranker und sterbender Patienten zu Hause nachweisen können. Darüber hinaus konnte im Schnitt von allen - sehr unterschiedlich organisierten - ambulanten Hospiz- und Palliativdiensten der prozentuale Anteil der Patienten, die zu Hause sterben, von durchschnittlich 30 % auf 60 - 70 % gesteigert werden. Trotz hervorragender Dokumentation sowie Nachweis und Anerkennung der hohen Qualität ihrer Arbeit sind die Projekte Home Care und Support Göttingen Mitte 2001 eingestellt worden und von den Krankenkassen zur Regelfinanzierung nicht übernommen worden.

Im April 2001 verabschiedete das Niederländische Parlament das Gesetz zur Legalisierung der aktiven Sterbehilfe. Zu diesem Zeitpunkt waren die Zeitungen voll von Statements führender Politiker, Standesvertreter und Kostenträger. So wurde die Palliativmedizin als Bollwerk gegen die aktive Sterbehilfe gelobt. Sichtbare Konsequenzen haben aber weder die Politiker noch die Kostenträger daraus gezogen.

Zur Zeit besteht die Diskrepanz zwischen einer dynamischen, fachlichen Entwicklung der Palliativmedizin sowie einer eindeutigen politischen Unterstützung der Palliativmedizin und Hospizidee auf der einen Seite und der restriktiven Verhaltensweise der Kostenträger auf der anderen. Eine Kostenanalyse von Müller-Busch et al. (7) hat nachweisen können, dass Palliativmedizin und Hospizbereich mit 0,5 % der Ausgaben der gesetzlichen Krankenversicherung (GKV) finanziert werden könnten.

Trotz der Schwierigkeiten einer gesicherten Finanzierung können wir festhalten, dass die Palliativmedizin in Deutschland in Bewegung geraten ist. Dies ist nicht nur aus dem Anstieg der stationären Einrichtungen abzuleiten. Die 1994 gegründete Deutsche Gesellschaft für Palliativmedizin (DGP) hat in Zusammenarbeit mit der Deutschen Krebshilfe, der Bundesarbeitsgemeinschaft Hospiz und Alpha-Rheinland Curricula für Ärzte, Studenten, Pflegekräfte, Sozialarbeiter und Seelsorger herausgegeben, hat drei erfolgreiche Kongresse durchgeführt, und seit September 2000 erscheint die Zeitschrift für Palliativmedizin. Darüber hinaus gibt es qualifizierte und qualifizierende Kursangebote in Berlin, Bonn, Gütersloh, Köln, Limburg und München, z.T. in Kooperation mit der Deutschen Krebshilfe. Der erste Lehrstuhl für Palliativmedizin wurde im Herbst 1999 an der Universität Bonn durch die Sackler-Stiftungsprofessur der Firma Mundipharma eingerichtet.

Alle diese Fortschritte dürfen nicht darüber hinwegtäuschen, dass wir weit von einer zufriedenstellenden, flächendeckenden Versorgung entfernt sind. Mit ca. 7 Palliativbetten pro 1 Million Einwohner und ca. 9 Hospizbetten pro 1

Million Einwohner können ca. 5 % der Tumorpatienten in ihrem letzten Lebensjahr zeitlich begrenzt behandelt werden. Schätzungen und Hochrechnungen kamen immer wieder auf 50 Hospiz- und Palliativbetten pro 1 Million Einwohner, um eine adäquate flächendeckende palliativmedizinische Versorgung für Patienten im Endstadium ihrer Erkrankung darzustellen. Zu der zur Zeit absolut zu niedrigen Bettenzahl im Palliativ- und Hospizbereich kommt eine inhomogene Verteilung dieser Bettenzahl hinzu. Eine Auftragsarbeit des Landes NRW zur Versorgung mit Palliativ- und Hospizbetten hat ergeben, dass die Bettenverteilung in den Regierungsbezirken von Nordrhein-Westfalen zwischen 1 und 11 Betten pro 1 Million Einwohner variieren. So verfügt der Regierungsbezirk Düsseldorf zur Zeit über 2 Palliativbetten pro 1 Million Einwohner, wobei die Stadt Düsseldorf selbst kein einziges Palliativbett vorhält. Wenn Leiden in Zukunft umfassend gelindert werden sollen und Palliativmedizin als Lebensperspektive und als Alternative zur aktiven Sterbehilfe betrachtet werden soll, dann muss ein flächendeckendes palliativmedizinisches Netzwerk aufgebaut werden.

X. Herausforderungen für die Zukunft

Die weltweit guten Erfahrungen und auch diejenigen in Deutschland zeigen den dringenden Handlungsbedarf, die Palliativmedizin in unser bestehendes Gesundheitssystem zu integrieren. Es ist nicht das Ziel der Palliativmedizin, alle diese Patienten auf Palliativstationen zu betreuen, sondern die Möglichkeit zu erschließen, dort zu sterben, wo sie gelebt haben, nämlich zu Hause. Die Voraussetzungen dafür zu schaffen ist eine wichtige Aufgabe für alle, insbesondere für die Verantwortlichen im Gesundheitssystem, die Politiker, die Kostenträger und die Ärzte.

Die Gesundheitspolitik ist gefordert, sich für eine flächendeckende palliativmedizinische Versorgung im ambulanten und stationären Bereich einzusetzen. Darüber hinaus steht sie vor der Herausforderung, Aus- und Fortbildungsprogramme für Palliativmedizin für Ärzte, Krankenpflegekräfte, Psychologen, Seelsorger, Physiotherapeuten und Sozialarbeiter zu entwickeln und durchzuführen.

In Zukunft müssen speziell alle Ärzte und Pflegekräfte als Hauptansprechpartner für Patienten die Grundlagen der Palliativmedizin anwenden können. Das bedeutet aber auch, dass alle Universitäten und Krankenpflegeschulen Palliativmedizin und Palliativpflege lehren und die Ärztekammern palliativmedizinische Fortbildung anbieten müssen. In die Musterweiterbildungsordnung der Fachgebiete, die schwerstkranke und sterbende Patienten behandeln, ist aufzunehmen, dass die Ärzte sich mit den Grundprinzipien der

Palliativmedizin vertraut machen müssen.

Die zukünftige Finanzierung unseres Gesundheitswesens wird seit Jahren strittig diskutiert. Diesen Diskussionen kann und darf die Weiterentwicklung der Palliativmedizin nicht zum Opfer fallen. Ganz im Gegenteil, sie muss weiter gefördert werden, ideell, praktisch und finanziell. Es ist deswegen eine gerechte Verteilung der Gelder für die Prävention, Früherkennung, Heilung, Nachsorge und die Palliativmedizin zu fordern. Palliativmedizin ist nicht billig, aber preiswert. Die gegenwärtigen Ausgaben der gesetzlichen Krankenversicherungen für die Palliativmedizin betragen 0,03 % der Gesamtausgaben der Krankenversicherungen. Für eine flächendeckende Versorgung sind ca. 0,5 % der Ausgaben notwendig, wie eine Hochrechnung ergeben hat (7).

Der Erfolg der Palliativmedizin wird sich nicht nur an

- der Anzahl von Palliativstationen,
- der Anzahl von Palliativärzten und Pflegekräften,
- der Verbesserung der Symptomkontrolle und
- dem Anstieg der Opioidverschreibung

messen lassen.

Wir werden dann von einem Erfolg der Palliativmedizin sprechen, wenn

- in jeder Stadt ein leichter Zugang zur Palliativmedizin besteht,
- jeder Arzt und jede Krankenpflegekraft die Grundprinzipien der Palliativmedizin anwendet und
- jede Universität und jede Krankenpflegeschule Palliativmedizin lehrt.

Palliativmedizin strebt die bestmögliche Lebensqualität in der verbleibenden Zeit an. Dies zu erreichen, sollte eine Aufgabe für alle sein.

LITERATUR

(1) Aufderheide, E.: Palliativeinheiten zur Betreuung unheilbar kranker Krebspatienten, in: Modellprogramm zur besseren Versorgung von Krebspatienten, Schriftenreihe des Bundesministerium für Gesundheit, Nomos-Verlag, 171-183, 1998

(2) Beck, D., Kettler, D.: Welche Zukunft hat die Palliativmedizin in Deutschland?, Zbl. Chir. **123**, 624-631, 1998

(3) Hügel, H.: Entwicklung und Perspektiven der Palliativmedizin: Beispiel England, Z. Palliativmed. **2**, 32-34, 2001

(4) Husebö, S., Klaschik, E.: Palliativmedizin, 2. Auflage, Springer Berlin, 2000

(5) Klaschik, E., Husebö, S.: Palliativmedizin, Anaesthesist **46**, 177-185, 1997

(6) Klaschik, E.: Palliativmedizin – Praxis, Pallia Med Verlag, Bonn 2001

(7) Müller-Busch, HC., Andres, I., Jehser, T.: Wieviele Palliativstationen und Hospize brauchen wir in Deutschland?, Z. Palliativmed. **2**, 16-19, 2001

(8) Nauck, F., Ostgathe, C., Lund, S., Sabatowski, R., Klaschik, E.: Qualitätssicherung in

der Palliativmedizin, Z.ärztl.Fortbild. Qual.sich, **94**, 587-594, 2001-07-30

(9)   Sabatowski, R., Radbruch, L., Loick, G., Nauck, F., Müller, M.: Palliativmedizin 2000 - Stationäre und ambulante Palliativ- und Hospizeinrichtungen in Deutschland, 2. Aufl., Mundipharma, Limburg

Aus dem Zentrum für Palliativmedizin (Leiter: Prof. Dr. med. E. Klaschik) am Malteser Krankenhaus Bonn, Rheinische Friedrich-Wilhelms-Universität Bonn - 08.11.01

HEINZ SCHOTT

Lebensende – Leben nach dem Tode
Spekulationen über den Tod in medizinhistorischer Perspektive

Der eigene Tod ist ja auch unvorstellbar, und so oft wir den Versuch dazu machen, können wir bemerken, daß wir eigentlich als Zuschauer weiter dabei bleiben. So konnte in der psychoanalytischen Schule der Ausspruch gewagt werden: im Grunde glaube niemand an seinen eigenen Tode oder, was dasselbe ist: Im Unbewußten sei jeder von uns von seiner Unsterblichkeit überzeugt. (Freud, 1915)

Was haben Tod und Sterben miteinander zu tun? Gewöhnlich lesen wir in der einschlägigen Literatur, daß der Mensch zwar vor dem Sterben Angst haben müsse oder könne, nicht aber vor dem Tod, da das Totsein den Lebenden nicht mehr erreiche - oder umgekehrt das Leben dem Toten nichts mehr anhaben könne. Dem bekannten Wiener Pathologen Hermann Nothnagel erschien der Heldentod zu Anfang des 20. Jahrhunderts als gewissermaßen ideales, weil schmerzfreies Sterben:

„Wenn in dem Gewühle der Schlacht der Führer an der Spitze seiner Mitkämpfer vorwärts stürmt, wenn ihm in der Siedhitze des Kampfes alle geistige Energie, alles Wollen und Empfinden auf Einen Punkt sich konzentriert, der als momentan höchstes Ziel ihm vorschwebt - und jäh stürzt er nieder, von einem Geschoß, das in rasendem Flug seinen Kopf durchbohrte, urplötzlich hingestreckt, sofort tot - dann ist hier das Sterben absolut ohne physisches Leid erfolgt. Sicherlich nimmt der Tote nichts mehr wahr, fühlt keine Schmerzen mehr. [...] [Denn:] Die Fluggeschwindigkeit der Kugel ist schneller als die Nervenleitung; die Kugel hat Haut, Muskeln, Knochen, Hirnhäute und das Gehirn selbst durchbohrt, ehe der langsamer nachhinkende Nervenreiz im Gehirn anlangt [...]" (Nothnagel, 1910, S. 35 f.)

Wir sehen also, wie ästhetisch in dieser Schlachtfeld- oder Schlachthausperspektive das Sterben erscheinen kann.

Wir sollten bedenken, daß das Todesbild, welches die Menschen in sich tragen, maßgeblich ihr Sterben mitgestalten kann. Das *Todesbild* aber ist ein zentraler Baustein unseres *Menschenbildes*, und insofern betreffen die Vorstellungen vom „richtigen Sterben" zugleich diejenigen vom richtigen Leben. Wir können die Bedeutung des Todesbildes für den Sterbeprozeß mit derjenigen einer konkreten Krankheitsvorstellung vergleichen, die den Leidens- bzw. Heilungsprozeß entscheidend beeinflussen kann.

So möchte ich mich im folgenden mit einigen medizinhistorisch relevanten Vorstellungen vom „richtigen Sterben" auseinandersetzen und zugleich fragen, welche Todesbilder damit verknüpft sind. Das diesbezügliche Problemfeld der medizinischen Ethik ist von den Experten ziemlich eingehend beackert worden (vgl. u. a. Matouschek, Hrsg., 1989). Ich nenne hier nur einige Stichwörter: Sterbebegleitung, aktive und passive Sterbehilfe, *terminal care*, Hospizbewegung, „Euthanasie", Hirntoddiagnostik etc.

I. Sigmund Freud als Fallbeispiel für die ärztliche Sterbehilfe

Beginnen wir mit einem historischen Fallbeispiel zur medizinischen Ethik, das - aus meiner Sicht - unproblematisch, ja, vielleicht sogar vorbildlich ist. Sigmund Freud litt seit ca. 1920 – damals war er 64 Jahre alt -, an einem Krebs des harten Gaumens, der in der Folgezeit unzählige Male operiert werden mußte. 1938, als die Nationalsozialisten in Österreich einmarschierten, glückte ihm die Emigration nach London. Sein „Leibarzt" Max Schur, der zusammen mit der Freud-Familie emigriert war, berichtet über Freuds Lebensende:

„Am [...] 21 September [1939] ergriff Freud, als ich an seinem Bett saß, meine Hand und sagte zu mir: Lieber Schur, Sie erinnern sich wohl an unser erstes Gespräch. Sie haben mir damals versprochen, mich nicht im Stich zu lassen, wenn es soweit ist. Das ist jetzt nur noch Quälerei und hat keinen Sinn mehr. Ich [Max Schur] sagte ihm, ich hätte das Gespräch nicht vergessen. Er seufzte erleichtert auf, hielt meine Hand noch einen Augenblick fest und sagte: Ich danke Ihnen. Nach einem Augenblick des Zögerns fügte er hinzu: Sagen Sie es Anna [der Tochter Freuds]. All das sagte er ohne eine Spur von Gefühlsüberschwang oder Selbstmitleid und in vollem Bewußtsein der Realität. Ich teilte Anna unsere Unterhaltung mit, wie Freud es gewollt hatte. Als er von neuem schreckliche Schmerzen hatte, gab ich ihm eine Injektion von zwei Zentigramm Morphium. Er spürte schon bald Erleichterung und fiel in friedlichen Schlaf. Der Ausdruck von Schmerz und Leiden war gewichen. Nach ungefähr zwölf Stunden wiederholte ich die Dosis. Freud war offensichtlich so am Ende seiner Kräfte, daß er in ein Koma fiel und nicht mehr aufwachte. Er starb um 3 Uhr morgens am 23. September 1939." (Schur, 1973, S. 620 f.)

Ich verzichte darauf, den geschilderten Vorgang in die bekannten Schubladen der medizinischen Ethik einzuordnen. Freud hatte 18 Jahre lang mit seiner quälenden Krankheit gekämpft, ohne je wirklich depressiv oder lebensüberdrüssig geworden zu sein. Als er den Zeitpunkt für gekommen hielt, schied er mit Unterstützung seines Arztes aus dem Leben. Nicht immer haben wir eine so klare Konstellation wie in diesem Fall. Häufig sind Ärzte und Familienangehörige in ihrer Entscheidung alleine gelassen, wenn Schwerstkranke oder Sterbende ihren Willen nicht mehr mitteilen können, oder wenn suizidale Bestrebungen bei Schwerkranken zutage treten. Wir können - insbesondere in Deutschland - bei der Diskussion über die Sterbehilfe kaum von der Problematik der sog. *Euthanasie* abstrahieren. „Euthanasie" bedeutete im Nationalsozialismus jenen historisch beispiellosen Krankenmord, der maßgeblich von Ärzten mitorganisiert wurde und dem mindestens 70.000 Menschen zum Opfer fielen. So ist in der deutschen Sprache der Begriff der Euthanasie, der zu Anfang des 19. Jahrhunderts noch als „heiligste und letzte Pflicht des Arztes" (Kieser; zit. n. Schleker, 1995, S. 61) definiert wurde, um dem Kranken das Loslösen der Seele vom irdischen Dasein zu erleichtern, wie so viele andere Begriffe von der „Sprache des Unmenschen" infiziert. Ich möchte hier jedoch nicht näher auf die lange und letztlich fatale Euthanasiediskussion eingehen (vgl. Winau, 1984), sondern zunächst einmal den traditionellen Umgang mit Sterben und Tod ins Auge fassen.

II. Die Ars moriendi oder „Kunst des Sterbens"

Zu keinem anderen Zeitpunkt der uns einsehbaren Menschheitsgeschichte wurden Tod und Sterben zu einem so allesbestimmenden Thema wie zur Zeit des „Schwarzen Todes", der großen Pestepidemie ab 1347/48. Etwa ein Drittel der europäischen Bevölkerung fiel dieser Seuche zum Opfer, die u. a. auch als *Großes Sterben* bezeichnet wurde. Der Tod schien allgegenwärtig zu sein, er raffte Arm und Reich gleichermaßen dahin, die Menschen waren ihm schutzlos ausgeliefert. Als Reaktion auf dieses Massensterben kam es zum Konzept einer *Ars moriendi*, einer „Kunst des heilsamen Sterbens", die als Literaturgattung in zahlreichen Schriften dokumentiert ist (vgl. Illhardt, 1989; Schott, 1993, S. 115). Jean de Gerson (1363-1429), Reformpriester und Professor an der Pariser Sorbonne, formulierte in seinem katechetischen Werk vier Stufen des geistlichen Sterbeprozesses:

1. Ermahnungen (lat. *exhortationes*), sich Gottes allmächtigem Ratschluß zu unterwerfen und das von ihm gesandte Leiden geduldig zu ertragen;
2. Fragen (lat. *interrogationes*), ob der Kranke seine Sünden bereue und Gott um ihre Vergebung bitte;
3. Gebete (lat. *orationes*), die um den helfenden Beistand Gottes, der Heiligen Jungfrau Maria, der Schutzengel und Schutzheiligen, insbesondere der Sterbepatrone St. Christopherus und St. Barbara flehten; und
4. Vorschriften für den Sterbehelfer (lat. *observationes*), welche vor allem die Beichte und die Letzte Ölung betrafen.

Dieses Werk verbreitete sich rasch in Frankreich, diente als Unterrichtsstoff für Priester wie Laien und wurde innerhalb weniger Jahre mehrfach ins Deutsche übersetzt. Hieraus entstanden „Sterbebücher" und „Stundenbücher", die zur Erbauung für alle Lesekundigen bestimmt waren und größte Volkstümlichkeit erlangten.

Das berühmteste Sterbebüchlein des 15. Jahrhunderts war die „Ars moriendi der fünf Anfechtungen", die sog. Bilder-Ars, die insgesamt elf Holzschnitte und 13 Seiten Text umfaßte. Im Gegensatz zu Gerson wurden hier alle Empfehlungen auf die Todesstunde zugespitzt, insbesondere die Abwehrmaßnahmen gegen die fünf Anfechtungen des Teufels: Glaubensversuchung, Ungeduld, Verzweiflung, Hochmut, Geiz. Diese Anfechtungen und Tröstungen der Ars moriendi stellen nach Illhardt (1989, S. 92) Konfliktsituationen dar, die auch die gegenwärtige Thanatopsychologie - etwa das Stufenmodell nach Kübler-Ross - beschreibe. Engel und Teufel in Mittelalter und früher Neuzeit seien „Kodierungen für die innere Konfliktlage" (S. 91).

III. Zum historischen Wandel der Todesbilder

Betrachten wir nun etwas genauer die Todesbilder im historischen Wandel. Ich möchte drei Aspekte voneinander unterscheiden: (1) den Tod als Ausdruck der Nacht und Bruder des Schlafes; (2) den Tod als Schreckensgestalt und Sensenmann; und (3) den Tod als biologisches Naturgesetz.

1. Nacht und Schlaf

In Mythologie und Kulturgeschichte ist der Tod zumeist mit dem Dunkel der *Nacht* und das Leben mit dem Licht des Tages assoziiert. In der griechischen Mythologie erschien ursprünglich die Nacht als Mutter, die vor allem den Tod, den Schlaf und die Träume gebiert. So heißt es bei Hesiod:

> Die Nacht aber gebar das verhaßte Ende
> und die finstere Ker und den Tod
> Und gebar den Schlaf, gebar die Schar der Träume;
> keinem beigesellt gebar sie die Göttin,
> die finstere Nacht.
> (Zit. n. Schott, 1986, S. 75)

Hypnos und Thanatos, Schlaf und Tod (die Namenspatronen von „Hypnose" und „Thanatologie"), sind auch bei Homer miteinander verschwistert. Sie tragen als Zwillingsbrüder den toten Achill in seine Heimat zurück. Was hat dies mit Medizingeschichte zu tun? Sehr viel, wenn wir uns an die „romantische Medizin" um 1800 erinnern, an die Heilkonzepte von Mesmerismus und (ab der Jahrhundertmitte) „Hypnotismus" als unmittelbare Vorläufer von medizinischer Psychologie, Psychotherapie und Psychosomatischer Medizin. In der romantischen Naturphilosophie wurden der Schlaf und seine Phänomene zu einem wichtigen Schlüssel für die „Nachtseite der Naturwissenschaft" (G. H. Schubert). Der Schlaf diente hier als Interpretament des Todes, und die magnetischen Schlafexperimente, wie sie um 1800 *en vogue* waren, symbolisierten zugleich (naturphilosophisch begründete) Annäherungen an den Tod - nicht jenseits, sondern inmitten des Lebens. Bei dem berühmten Naturforscher Nees von Esenbeck lesen wir in einer Schrift von 1820, daß der schlafende Mensch „leiblich den mütterlichen Armen des Universums heimfällt", daß er „stirbt ohne Verwesung, sich auflöst in die Elemente der Natur, ohne zu vergehen, und nur zu rechter Schöpfung." So erlebe der Mensch, wie es der Naturphilosoph Gotthilf Heinrich Schubert 1808 ausgedrückt hat, Vorahnungen von seinem Sterben, „Momente, wo die menschliche Natur die Anker nach einer schöneren Heymath lichtet, und wo die Schwingen des neuen Daseyns sich regen." (Zit. n. Schott, 1986, S. 77)

2. Totengerippe und Sensenmann

In der abendländischen Kulturgeschichte herrschte allerdings bis weit in die Neuzeit hinein ein ganz anderes Todesbild vor: der Tod als Sensenmann, als schreckliches Gespenst, als allesverschlingendes Ungeheuer, als *teuflischer Gesell*. Wenn wir uns die Darstellungen von Pest und Seuchen in der Kunstgeschichte betrachten, so hat diese Schreckensvision bis zur Gegenwart Konjunktur. Ich erinnere an das Gemälde „Die Pest" (1898) des Schweizer Malers Arnold Böcklin. (Vgl. Schott, Hrsg., 1996, S. 175) Die oben erwähnte Ars moriendi war ja gerade eine professionelle Technik, um diese Visionen abzuwehren. Bekannt sind die Totentanzdarstellungen in ausgehendem Mittelalter und früher Neuzeit. Kurz nach dem Ausbruch des Schwarzen Todes taucht in der Mitte des 14. Jahrhunderts das Motiv des Totentanzes (franz. *dance macabre*) auf: Mumien, Kadaver oder skelettähnliche Gestalten tanzen zu einer Musik, die andere Skelette auf ihren Instrumenten erzeugen.

Mit der Kunst des Buchdrucks und des Holzschnittes wurden Totentanzdarstellungen um 1500 höchst populär. Zugleich änderte der Totentanz seine Form: Aus dem Reigentanz mit Vertretern der Berufsstände, bei dem der Tod die Menschen relativ freundschaftlich hinwegführt, wird zunehmend die Konfrontation des einzelnen Menschen mit dem feindlichen Tod. Dieses Todesbild entspringt der christlichen Tradition, in der Vorstellungen von Tod, Teufel, Hölle und ewiger Verdammnis miteinander verschwistert sind. Entscheidend für das Ewige Leben wurde dann das Sterben selbst, wie es aus der Ars moriendi-Literatur ersichtlich ist.

3. Biologisches Naturgesetz

Erst im 18. Jahrhundert, dem Zeitalter der europäischen Aufklärung, trat diese religiöse Dimension von Tod und Sterben in den Hintergrund. Lessing griff als erster auf die antike Vorstellung vom Tod als Bruder des Schlafes zurück, um das kirchlich propagierte Bild vom Tod als schrecklichem Gerippe zu bekämpfen (vgl. Schott, 1986, S. 88). Die moderne Idee vom *natürlichen Tod* war geboren. Geborenwerden und Sterben schienen eingebettet in einen naturgesetzlichen Prozeß, den es besonders in der Medizin zu beachten galt. So meinte der eingangs zitierte Wiener Pathologe Hermann Nothnagel in einem Vortrag zu Anfang unseres Jahrhunderts, es sei überraschend,

„daß die allerwenigsten Menschen eines natürlichen Todes sterben, vielleicht kaum einer unter Hunderttausend. Das anscheinend Paradoxe diese Satzes entfällt sofort durch die Erläuterung, daß das Wort ‚natürlich‘ hier in streng naturwissenschaftlichem Sinn zu nehmen ist, nur besagen soll so viel wie ‚im naturgemäßen Ablauf‘. [...] Eines wirklich natürlichen Todes, wo die Organe ohne alle im strengen Wortsinn pathologischen Abnormitäten sind und höchstens solche Veränderungen sich finden, welche man als greisenhafte bezeichnet, wo die Funktionen immer schwächer werden und das Leben schließlich erlischt, um das tausendfach zitierte Wort zu gebrauchen, wie ein Lampe, deren Öl verzehrt ist, dieses Todes sterben nur verschwindend wenige." (Nothnagel, 1910, S. 8 ff.)

Auch Alfred Hoche, der Mitautor des folgenschweren Buches „Von der Freigabe der Vernichtung lebensunwerten Lebens" (1920), gab in einem „Kriegsvortrag" am 6. November 1918 in Freiburg zu bedenken:

„Am seltensten, vielleicht im Verhältnis von 1 zu 100000 oder noch weniger, ist der ‚natürliche Tod‘, d. h. ein ohne äußere Einwirkung und ohne innere organische Veränderungen eintretendes langsames Verlöschen aller Funktionen, ein wahres Einschlafen, auch mit dem äußeren Anschein eines solchen, wie es sich Bismarck wünschte und vorstellte, wenn er den Vergleich zog mit dem angenehmen Ermüdungsgefühle des einschneidenden Wanderers." (Hoche, 1919, S. 16)

Thomas Mann schildert im „Zauberberg" meisterhaft ein entsprechendes Szenario.

In krassem Gegensatz zu diesem idyllisch anmutenden „friedlichen Verlöschen" imponierte seinerzeit die massenhafte Bereitschaft der deutschen Jünglinge, für Kaiser und Reich ihr Leben auf dem Schlachtfeld zu opfern. Hoche fragt nun, worauf die „Sterbensbereitschaft der Millionen draußen" beruht habe. Seine Erklärung verharrt nicht bei „militärischem Gehorsam" oder „Gemütsstumpfheit", sie verweist vielmehr auf eine religiöse Motivation, die mit der Metapher des vaterländischen Sonnenaufgangs umschreibt:

„Aus zahlreichen brieflichen Äußerungen, auch aus denen unserer akademischen Jugend, wissen wir, daß die meisten von ihnen in klarer Überlegung mit dem Leben abgeschlossen hatten und zum Tode bereit waren, im Dienste der Idee. Es war ein anderes Sterben im Herbst 1914 als heute [d. h. 1918]. Damals galt der Satz: das glücklichste Los, das einem Sterblichen zuteil werden kann, ist, in solchen Augenblicken aus dem Leben zu scheiden, in denen das Vaterland das Aufgehen einer neuen Sonne erwartet." (Hoche, 1919, S. 21 f.)

Auch diese Gefühlslage hat Thomas Mann am Ende des „Zauberberges" bei seinem Romanhelden Hans Castorp eindrucksvoll dargestellt.

IV. Der „lebende Leichnam" – traditionelle Zweifel am „Lebensende"

Die schärfste Definition des Lebensendes bzw. Todeseintritts wurde in die Medizin Ende der 1960er Jahre mit der Etablierung der Hirntoddiagnostik eingeführt. Die Fortschritte der Intensiv- und der Transplantationsmedizin hatten eine solche eindeutig zu objektivierende Grenzziehung notwendig gemacht. Seither stehen der wissenschaftlich-rationalen Definition des Hirntodes das Erleben eines scheinbar noch lebendigen Körpers von seiten des medizinischen Personals und der Angehörigen gegenüber. In diesem rational kaum zu bewältigenden Unbehagen drückt sich vermutlich eine traditionelle Vorstellung aus der Kulturgeschichte aus: Die Ambivalenz angesichts der menschlichen Leiche, daß diese zwar für tot gehalten und dennoch als ein Stück weit lebendig wahrgenommen wird.

Die Etymologie zum Begriff Leichnam ist hier durchaus aufschlußreich: „Leich" (Leiche) geht auf alt- und mittelhochdeutsche Wurzeln zurück, die soviel wie „Leib, Körper, Fleisch" bedeuten. Der zweite Wortanteil in Leichnam „nam" geht auf einen germanischen Begriff (haman) zurück, der soviel wie „Hülle, Haut" bezeichnet, so daß Leichnam noch bis ins 17. Jahrhundert hinein als „Leibeshülle", äußere Bedeckung des Körpers verstanden wurde und den lebenden wie den toten Körper gleichermaßen betraf (vgl. Etymologisches Wörterbuch ..., 1993, S. 784). Daß Leichnam ursprünglich den lebenden Menschenleib auch noch bei Luther bezeichnete, macht die zeitgenössische Redeweise vom „todten Leichnam" deutlich (Deutsches Wörterbuch, 1885, Sp. 626).

Diese ambivalente Einstellung gegenüber dem Leichnam ist besonders in der volkskundlichen Tradition eindrücklich faßbar. Die Volkskunde hat hier den Begriff des „lebenden Leichnams" (vgl. Handwörterbuch ..., 1932/1933, Sp.1024-1060) geprägt: „Nach dem Volksglauben ist der Tote eben nicht tot, wenigstens nicht sofort. Der Leichnam behält alle möglichen Lebenszeichen an sich, in Ausnahmefällen sogar besonders deutliche und starke; er kann nicht nur hören, er sieht ja, er bewegt sich sogar. Darum werden auch alle Rücksichten auf ihn genommen, wie wenn es sich eben um einen Lebenden handelte." Unzählige ritualisierte Verhaltensweisen, Bestattungsbräuche, Beerdigungsrituale werden von daher verständlich. Das Berühren der Leiche kann sowohl als unrein und schädigend aufgefaßt oder auch als heilend empfunden werden. Zahlreiche Zauberpraktiken werden von daher verständlich, um einerseits die von der Leiche ausgehenden Gefahren abzuwehren, andererseits mögliche Kräfte vom Toten auf den Lebenden übergehen zu lassen. „Verschiedene Vorkehrungen, die an der Leiche selbst oder in ihrer Umgebung getroffen werden, bezeugen deutlich die Vorstellung vom lebenden Leichnam, den man gegen böse Einflüsse schützen muß, vor dem sich aber auch die Hinterbliebenen durch Abwehrzauber sichern wollen." (Vgl. Handwörterbuch ..., 1932/1933, Sp. 1052). In der gesamten Kulturgeschichte war zu keiner Zeit der Leichnam eine bloße Sache, die nach rationalen Gesichtspunkten zu entsorgen war. Sie ist dies heute ebensowenig wie in der Steinzeit. Die moderne hochtechnisierte Medizin fordert nun vom Menschen, gleichsam die kulturhistorische Schwerkraft zu überwinden und sich angesichts eines Hirntoten auf einer Intensivstation so zu verhalten, als handele es sich nicht nur um eine wirkliche Leiche, sondern zugleich auch um eine solche, mit der wie mit einem nichtmenschlichen Objekt umgegangen werden könne. Kostet die traditionelle Sektion bereits eine Überwindung des eingewurzelten Gefühls, daß die Leiche doch noch irgendwie weiterlebe, so potenziert sich diese Problematik bei der Organentnahme an einem Hirntoten. Dabei baut sich eine Spannung zwischen rationaler Einsicht und emotionaler Ergriffenheit auf, wie sie z.B. vor einigen Jahren beim „Erlanger Baby" paradigmatisch in Erscheinung trat.

V. Magisch-religiöse Vorstellungen in Kultur- und Medizingeschichte

In magisch-religiösen Vorstellungen spielen der Geist und der Körper von Toten traditionell ein besondere Rolle. Hierbei wird dem Toten zugetraut, in das Leben der Lebenden unmittelbar eingreifen, einwirken zu können – im Bösen wie im Guten, was in besonderem Maße der modernen Vorstellung vom Tod als absolutem (biologischen) Lebensende widerspricht. Wir wollen uns zum einen dem Fall zuwenden, daß vom menschlichen Organismus in bestimmten Fällen auch nach seinem Tode eine lebenskräftigende Heilwirkung auszugehen, ja, gerade dann in potenzierter Form frei zu werden scheint. Zum anderen soll auf den „Geist" der Toten verwiesen werden, der zumeist als gefährlich dargestellt wird, allerdings als „Schutzgeist" auch eine therapeutische Funktion haben kann.

1. Heilkräfte aus dem toten Körper
So ist zunächst auf die kulturhistorische Tatsache zu verweisen, daß die Leiche bzw. die Leichenteile bestimmter Menschen von der Antike bis weit in die Neuzeit hinein als heilkräftig erschienen. Dies betrifft keineswegs nur den kruden Kannibalismus bei sog. „Naturvölkern" oder das christliche Ritual des Abendmahls sowie die christliche Tradition der Heiligenverehrung mit ihrem Reliquienkult, sondern auch die Medizin: Leichenteile, insbesondere Organe von Hingerichteten, wurden regelrecht als Arzneimittel rezeptiert. So schreibt ein deutscher Autor noch 1767 im Anhang an die Übersetzung eines arabischen Medizintextes: „Vor [= für] die fallende Sucht werden Menschen-

knochen zu Pulver gestoßen, und davon eingenommen. Oder man schabe von einem Todtkopf oder Hirnschaale, reibe es zu Pulver, und gebe es dem Patienten in Wein- oder mehr Zwiebel-Essig ein. Dieses troknet die böse Feuchtigkeit aus, und heilet." (Abuhali Ben-Omer, 1767, S. 132 f.) Der mittelalterliche Reliquienhandel im Christlichen Abendland wurde, was in der Medizinhistoriographie nur am Rande Beachtung fand, von einem ausgedehnten Handel mit Arzneimitteln komplettiert, die als wesentliches Ingredienz auch menschliche Leichenteile enthielten.

Dabei spielte die sogenannte „Mumie" eine herausragende Rolle. Die „persische Mumie" war paraffinhaltiges Erdöl (Asphalt, Bitumen), das im Altertum ursprünglich im persischen Mesopotamien gewonnen wurde und als Heilmittel, u.a. gegen Besessenheit diente. Ägyptische Mumien („mumia vera Aegyptica") wurden von den Arabern als begehrte Heilmittel exportiert. In der Renaissance und Frühen Neuzeit wurde diese Leichen-„Mumie" zum Teil als unwirksam verworfen. Paracelsus z.B. empfahl eine „magnetisch" wirkende „Mumie" aus Menschenblut, die in einem Ei ausgebrütet werden und Krankheitsstoffe (wie ein Magnet) aus dem Körper ziehen sollte. Auffallend ist, wie gerade in der Frühen Neuzeit nun frische Leichenteile, wobei der Schädel von Geköpften eine herausragende Rolle spielte, zu Arzneimitteln verarbeitet wurden, etwa bei der Herstellung der sehr verbreiteten „Waffensalbe". Noch im 17. Jh. waren alle möglichen Spielarten der „Mumie" in den Arzneibüchern enthalten, etwa in Schröders „Thesaurus pharmakologicus" (Ulm 1649) (vgl. Magnus, 1839, S. 44).

Die grundlegende Idee, daß auch im Leichnam noch Heilkräfte stecken, die auf schwache oder kranke Menschen mit bestimmten therapeutischen Techniken übertragen werden können, ist im Abendland sicherlich erst im 18. Jahrhundert aus dem wissenschaftlichen Diskurs verschwunden. Gleichwohl lebt sie in Literatur und Kunst weiter, etwa beim Thema des Vampirismus. Freilich entspricht auch dieser einer früheren medizinischen Praxis: In der Antike galt nämlich frisches Menschenblut als Heilmittel. So empfahl der bekannte römische Schriftsteller Plinius d.Ä. (1. Jh. n.Chr.) das Blut Verletzter, insbesondere das Blut von Gladiatoren, als Mittel gegen die Fallsucht (vgl. Schott, 1993, S. 96).

2. „Totengeister" und „Schutzgeister" von Verstorbenen
Die Geister Verstorbener sind ein Thema auch bei klassischen medizinischen Schriftstellern, wie z.B. Paracelsus. Als Beispiel führe ich hier den Begriff des Spectrum an, wie er sich bei Paracelsus findet:

„das seind nun die gesicht, die do geben die astralischen coerper vom menschen, der gestorben ist. dann ein mensch hat zwen coerper, einen von elementen, den andern vom firmament. der von elementen stirbt und fault in der erden das ist der do vergraben wird;

der ander schwebt in lüfte und auf erden etc. wo nun solche corpora aetherea von einem gestorbnen menschen gesehen werden das seind ein spectrum, dieselbigen fliehen vor den roten corallen, zu den braunen nahen sie sich." (Paracelsus, Ed. Sudhoff, S. 41f) Die Spectra, welche die Menschen insbesondere nachts beunruhigen können, können also mit Hilfe der roten Korallen abgewehrt werden, wie Paracelsus empfiehlt.

Obwohl die Traumdeutung in der Medizingeschichtsschreibung wenig beachtet wurde, spielt sie doch von der Antike bis ins 20. Jahrhundert hinein, von Hippokrates und Artemidor von Daldis bis hin zu Sigmund Freud eine beachtliche Rolle. Dabei erregte das Erscheinen von Leichen in Träumen immer wieder die Aufmerksamkeit der Traumdeuter. Als Beispiel zitiere ich aus dem 4. Buch der Hippokratischen Schrift „Über die Diät", die vermutlich im 4. Jh. v. Chr. verfaßt wurde: „Die Toten rein in weißen Kleidern zu sehen und etwas reines von ihnen zu empfangen ist ein gutes Zeichen. Es bedeutet Gesundheit des Körpers und dessen was er aufnimmt. Denn von den Toten kommt die Nahrung, das Wachsen und der Samen." (Hippokrates, ed. Diller, S. 260)

„Schutzgeister", die den Menschen vor Krankheit bewahren bzw. ihn wieder gesund machen können, spielen in der Tradition der religiösen Heilkunde ein große Rolle: allen voran die christlichen Heiligen als Nothelfer der Kranken (und der sie behandelnden Ärzte). Auf dieses für das Abendland so wichtige kulturelle Erbe möchte ich hier nicht näher eingehen. In der aktuellen Szenerie der esoterischen („alternativen") Medizin ist dieser Ansatz in einem bestimmten Sektor durchaus noch lebendig: nämlich bei der „Geistheilung". In der Medizingeschichte sind die „Eröffnungen" von „Seherinnen" zur Zeit der Romantik aufschlußreich.

Paradigmatisch ist hier „Die Seherin von Prevorst" von Justinus Kerner (1829) zu nennen (vgl. Schott, 1996). Der Weinsberger Oberamtsarzt (und Dichter) schildert hier die Krankengeschichte seiner Patientin Friederike Hauffe (1801-1829). Ab November 1826 behandelte Kerner die damals 25jährige Schwerkranke, die – „ein Bild des Todes, völlig verzehrt, sich zu heben und zu legen unfähig" - an täglichen Dämmerzuständen („Somnambulismus") litt, in denen sie „Geister" sah. Nach einigen Monaten nahm sie ihr Arzt in seinen Haushalt auf, wo sie bis wenige Wochen vor ihrem Tod im August 1829 gepflegt wurde. Im Mittelpunkt ihrer Behandlung stand das „Magnetisieren", was auf ein Selbstmagnetisieren der Patientin hinauslief, da diese sich in der Regel selbst Art, Umfang und Zeitpunkt der „magnetischen Manipulationen" verordnete. Kerner hatte sie so zu magnetisieren, wie es ihr „Schutzgeist" (ihre verstorbene Großmutter) vorexerzierte Die „Heilbestrebungen des Innern" zielten – gemäß der Mesmerschen Vorstellung – darauf ab, durch heftige Krämpfe eine „wolthätige Krise" zu verursachen. Eine besondere Rolle spielte hierbei der „Nervenstimmer", welcher einem mesmeristischen „Baquet" (magnetischen Kübel) nachempfunden war und den Kerner nach den Angaben des „Schutzgeistes" seiner Patientin gebaut hatte. Die „Seherin" im Weinsberger Kernerhaus war eine Attraktion für Ärzte und Naturforscher, die von der romantischen Naturphilosophie begeistert waren und ans Krankenbett eilten, um ihre Beobachtungen anzustellen (G. H. Schubert, J. Görres u. a.). Kerners „Nachruf" auf seine Patientin, am Ende der beiden Bände abgedruckt, ist bezeichnend (im folgenden eine von sechs Strophen):

> *Und lebst du bald in höhrem Bunde*
> *Mit sel'gen Geistern leicht und licht,*
> *Erschein in meiner Todesstunde*
> *Mir helfend, wenn meine Auge bricht.*

Wie an diesem berühmten Beispiel der Psychiatriegeschichte deutlich wird, wurde von romantisch inspirierten Ärzten und Naturforschern das „Leben nach dem Tod" – gleichsam phänomenologisch – noch ernst genommen, ernsthaft wahrgenommen. Bereits eine Generation später, ab der Mitte des 19. Jahrhunderts, wurde dieses Interesse als obsolet weitgehend (nicht gänzlich, wenn wir an die Entstehung der wissenschaftlichen Parapsychologie denken) aus dem wissenschaftlichen Diskurs ausgeschlossen.

VI. Tod und Sterben: normative Vorgaben der modernen Medizin

Die Vorstellung vom „natürlichen Tod", die das Sterben als biologischen Vorgang begreifen will, ist in der Medizin maßgebend. Diese Vorstellung, die von einer naturgesetzlichen Hypothese ausgeht, beinhaltet jedoch zwei weitere Momente, die in der medizinethischen Diskussion unserer Tage recht wichtig sind. Es handelt sich zum einen um das *Recht auf den eigenen Tod*, insbesondere (aber nicht nur!) wenn es gegenüber den Sachzwängen einer Hightech-Medizin ins Feld geführt wird, zum anderen um die Annahme der *Sterblichkeit des Menschen*, wonach der Glaube an die Unsterblichkeit als Illusion erscheint. Die wissenschaftliche Begründung einer dementsprechenden Sterbebegleitung liefert die Thanatopsychologie, auf die ich hier nicht näher eingehen kann. Am populärsten ist wohl das Fünf-Phasen-Modell von Kübler-Ross, das den idealtypischen Verlauf des Sterbens darstellt:

(1)   Nichtwahrhabenwollen (Leugnung)
(2)   Zorn (Auflehnung)
(3)   Verhandeln (gib mir noch ein bisschen Zeit)
(4)   Depression (Erkennen der Ausweglosigkeit)
(5)   Akzeptieren des Lebensendes (Zustimmung).

Thanatopsychologische Modellvorstellungen versuchen, mit den unfaßbaren Phänomenen des Todes und Sterbens sozusagen im praktischen Diesseits fertig zu werden, die Fangarme unserer Rationalität soweit wie irgend möglich auszustrecken. Die thanatopsychologische Zielvorstellung vom Akzeptieren des Sterbens, der letztendlichen Zustimmung zum Tod, orientiert sich an der Metapher vom friedlichen Verlöschen, wie es Nothnagel so eindrücklich geschildert hat. Doch machen wir uns nichts vor: Es handelt sich um eine Zielvorstellung vom richtigen Sterben, die *normativen Charakter* hat und das Verhalten von Sterbenden mehr oder weniger unerbittlich bewertet. Was ist, wenn der Sterbende eben nicht dem Modell entsprechend in Ruhe und Frieden sterben kann oder darf?

Gleichwohl aber ist der Tod als letzte Konsequenz der Krankheit für die Medizin nach wie vor der Erzfeind, den es zu bekämpfen gilt. Das *Kampfmodell* der Medizin lehnt sich an die Metaphorik der militärischen Kriegsführung an: einerseits Kampf dem Feind im Inneren, z. B. durch Abtöten von Bakterien oder Vernichten von subversiven Krebszellen, andererseits Eroberung neuen Territoriums - z. B. durch sozialhygienische Maßnahmen gegen Seuchen, um den Todfeind zurückzudrängen.

Neuerdings ist ein gewisses Umdenken festzustellen: Die Attraktivität einer Art „Koexistenzmodell" scheint zuzunehmen, etwa im Bereich der Psychoonkologie beim Thema „Spontanremissionen" und dem Motto: „Mit dem Krebs leben".

Der Siegeszug der naturwissenschaftlichen Medizin unter dem Banner der Bakteriologie gegen Ende des 19. Jahrhunderts dokumentierte die (angebliche oder tatsächliche) Effektivität dieser Kampfstrategie, wie sie sich statistisch bzw. therapeutisch niederschlug: Senkung der Säuglingssterblichkeit, Erhöhung der Lebenserwartung, Überwindung vieler Infektionskrankheiten, die angebliche Ausrottung der Pocken etc. In diesem Kampf gegen den Tod hat die Organtransplantation inzwischen die Rolle der *Avantgarde* übernommen. Gerade hier zeigt sich die typische Einstellung der Medizin: Einerseits ist der Tod als Feind des Lebens mit allen Mitteln zu bekämpfen, andererseits ist der Tod nur der biologisch definierte Schlußpunkt, der objektiv diagnostizierbar ist und sowohl den Behandlungsabbruch als auch die weitere Unterhaltung der Vitalfunktionen zwecks Organentnahme legitimiert.

VII. Todeserfahrung im Widerspruch zur modernen Todesauffassung

Die heute gültige Lehre vom natürlichen Tod, dem Recht auf einen eigenen Tod und der absoluten Sterblichkeit des Menschen erscheint in Medizin und Wissenschaft als human und vernünftig. Doch offenbar kann diese Lehre bei genauerem Hinsehen weder unsere *intellektuellen Zweifel* beseitigen noch unsere *emotionale Sehnsucht* befriedigen. Nicht nur im Sterbeprozeß können Phänomene auftauchen, die einer solchen „vernünftigen" Einstellung gegenüber dem Tod widersprechen - Erfahrungen, die von den einen als magisch-religiös, von den anderen als transzendental bezeichnet werden. Ich erinnere hier an die inzwischen erforschten „near death experiences". Es handelt sich um visionäre Erfahrungen in Todesnähe. 1987 belegte eine US-Studie, daß rund 8 Millionen US-Amerikaner im Grenzbereich zwischen Leben und Tod visionäre Erlebnisse hatten, z. B. überwältigende Eindrücke von Licht und Ruhe oder die Vision, den eigenen Körper zu verlassen (vgl. Schott, 1993, S. 588).

Offenbar wirken hier kulturhistorische („archetypische") Momente unterschwellig weiter, deren Schubkraft weder durch Aufklärung noch durch Pädagogik neutralisiert werden konnte. Wir sind dann zwischen beiden Bereichen hin- und hergerissen: zwischen einem aufgeklärt-rationalen und einem magisch-irrationalen Todesbild. Vor vielen Jahren erzählte mir eine etwa 40jährige Krankengymnastin vom Sterben ihrer Mutter. Sie schilderte, wie sie den Austritt der Seele ihrer Mutter gesehen habe, wie schwer deren Ablösung vom Körper gewesen sei, und wie sie, die Tochter, der Seele geholfen habe, sich endgültig zu lösen und zu entschweben. Diese Schilderung klang nüchtern und gab sicherlich die erlebte Wirklichkeit wahrheitsgemäß wieder. Wie immer wir ein solches Erleben auch deuten möchten - psychologisch, parapsychologisch oder religiös: gefühlsmäßig sind wir jedenfalls betroffen. Im übrigen entspricht diese geschilderte Erfahrung durchaus den Seelenvorstellungen, wie sie im Neuplatonismus der Renaissance bis hin zu Paracelsus entwickelt wurden.

Als Medizinhistoriker bin ich sehr skeptisch gegenüber allzu wohlfeilen Konzepten der Thanatopsychologie. Sie mögen zwar unserem biologischen Zeitgeist und seinem humanistischen Überbau entsprechen, verdrängen bzw. ignorieren jedoch unsere Kultur- und Geistesgeschichte und deren „Input" in unser kollektives und weithin unbewußtes Seelenleben. Wir müssen uns mit diesen historischen Schubkräften auseinandersetzen, ohne sie von vornherein als irrational, als „Aberglauben", zu verwerfen. Wie schwierig eine solche Auseinandersetzung tatsächlich ist, zeigt die Kontroverse zur Hirntoddiagnostik und Organspende. Können EEG-Messungen das Seelenleben eines Sterbenden bzw. für tot Erklärten wirklich erfassen und messerscharf den Tod vom Leben unterscheiden?

Die Frage nach den Grenzen in der Medizin, der Begrenzung des Forschens und Behandelns, wird immer weniger überzeugend beantwortet. Wenn das Klonen beim Menschen nicht erlaubt sein soll, warum erscheint dann die exzessive Organtransplantation nicht nur erlaubt, sondern sogar dringend geboten? Ideologisch läßt sich hier die Idee vom „natürlichen Tod" und „friedlichen Verlöschen" kaum ins Feld führen. Ich vermute, wir kommen nur weiter, wenn wir uns - nicht nur in der Medizin - von neuem mit Tod und Sterben ernsthaft auseinandersetzen. Die Vorstellungen vom richtigen Sterben sind so bestimmend für unser Alltagsleben, daß wir sie nicht den Experten der Medizinethik, Thanatopsychologie oder kirchlichen Seelsorge überlassen sollten. Am Ende möchte ich die letzte Strophe aus dem Gedicht *Mondnacht* von Joseph von Eichendorff zitieren, deren poetische Kraft die Imagination unwillkürlich auf jene unbewußte Überzeugung lenkt, von der Freud in dem Zitat zu Anfang gesprochen hat:

> *Und meine Seele spannte*
> *Weit ihre Flügel aus,*
> *Flog durch die stillen Lande,*
> *Als flöge sie nach Haus.*

LITERATUR

Abuhali Ben-Omer (1767): Astrologia terrestris oder irrdische Sterndeutungs-Lehre ... aus dem Arabischen ... in das Teutsche übers. und mit einer Zugabe von der Sympathie und Antipathie, auch Oniromantie vermehret. Freystadt 1767 [Tübingen: Cotta]

Deutsches Wörterbuch von Jacob und Wilhelm Grimm (1885), 6. Bd. Leipzig: Hirzel, Sp.625-628 [Artikel „Leichnam"].

Etymologisches Wörterbuch des Deutschen. (1993) Erarb. im Zentralinstitut für Sprachwissenschaft ... 2. Aufl., durchges. u. erg. von Wolfgang Pfeifer. Berlin: Akad.Verl.

Freud, Sigmund: Zeitgemäßes über Krieg und Tod [1915]. In: Ders.: Gesammelte Werke. Bd. 10, S. 324-355.

Handwörterbuch des Deutschen Aberglaubens (1932/1933), hrsg. von Hanns Bächthold-Stäubli. Bd. 5. Berlin; Leipzig: de Gruyter (Handwörterbuch zur Deutschen Volsunde. Abt. 1: Aberglaube).

Hippokrates, ed. Diller = Hippokrates: Schriften. Die Anfänge der abendländischen Medizin. Hrsg. v. Hans Diller. Hamburg: Rowohlt, 1962.

Hoche, Alfred: Vom Sterben. Kriegsvortrag gehalten in der Universität [Freiburg] am 6. November 1918. Jena: G. Fischer, 1919.

Magnus, Julius (1839): Das Einbalsamiren der Leichen in alter und neuer Zeit. Ein Beitrag zur Geschichte der Medicin. Braunschweig: Westermann.

Illhardt, F. J. : Ars moriendi - Hilfe beim Sterben. Ein historisches Modell. In: Matouschek, Hrsg., 1989 [siehe unten], S. 89- 103.

Matouschek, E. (Hrsg.): Arzt und Tod. Verantwortung, Freiheiten und Zwänge. Mit Beiträgen von E. Albrecht [...] Stuttgart; New York: Schattauer, 1989.

Nothnagel, Hermann: Das Sterben. Ein Vortrag. 3. Aufl. Wien: Perles, 1910.

Paracelsus, ed. Sudhoff = Theophrast von Hohenheim: Sämtliche Werke. 1. Abt., 2. Bd. München; Berlin: Oldenbourg, 1930.

Schleker, Renate: Thanatologe, Euthanasie, Sterbehilfe. Zur Diskussion in der Zeit der Aufklärung, der romantischen Naturforschung und der positivistischen Naturwissenschaft. Med. Diss. Bonn, 1995.

Schott, Heinz: Eros und Thanatos. Spekulationen über Tod und Sterben in der Medizin. In: Leiden, Sterben und Tod. Eine Ringvorlesung [...] hrsg. von Johanna Geyer-Kordesch, Peter Kröner u. Horst Seithe. Münster: Aschendorff, 1986 (Schriftenreihe der Westfl. Wilhelms-Universität Münster; Neue Folge; H. 7)

Schott, Heinz: Die Chronik der Medizin. Dortmund: Harenberg, 1993.

Schott, Heinz: Romantische Naturphilosophie in der ärztlichen Praxis. Justinus Kerner und die „Seherin von Prevorst". In: Heinz Schott (Hrsg.), s. u., S. 318-325.

Schott, Heinz (Hrsg.): Meilensteine der Medizin. Dortmund: Harenberg, 1996.

Schott, Heinz: Der Leichnam in medizinhistorischer Sicht. Zeitschrift für medizinische Ethik 45 (1999), S. 3-14.

Schur, Max: Sigmund Freud. Leben und Sterben. Aus dem Engl. von Gert Müller. Frankfurt am Main: Suhrkamp, 1973.

Vovelle, Michel: Die Einstellungen zum Tode: Methodenprobleme, Ansätze, unterschiedliche Interpretationen. In: Biologie des Menschen in der Geschichte. Beiträge zur Sozialgeschichte der Neuzeit aus Frankreich und Skandinavien, eingel., übers. u. hrsg. von Arthur E. Imhof. Stuttgart; Bad Cannstatt: frommann-holzboog, 1978 (Kultur und Gesellschaft; Bd. 3), S. 174-197.

Winau, Rolf: Die Freigabe der Vernichtung lebensunwerten Lebens. In: Winau u. Rosemeier (Hrsg.), 1984 [siehe unten], S. 27-50.

Winau, Rolf u. Hans Peter Rosemeier (Hrsg.): Tod und Sterben. Beiträge von Meinhard Adler [...]. Berlin; New York: de Gruyter, 1984.

HANS-LUDWIG SCHREIBER

Die Neuregelung der Sterbehilfe in den Niederlanden und Belgien – Vorbild für die Bundesrepublik?

I.

In den Niederlanden ist inzwischen von beiden Kammern des Parlamentes ein Gesetz zur Aktiven Sterbehilfe verabschiedet worden und am 01.04.2002 in Kraft getreten. Es trägt die Überschrift „Gesetz zur Überprüfung bei Lebensbeendigung auf Verlangen und bei der Hilfe bei der Selbsttötung". Dieses neue Gesetz ist alles andere als revolutionär. Es vollzieht jetzt auf der Ebene des Strafgesetzbuches und der anderen Gesetze, was seit längerem in den Niederlanden über das Gesetz zum Leichen- und Bestattungswesen und durch mehrere Erlasse Praxis war. Es erlaubt unter gewissen Voraussetzungen und bei Kontrollen die aktive, direkte Sterbehilfe. Ähnlich ist in Belgien am 16. Mai 2002 ein Gesetz zur Euthanasie angenommen worden, durch das in Belgien die Tötung auf Verlangen für unheilbar Kranke legalisiert wird.

De Wynen, früherer Generalsekretär des Weltärztebundes, erklärte dazu auf dem 105. Deutschen Ärztetag 2002 in Rostock, dieses Gesetz sei das Ergebnis einer Infektion, die sich sehr schnell ausbreite, die unmoralisch sei, in den Niederlanden ihren Ursprung nahm und die gesamte Ärzteschaft grenzüberschreitend bedrohe. Der Präsident der Bundesärztekammer Hoppe lehnte ebenfalls das belgische Gesetz kategorisch ab. Er gab der Befürchtung Ausdruck, dass sich Europa auf einer „ethischen Abwärtsspirale" befinde. Mit großer Mehrheit wurde von den Delegierten des Deutschen Ärztetages ein Antrag beschlossen, in dem das belgische Gesetz als falsches Zeichen bezeichnet wird für alle, die leiden und für alle, die ohne Hoffnung sind. Es lasse sich der Eindruck nicht vermeiden, dass teure Patienten quasi zur „Selbstentsorgung" getrieben werden sollten.

II.

Sehen wir uns näher an, was die beiden Gesetze bringen, insbesondere das niederländische, dem das belgische weitgehend folgt.

In den Niederlanden lautet Art. 293 des Strafgesetzbuches nunmehr wie folgt:

(1) Wer einen anderen Menschen auf dessen ausdrückliches und ernsthaftes Verlangen hin tötet, wird mit Gefängnisstrafe bis zu 12 Jahren oder einer Geldstrafe der 5. Kategorie bestraft.

(2) Die im ersten Absatz bezeichnete Tat ist nicht strafbar, wenn sie von einem Arzt begangen worden ist, der dabei die Sorgfaltskriterien im Sinne von Art. 2 Gesetz zur Überprüfung von Lebensbeendigung auf Verlangen und Hilfe bei der Selbsttötung erfüllt und den kommunalen Leichenbeschauer gem. Art. 7 Abs. 2 Gesetz über das Leichen- und Bestattungswesen informiert.

Art. 294 des Niederländischen Strafgesetzbuches hat folgende Fassung erhalten. Er betrifft den Suizid:

(1) Wer einen anderen Menschen vorsätzlich zur Selbsttötung anstiftet, wird, wenn die Selbsttötung begangen wird, mit Gefängnisstrafe bis zu drei Jahren oder einer Geldstrafe der 4. Kategorie bestraft.

(2) Wer einem anderen Menschen vorsätzlich bei einer Selbsttötung behilflich ist oder ihm die dazu erforderlichen Mittel verschafft, wird, wenn die Selbsttötung begangen wird, mit Gefängnisstrafe bis zu drei Jahren oder einer Geldstrafe der 4. Kategorie bestraft. Art. 293 Abs. 2 gilt entsprechend.

Danach bleiben Tötung auf Verlangen sowie Anstiftung zur Selbsttötung grundsätzlich strafbar. Es wird aber eine Ausnahme für Ärzte gemacht, die nach bestimmten Kriterien eine Lebensbeendigung vornehmen.

Art. 293 Abs. 2 verweist dafür auf Art. 2 des Gesetzes über die Überprüfung von Lebensbeendigung. Dieser Art. 2 nennt im wesentlichen folgende Kategorien für die Lebensbeendigung:

a) Der Arzt muss zu der Überzeugung gelangt sein, dass der Patient freiwillig und nach reiflicher Überlegung um Sterbehilfe gebeten hat.

b) Weiter muss er zu der Überzeugung gelangt sein, dass der Zustand des Patienten aussichtslos und unerträglich war.

c) Er muss den Patienten über seinen Zustand und dessen Aussichten informiert haben.

d) Er muss mit dem Patienten zu der Überzeugung gelangt sein, dass es in dem Stadium, in dem sich der Patient befand, keine angemessene andere Lösung gab.

e) Er muss mindestens einen anderen unabhängigen Arzt hinzugezogen haben, der den Patienten gesehen und sein schriftliches Urteil über die in den vorgenannten Punkten bezeichneten Sorgfaltskriterien abgegeben hat.

Weiter muss die Lebensbeendigung medizinisch sorgfältig ausgeführt worden sein. Art. 2 enthält dann weiter eine Sonderregel für Patienten, die mindestens 16 Jahre alt und nicht mehr in der Lage sind, ihren Willen zu äußern. Haben sie in einem früheren Zustand, als davon ausgegangen werden konnte, dass der Patient zu einer angemessenen Einschätzung seiner Belange in der Lage war, eine schriftliche Erklärung mit der Bitte um Lebensbeendigung abgegeben, so kann der Arzt dieser Bitte nachkommen. Dabei hat er die Sorgfaltskriterien entsprechend zu beachten.

Die folgenden Absätze des Art. 2 beschäftigen sich dann mit minderjährigen Patienten zwischen 16 und 18 bzw. zwischen 12 und 16 Jahren. Später wird noch darauf zurückzukommen sein.

Weiter wird das Gesetz über das Leichen- und Bestattungswesen geändert. Nach dem Strafgesetzbuch müsste der Arzt, der die Lebensbeendigung durchführt, den Leichenbeschauer informieren. Das war schon vor dem neuen Gesetz der gängige Weg, eine Lebensbeendigung zu praktizieren. Art. 7 des Gesetzes über das Leichen- und Bestattungswesen schreibt in seinem Abs. 2 vor, dass dann, wenn der Tod die Folge der Ausführung der Lebensbeendigung oder von Hilfe bei der Selbsttötung im Sinne der Art. 293 Abs. 2 bzw. 294 Abs. 2 gewesen ist, der behandelnde Arzt keinen Totenschein ausstellt, sondern die aktive Lebensbeendigung durch Ausfüllen eines dafür vorgesehenen Formulars an den kommunalen Leichenbeschauer meldet. Dieser Meldung hat der Arzt einen ebenfalls nach einem Formular erstellten Bericht hinsichtlich der Sorgfaltskriterien im Sinne von Art. 2 des Gesetzes über die Überprüfung von Lebensbeendigung hinzuzufügen. Der kommunale Leichenbeschauer prüft, ob die Kriterien der Lebensbeendigung eingehalten sind. Wenn er zu der Auffassung kommt, das nicht bestätigen zu dürfen, so stellt er keinen Totenschein aus, sondern meldet das sogleich dem Staatsanwalt durch Ausfüllung eines vorgesehenen Formulars und dem Standesbeamten.

Weiter hat der Leichenbeschauer, wenn es um eine Lebensbeendigung geht, den Vorgang mit Hilfe eines Formulars unverzüglich einer regionalen Kontrollkommission mitzuteilen. Diese Kontrollkommission ist in Art. 3 des Gesetzes über die Lebensbeendigung vorgesehen. Sie hat die Aufgabe, im Nachhinein alle Fälle der aktiven Tötung zu überprüfen. Die Kommission muss aus einer ungeraden Zahl von Mitgliedern bestehen, zu denen in jedem Falle ein Jurist zählt, der zugleich Vorsitzender ist, sowie ein Arzt und ein Spezialist in ethischen Fragen. Die Mitglieder der Kommission werden von den Ministern der Justiz und der Gesundheit, des Gemeinwohls sowie des Sports ernannt. Sie können jederzeit auf eigenen Antrag hin sowie auch von den Ministern wegen Untauglichkeit, Unfähigkeit oder aus anderen Gründen entlassen werden.

Die Kommission hat zu prüfen, ob der Arzt, der die Lebensbeendigung auf Verlangen durchgeführt oder Hilfe bei der Selbsttötung geleistet hat, in Übereinstimmung mit den in Art. 2 bezeichneten Sorgfaltskriterien gehandelt hat (Art. 8).

Innerhalb von sechs Wochen hat die Kommission ihr begründetes Urteil schriftlich dem Arzt zur Kenntnis zu bringen. Auch dem Ausschuss der Generalstaatsanwaltschaft und dem regionalen Inspektor des Gesundheitswesens hat die Kommission ihr Urteil zur Kenntnis zu bringen, wenn der Arzt nach Urteil der Kommission nicht in Übereinstimmung mit seinen Sorgfaltspflichten im Sinne von Art. 2 gehandelt hat. Die Kommission muss der Staatsanwaltschaft auf deren Verlangen alle Auskünfte erteilen, die diese zur Beurteilung der Handlungsweise des Arztes benötigt. Alle Fälle, die zur Prüfung von Lebensbeendigung gemeldet werden, müssen registriert werden.

Gegenüber dem bisherigen Zustand ist das Verfahren dahin verändert, dass die beschriebenen regionalen Kommissionen eingeschaltet werden müssen und die Mitteilung nicht mehr direkt vom Leichenbeschauer an den Staatsanwalt geht.

Ein erhebliches Problem der aktiven Sterbehilfe betraf die nicht mehr äußerungsfähigen Patienten. In nennenswertem Umfang wurde Sterbehilfe auch dann gewährt, wenn ein Patient sie selbst aus Gründen der Krankheit oder aus sonstigen Gründen nicht verlangen konnte. Das Gesetz selbst enthält über diese Frage jetzt keine Regelung, es wird eine besondere Regelung vielmehr angekündigt. Art. 2 des Gesetzes gibt aber, wie bereits kurz beschrieben, die Möglichkeit einer vorweggenommenen Verfügung, einer Art Patiententestament hinsichtlich der Lebensbeendigung. Der Arzt darf der Bitte nachkommen, das Leben zu beenden, wenn ein Patient von über 16 Jahren, der nicht mehr in der Lage ist, seinen Willen akut zu äußern, in einem früheren Zustand, als davon ausgegangen werden konnte, dass er zu einer angemessenen Einschätzung seiner Belange in der Lage war, eine schriftliche Erklärung mit der Bitte um Lebensbeendigung abgelegt hat. Die Sorgfaltskriterien sollen in diesem Falle entsprechend gelten.

Erheblichen Streit gab es im Gesetzgebungsverfahren auch über die Behandlung minderjähriger Patienten. Das Gesetz schreibt jetzt vor (Art. 2 Abs. 3), dass bei minderjährigen Patienten zwischen 16 und 18 Jahren, bei denen davon ausgegangen werden kann, dass sie zu einer angemessenen Entscheidung ihrer diesbezüglichen Belange in der Lage sind, der Arzt einer Bitte des Patienten um Lebensbeendigung oder Hilfe bei einer Selbsttötung nachkommen kann, nachdem das Elternteil oder die Eltern, die die elterliche Sorge über das Kind ausüben, bzw. sein Vormund bei einer Beschlussfassung mit einbezogen worden sind.

Ist der minderjährige Patient zwischen 12 und 16 Jahren alt und kann davon ausgegangen werden, dass er zu einer angemessenen Einschätzung seiner Lage imstande ist, so kann der Arzt, wenn Eltern oder Vormund sich mit der Lebensbeendigung einverstanden erklären, der Bitte des Patienten nachkommen.

Die aktive Sterbehilfe hat in den Niederlanden durchaus einen nicht unerheblichen Umfang gewonnen. Die Zahlen für das Jahr 2000 liegen bisher noch nicht vor. Vergleicht man aber die Ziffern für 1990 und 1995, so wurde Sterbehilfe 1990 in 1,8 % bzw. 1995 in 2,4 % der Fälle gewährt, Hilfe bei der Selbsttötung in beiden Jahren in 0,3 % der Todesfälle. Lebensbeendigung ohne ausdrückliches Verlangen registrierte man im Jahre 1990 mit 0,8 %, im Jahre 1995 mit 0,7 %. Insgesamt lag die Quote gewährter Sterbehilfe im Jahre 1995 über 3 %. Inzwischen sind die Zahlen noch etwas weiter gestiegen.

Aus dem Muster für einen vom Arzt zu erstattenden Bericht auf Lebensbeendigung auf Verlangen und bei Selbsttötung ergibt sich, wonach im Einzelnen gefragt wird. Da sind zunächst die persönlichen Daten, sowie die Krankengeschichte, sodann die Zeitpunkte, zu denen der Patient um Lebensbeendigung gebeten hat und wie oft das geschehen ist. Anzugeben ist, ob der Patient unter dem Druck und dem Einfluss anderer Personen gestanden hat und ob es irgendeinen begründeten Anlass gibt, daran zu zweifeln, dass sich der Patient der Tragweite seiner körperlichen Verfassung voll bewusst war. Auszuführen ist dann, ob die Frage der Lebensbeendigung mit Angehörigen des Pflege- oder Betreuungspersonals besprochen wurde. Weiter wird danach gefragt, welcher Arzt zur Beratung hinzugezogen worden ist; sein Zeugnis soll wiedergegeben werden. Schließlich wird der Arzt nach der Art und dem Vorgehen bei der Lebensbeendigung gefragt.

III.

Für Belgien gilt Ähnliches. Nach Kap. 2 Art. 3 des Gesetzes vom 16. Mai 2002 macht sich der Arzt, der Sterbehilfe leistet, nicht strafbar, soweit er sich versichert hat, dass der geschäftsfähige Patient, gleich ob volljährig oder minderjährig, handlungsfähig und bei Bewusstsein ist zum Zeitpunkt seines Ersuchens. Das Ersuchen muss auf freiwillige, wohl überlegte und wiederholte Weise formuliert sein und darf nicht aus externem Druck resultieren. Der Patient muss sich in einer medizinisch aussichtslosen Situation und einem Zustand andauernden und unerträglichen physischen oder psychischen Leidens befinden, das nicht gelindert werden kann und das aus einer unfallbedingten oder einer schweren pathologischen und unheilbaren Krankheit resultiert. Weiter muss der Arzt die Bedingungen und vorgeschriebenen Verfahrensweisen des Gesetzes respektieren. Er muss nach Art. 3 § 2 vorher in jedem Fall den Patienten über seinen Gesundheitszustand und seine Lebenserwartung informieren, sich mit dem Patienten über dessen Ersuchen um Sterbehilfe absprechen und mit ihm die noch in Betracht kommenden therapeutischen Möglichkeiten sowie die Möglichkeit einer palliativmedizinischen Behandlung und ihrer Konsequenzen erörtern. Er muss mit dem Patienten zu der Überzeugung kommen, dass keine andere angemessene Lösung in seiner Situation existiert und dass das Ersuchen des Patienten absolut freiwillig ist. Weiter muss ein anderer Arzt hinsichtlich der Schwere und Unheilbarkeit des Leidens konsultiert werden. Ihm müssen die Gründe dieser Konsultation genau benannt werden. Der konsultierte Arzt nimmt Einblick in die Krankenakten, untersucht den Patienten und versichert sich des andauernden unerträglichen und nicht linderbaren Zustandes des physischen oder psychischen Leidens. Nach § 3 muss der Arzt, sofern er der Meinung ist, dass der Tod nicht sicher in kürzester Zeit eintreten wird, außerdem einen zweiten Arzt konsultieren, der Psychiater oder Spezialist der betreffenden Krankheit ist und diesem die Gründe der Konsultation exakt benennen. Dieser konsultierte Arzt muss unabhängig sowohl im Hinblick auf den behandelnden Arzt als auch im Hinblick auf den zuerst konsultierten Arzt sein. Das Ersuchen des Patienten muss schriftlich vorliegen. Das Dokument muss von dem Kranken selbst abgefasst, datiert und unterschrieben sein. Falls er das in seinem Zustand nicht mehr kann, muss das Ersuchen schriftlich durch eine volljährige Person seiner Wahl erfolgen, die kein materielles Interesse am Tod des Patienten haben kann.

Wie in Holland gibt es auch vorweggenommene Erklärungen, die für einen Zustand gelten, in dem der Patient seinen Willen auf Lebensbeendigung nicht mehr geltend machen kann (Art. 4 § 1). Wie in den Niederlanden gibt es eine Kontroll- und Ermittlungskommission, die sich aus 16 Mitgliedern zusammensetzt. Acht Mitglieder sind Doktoren der Medizin, vier Mitglieder Professoren der Rechtswissenschaften an einer belgischen Universität oder Anwälte. Im Einzelnen ist festgelegt, was die Kommission in ihrem Dokument zu prüfen hat.

Erhebliche Auseinandersetzungen gab es in der Frage, ob auch Nichteinwilligungsfähigen Sterbehilfe gewährt werden dürfe. Im Bericht der sogenannten Remmeling-Studie im Jahre 1990 wird belegt, dass Ärzte nach einer Totenscheinuntersuchung in 0,8 % der Fälle den Tod ihrer Patienten ohne deren ausdrückliches Verlangen verursacht hatten (vgl. Birgit Reuter, Die gesetzliche Regelung der aktiven ärztlichen Sterbehilfe des Königsreichs der Niederlande, 2001). In einem Untersuchungsbericht wurde festgestellt, dass eine solche Verfahrensweise durch Notstand gerechtfertigt werde. In der gegenwärtigen Gesetzgebung ist diese Frage freilich offenbar ausgeklammert worden. Auch hieran hatte sich erhebliche Kritik festgemacht. Deutlich wird in der niederländischen Auseinandersetzung allenthalben, dass nicht allein die Selbstbestimmung, sondern auch Notstandsgesichtspunkte für die Zulassung der aktiven Sterbehilfe von ausschlaggebender Bedeutung sind.

IV.

Die Situation in der Bundesrepublik ist im Unterschied zu den Niederlanden dadurch gekennzeichnet, dass die aktive Sterbehilfe auch auf Verlangen nach § 216 des Strafgesetzbuches ausdrücklich verboten ist. Ein Vorschlag der Deutschen Gesellschaft für humanes Sterben, in § 216 StGB eine Formel aufzunehmen, wonach die Strafbarkeit ausgeschlossen sei, wenn die Tötung erfolgt sei, um einen menschenwürdigen Tod zu ermöglichen, ist ganz überwiegend abgelehnt worden. Die Grundsätze der Bundesärztekammer zur ärztlichen Sterbebegleitung aus dem Jahre 1998 halten ausdrücklich fest, dass aktive Sterbehilfe unzulässig und mit Strafe bedroht sei, auch dann, wenn sie auf Verlangen des Patienten geschehe. Die Mitwirkung des Arztes bei der Selbsttötung widerspräche dem ärztlichen Ethos und könne strafbar sein.

Nach ganz überwiegender Ansicht sind dagegen die sogenannte passive und die indirekte Sterbehilfe erlaubt. Die sogenannte passive Sterbehilfe wird schlecht so genannt. Dabei geht es nicht um Passivität des Arztes, sondern um das Unterlassen einer lebensverlängernden Behandlung, wenn eine solche Behandlung nur den Todes-Eintritt verzögern würde und die Krankheit in ihrem Verlauf nicht mehr aufgehalten werden kann. An die Stelle von Lebensverlängerung und Lebenserhaltung treten dann palliativmedizinische und pflegerische Maßnahmen.

Von indirekter Sterbehilfe spricht man, wenn die Linderung des Leidens bei Sterbenden so im Vordergrund steht, dass eine damit verbundene möglicherweise unvermeidbare Lebensverkürzung hingenommen werden darf. Beim Wechsel auf das palliative Behandlungsparadigma treten das Lindern von Schmerzen, Atemnot und Übelkeit, das Stillen von Hunger und Durst sowie menschliche Zuwendung und Basispflege in den Vordergrund.

Nach überwiegender Ansicht steht die Einwilligungssperre des § 216 nicht entgegen. Aktive und indirekte Sterbehilfe unterscheiden sich dadurch, dass bei der indirekten Sterbehilfe ein früheres Lebensende als mögliche Nebenfolge der im Vordergrund stehenden notwendigen Schmerzbekämpfung hingenommen werden darf. Als Rechtfertigungsgrund gilt hier der Notstand im Sinne von § 34 StGB. Die erforderliche Schmerzlinderung überwiegt das Interesse an einer möglichen, kurzfristigen Verlängerung des Lebens, sodass eine etwaige Verkürzung hingenommen werden darf. Niemand sollte freilich verkennen, dass die indirekte und die aktive Sterbehilfe nur ein sehr schmaler Grat trennt. Bei der aktiven Sterbehilfe richtet sich das Handlungsziel auf die Herbeiführung des Todes, bei der indirekten Sterbehilfe wird der Tod lediglich als Nebenfolge der gebotenen Schmerzbekämpfung hingenommen.

Auch der sogenannte assistierte Suizid erscheint nach deutschem Recht zulässig. Der sogenannte Hackethal-Beschluss des OLG München hat die Kriterien dafür herausgearbeitet. Bloße Beihilfe zur Selbsttötung ist straflos, da der Suizident keinen Straftatbestand verwirklicht. Die Grenze der Strafbarkeit liegt bei der Täterschaft. Dann, wenn der Gehilfe selbst den Tatablauf beherrscht und zum Täter wird, ist er wegen eines Tötungsdeliktes strafbar. Wenn aber der Patient selbst das Geschehen bestimmt, etwa der Arzt Gift zur Verfügung stellt, das der Patient dann trinkt, so liegt die Herrschaft über die Tat beim Patienten. Die Rechtsprechung hat freilich angenommen, dass die Tatherrschaft wechsele und auf den anwesenden Arzt übergehe, wenn der Patient bewusstlos wird und die Herrschaft über das weitere Geschehen verliert. Dann hat der Arzt eine Garantenpflicht aus seinem ärztlichen Behandlungsverhältnis und macht sich strafbar, wenn er jetzt nicht eingreift und eine etwa noch mögliche Rettung verzögert. Diese Rechtsprechung erscheint außerordentlich problematisch, weil sie ein Eingreifen des Arztes noch in einer Situation verlangt, in der eine Rettung oft kaum noch möglich sein wird.

Problematisch erscheinen nach diesen Grundsätzen Praktiken, in denen den Patienten Gift zugesandt oder ihnen sogenannte Erstickungstüten zur Verfügung gestellt werden. Der Bundesgerichtshof hat die verbotene Einfuhr und Verabreichung von Giften als Verstoß gegen das Betäubungsmittelgesetz behandelt. Ob diejenigen, die Plastiktüten als Erstickungshilfe an Kranke verteilen, sich verbotener Täterschaft strafbar machen, kann zweifelhaft sein. In bekannt gewordenen Fällen haben die Formen der Mitwirkung nach meiner Ansicht die Grenze zur Täterschaft überschritten. Ich empfinde diesen Tod mit Hilfe von Plastiktüten als ein unwürdiges, unmenschliches Verfahren, das man unbeschadet seiner Strafbarkeit jedenfalls ablehnen sollte.

V.

Die Situation in den Niederlanden und Belgien unterscheidet sich danach nur in der Frage direkter, gezielter, aktiver Sterbehilfe von der in der Bundesrepublik. Dabei ist auch die in Deutschland zulässige indirekte Sterbehilfe eine Art direkter, aktiver Tötung, lediglich unterschieden in der Art der subjektiven Zielrichtung. Es darf nicht verkannt werden, dass dieses durchaus einen Unterschied macht. Andererseits bleibt die Differenz relativ gering. Es ist nicht recht verständlich, wenn teilweise von ärztlicher und kirchlicher Seite von einer ethischen Abwärtsspirale und einer Lizenz zum Töten gegenüber der Entwicklung in den westlichen Nachbarländern gesprochen wird. Unter den in den dortigen Gesetzen gegebenen Bedingungen kann nicht von einem leichtfertigen Wegnehmen menschlichen Lebens oder von menschenunwürdigen Methoden gesprochen werden. Ich kann mir eigentlich nicht vorstellen, dass prinzipiell die Theologie gegen eine Lebensbeendigung in absolut hoffnungslosen Fällen Grundsätzliches einwenden kann. Ich kann mir Gott nicht anders vorstellen, als dass er dafür Verständnis haben wird, wenn ich ihm das mir gegebene Leben in hoffnungsloser Leidenssituation vorzeitig zurückgebe, mich zu ihm flüchte, wenn meine Krankheit unerträglich wird. Ich hoffe, dass er mich dann nicht zurückweisen wird, wenn ich Hilfe suchend früher zu ihm zurückkomme, als das nach normalem Lebensablauf der Fall wäre.

Freilich bleiben gegenüber dem niederländischen Modell erhebliche Einwände. Letztlich beruht die niederländische Regelung auf Erwägungen des Notstandes und seiner Fernwirkungen. Wenn aus der Innenperspektive des Betroffenen das Weiterleben ein größeres Übel darstellen würde als der Tod, dann wird bei wenig deutlich umrissenen Zuständen die Zulässigkeit der aktiven Tötung gegeben. Die Auseinandersetzungen in den Niederlanden zeigen, dass die Frage der Abgrenzbarkeit hoffnungsloser Zustände des Kranken von anderen schwierig wird und eine immanente Tendenz zur Ausweitung besteht. Die Diskussionen um die Rechtfertigung zum entscheidenden Zeitpunkt nicht vom Patienten selbst verlangter Tötungen zeigt die Konsequenzen einer Zulassung aktiver Sterbehilfe überhaupt. Lässt man eine aktive, gezielte Tötung auf Verlangen überhaupt zu, entstehen damit erhebliche Gefahren für krankes und schwergeschädigtes Leben. Die Frage an einen Kranken, ob man nicht sein Leben beenden solle, kann den Schutz dieses Lebens gefährlich beeinträchtigen. Sie sollte überhaupt nicht zulässig sein. Denn angesichts der gegebenen Situation, dass 60 bis 70 % der medizinischen Ressourcen in den beiden letzten Lebensjahren verbraucht werden, ist es leicht, einem Kranken deutlich zu machen, dass es richtig und eigentlich anständig sei, das eigene Ende zu verlangen. Angesichts immer knapper werdender Ressourcen gilt das in besonderem Maße. Gegenüber dem in Deutschland diskutierten Anspruch auf einen sogenannten Alterssuizid, das heißt einem möglichen Anspruch alter Patienten, Gift zum Herbeiführen des Todes zu erhalten, ist geltend zu machen, dass das mittelbar als Freigabe der Alten als Einsparreservoir in den Ressourcen zur Krankenversorgung verstanden werden würde.

Zweifelhaft ist das holländische Verfahren, nur einen, beliebigen anderen Arzt als Gutachter heranzuziehen. Andererseits wäre ein Verfahren vor einer Kommission auch eine problematische Angelegenheit. In der Bundesrepublik sollten die neuen Regelungen in Holland und Belgien verstärkt das Augenmerk auf die ganz unbefriedigende Versorgung Schwerstkranker und Sterbender richten. Wenn gesagt wird, die holländische Lösung erzeuge eine schwindende gesellschaftliche Bereitschaft zu kostspieliger Pflege und Behandlung Schwerstkranker, so muss sich diese Frage an die eigene Praxis in der Bundesrepublik richten, die auf diesen Gebieten schwere Defizite aufweist, die man nicht durch formale Bekenntnisse zur Unantastbarkeit allen Lebens überdecken sollte.

LITERATUR

Admiraal, P.V.: 20 Jahre Erfahrung mit der Euthanasie in den Niederlanden, in: Körner, U (Hrsg.), Berliner Medizinische Schriften, Bd. 2, Dortmund 1996

Bundesärztekammer: Grundsätze zur ärztlichen Sterbebegleitung, Deutsches Ärzteblatt 1998, S. B 1851 ff.

de Haan, The New Dutch Law on Euthanasia, Medical Law Review 10, 2002, S. 57 ff.

Gahl, K./Kintzi, H.: Ärztliche Indikation zum Töten, DMW 2002, S. 866

Hoerster, Norbert: Rechtsethische Überlegungen zur Freigabe der Sterbehilfe, NJW 1986, S. 1786

Kutzer, Klaus: Sterbehilfeproblematik in Deutschland: Rechtsprechung und Folgen für die Klinische Praxis, MedR 2001, S. 77

Lipp, Volker: Patientenautonomie und Sterbehilfe BT, Prax 2002, S. 47 ff.

Odincu, Fuat S.: Begleiten statt töten, Stimmen der Zeit 2001, S. 520 ff.

Reuter, Birgit: Die gesetzliche Regelung der aktiven gesetzlichen Sterbehilfe des Königreiches der Niederlande – ein Modell für die Bundesrepublik Deutschland?, 2. Auflage, Berlin 2002

Schoene-Seifert, Bettina: Die Grenzen zwischen Töten und Sterbenlassen, in: Honnefelder u.a., Jahrbuch für Wissenschaft und Ethik, Bd. 2, Berlin 1997, S. 205 ff.

Schreiber, H.-L.: Das Recht auf den eigenen Tod – zur gesetzlichen Neuregelung der Sterbehilfe, Neue Zeitschrift für Strafrecht 1986, S. 337 ff.

Wachsmuth/Schreiber: Erläuterungen zu den Hinweisen der deutschen Gesellschaft für Chirurgie zur Behandlung Todkranker und Sterbender, Medizinische Welt 1979, S. 1380 ff.

B. Der Umgang mit menschlichem Leben in ethischer Reflexion

KARL-FRIEDRICH SEWING

Bioethik – ein Problem der Gattungsethik?

I.

Wenn wir die Entwicklung der Medizin als Wissenschaft und der ihr verwandten Biowissenschaften zurückverfolgen, dann waren diese immer gekennzeichnet durch ein humanitäres Anliegen, nämlich kranken Menschen
die größtmögliche Hilfe angedeihen zu lassen, um sie von ihren Leiden zu
befreien. Dies war aber auch begleitet von einem generellen Streben nach
Erkenntnisgewinn. Irrwege mussten in Kauf genommen werden, man denke
dabei nur an die Homöopathie oder in jüngster Zeit an den Wandel der Therapie von Magen- und Zwölffingerdarmgeschwüren. Es kann auch nicht
bestritten werden, dass die medizinische Forschung auf scheußliche Abwege
gebracht wurde. Alles das war „gattungskonform", wenngleich in den negativen Facetten keinesfalls akzeptiert.
Die generelle Ausrichtung und Zielsetzung der biomedizinischen Forschung
ist im humanistischen Sinne positiv geprägt, sie ist allerdings um eine kommerzielle Komponente erweitert worden. Zugleich mit dem zunehmenden
Verständnis zellbiologischer Prozesse und der Verfügbarkeit umfangreicher
molekularbiologischer Techniken kam wieder einmal die Angst auf, der
Mensch könne als Gattung Schaden nehmen, wenn man die sich daraus er-
gebenden Perspektiven konsequent zu Ende denkt und umsetzt. Paradigmatisch sei dafür auf die Rede des Bundespräsidenten Johannes Rau am
18.05.2001 verwiesen (1). Im Folgenden soll der Versuch einer kritischen
Auseinandersetzung mit diesen Sorgen und Ängsten gemacht werden.

II.

Wolfgang Frühwald hat in seinem bemerkenswerten Vortrag „Der ‚Imperativ
des Fortschritts'. Moderne Medizin im Spannungsfeld von Wissenschaft und
Gesellschaft" (2) beim Festakt aus Anlass des 50-jährigen Bestehens des
Wissenschaftlichen Beirats der Bundesärztekammer unter Hinweis auf Jürgen Habermas (3) die Frage aufgeworfen und diskutiert, ob nicht durch die
Einführung neuer Verfahren der Gentechnik in die Medizin, insbesondere in
die Fortpflanzungsmedizin, das menschliche Selbstverständnis in Frage gestellt wird. Er verweist u.a. dabei auf ein Zitat von Habermas zu Fragen im
Zusammenhang mit dem heutigen Umgang mit vorpersonalem menschlichem

Leben: „Sie berühren nicht diese oder jene Differenz in der Vielfalt kultureller Lebensformen, sondern intuitive Selbstbeschreibungen, unter denen wir uns *als Menschen* identifizieren und von anderen Lebewesen unterscheiden – also das Selbstverständnis von uns als Gattungswesen". Frühwald zweifelt nicht an den von Habermas daraus abgeleiteten Befunden und folgert:

„..., dann müssen wir vermutlich lernen einzusehen, dass es zu dem von uns (von uns Menschen) erzeugten und entwickelten, umstrittenen und geglaubten Bild des Menschen, das seit den ersten Manifestationen menschlichen Bewusstseins in der *leibhaftigen* Identität des Gattungswesens Mensch wurzelt, eine Alternative zu geben scheint: die Auflösung dieser leibhaftigen Identität durch die genetische Vor- und Umprogrammierung gezüchteter Menschen. Ein von seinen Eltern oder seinen Erzeugern irreversibel und programmgemäß geschaffener Mensch wird ein anderes Verhältnis zu seiner und seiner Mitlebenden Existenz haben als ein aus der Zufallsentscheidung der Natur entstandener Mensch. ..., wir streiten um die bisher naturwüchsige, scheinbar alternativenlose *leibhaftige Basis* unserer Urteile und Entscheidungen, um den Begriff des Menschen und seines Leibes, um den Begriff menschlicher Freiheit und die *physischen* Möglichkeiten humanen ethischen Wollens".

Dem naturwissenschaftlich geprägten, philosophisch ungeschulten Menschen stellen sich mehrere Fragen: Müssen wir wirklich das Selbstverständnis von uns als Gattungswesen in Frage stellen, um uns mit den Fragen, die uns die diagnostischen und therapeutischen Möglichkeiten der modernen Biomedizin aufgegeben haben, auseinandersetzen zu können? Geht wirklich die Identität eines Wesens als Mensch verloren, wenn die Wissenschaft in begrenztem Umfang von den Möglichkeiten Gebrauch macht, durch Zufall entstandene Fehlleistungen der Natur zu korrigieren und damit schwerem menschlichem Leid vorzubeugen? Der lapidare Hinweis, dass es schon zu jeder Zeit Weltuntergangsszenarien gegeben hat, wenn die Wissenschaft wieder einmal das aktuelle Weltbild ins Wanken gebracht oder außer Kraft gesetzt hat, dürfte hier wahrscheinlich etwas zu kurz greifen, ist aber nicht ganz abwegig.

Betrachten wir zunächst Frühwalds Warnung vor der „Auflösung dieser leibhaftigen Identität durch die genetische Vor- und Umprogrammierung gezüchteter Menschen". Vermutlich kann sehr leicht ein Konsens darüber herbeigeführt werden,

1. dass wir eine Menschenzucht nicht wollen,
2. dass wir eine gezielte genetische Umprogrammierung des Menschen nicht wollen und
3. sich eine leibhaftige Identität so schnell nicht auflösen lässt.

Die Punkte 1 und 2 sollten sich in einem Rechtsstaat durch Rechtsnormen regeln lassen. In einem Unrechtsstaat dürfte es dagegen ausreichend kriminelle Energie geben, die sich – so sie denn dazu in der Lage wäre – über alle Normen, Werte und Regeln hinwegsetzt. Es ist eine Illusion anzunehmen, dass sich der Mensch immer mit seiner naturgegebenen - zugegebenermaßen äußerlichen - Identität zufrieden gegeben hat. Denken wir doch an in die Haut geritzte Ornamente bei den Naturvölkern, an die Verkrüppelungen von Füßen von Japanerinnen, an Tätowierungen, an Schönheitsoperationen u.v.a.m. Dies ist aus unserer Sicht moralisch durchweg kritikwürdig, wurde aber kommentar- und diskussionslos hingenommen. Die Frage nach einem Verlust der Gattungsidentität hat sich niemand gestellt. Anlass waren immer gesellschaftliche Vorgaben und weltanschauliche Vorstellungen, gepaart mit irrationalen Elementen. Alles das unterlag der Entscheidungsfreiheit des Einzelnen oder gesellschaftlicher Gruppen.

Bei der jetzigen Diskussion dreht sich alles um die Frage „Zufall oder Zweck?", „freie Entscheidung oder Instrumentalisierung?". Frühwald wählt - offenbar ganz bewusst - die Begriffe „gezüchteter Mensch" und „programmgemäß geschaffener Mensch", um sein Plädoyer für eine Gattungsethik und seine Warnung vor einer Bedrohung der menschlichen Gattung durch die Gentechnik begründen zu können. Diese Sorge wäre nur zu verständlich und berechtigt, wenn man ein Genie wie Einstein gentechnisch „programmieren" wollte. Doch um solche Absichten geht es nicht. Im Vordergrund aller Bemühungen ernsthafter Wissenschaftler steht das Ziel, mit Hilfe anerkannter Verfahren auf dem Boden des jeweiligen Stands der Wissenschaft und Technik nach Möglichkeiten zu suchen, um die Therapie von Menschen mit nicht oder nur schwer behandelbaren Krankheiten zu verbessern. Dabei kann auch nicht übersehen werden, dass – selbst wenn Eingriffe ins Genom diskutiert werden – potentiell immer nur Erkrankungen primär monogenen Ursprungs einem gen-korrigierenden Eingriff zugänglich sind. In absehbarer Zeit ist es nach wissenschaftlichem Ermessen und unter statistischen Gesichtspunkten undenkbar, einen Menschen auf dem Reißbrett zu konzipieren und davon auszugehen, dass dieses „Konstrukt" in der gewünschten Form dann auch zu Fleisch und Blut wird.

Frühwald führt weiter aus: „Im kollektiven Bewusstsein entsteht heute allmählich die Vorstellung, dass der Mensch seine leibhafte Mitte verlieren könnte, dass sich die letzte ihm verbliebene biologische Gewissheit auflösen könnte in die Beliebigkeit austauschbarer, zu züchtender Einzelorgane." Ist diese doch sehr negativ gefärbte Perspektive berechtigt? Der Empfänger eines Organtransplantats empfindet in den meisten Fällen das ausgetauschte Einzelorgan - unabhängig von dessen Herkunft - als ein Stück zusätzlich gewonnenen Lebens in Würde. Es ist nicht einzusehen, warum durch korrigierende Eingriffe zugunsten einer der „Standardbiologie" des Menschen entsprechenden Lebensfähigkeit die Kostbarkeit und unwiederholbar konkrete Personalität verloren gehen sollen. Werden nicht durch solche Eingriffe Kostbarkeit und konkrete Personalität erst wieder hergestellt? Haben wir nicht im Arzt-

Patienten-Verhältnis schon seit geraumer Zeit einen Wandel vollzogen von einer paternalistischen Bevormundung hin zu einem selbstbestimmenden Verhältnis im Sinne einer voluntas aegroti suprema lex, wobei von dieser voluntas reger Gebrauch gemacht wird? Es ist doch unübersehbar, dass gerade in einer gesundheitlich bedrohlichen Grenzsituation von den meisten Menschen alle Möglichkeiten der Heilung und der Vermeidung des drohenden Todes ausgeleuchtet und ggf. ohne Rücksicht auf Unverwechselbarkeit oder Nichtaustauschbarkeit in Anspruch genommen werden.

Frühwald fährt fort: „Im gleichen Maße, in dem in den Tiefen des Weltinnenraums und des Kosmos das geschichtliche Bild des Menschen in die Kälte der Äonen entschwindet, verblasst auch die Vorstellung von der Würde, der Unverwechselbarkeit, der Nichtaustauschbarkeit der einen und einzelnen, in ihrer Einzelheit kostbaren, unwiederholbar konkreten Person." Ist es nicht eher so, dass gerade die Fähigkeit des Menschen, Möglichkeiten für seinen Vorstoß in die Tiefen des Alls und in seine eigenen molekularen Dimensionen zu schaffen, Bestandteil seiner Würde ist und diese deutlich macht? Es ist doch auch gerade der menschliche Geist, der alles dies möglich und den Menschen unverwechselbar macht. Betrachten wir nicht auch die Unterdrückung geistiger Freiheit und Fähigkeit als einen Eingriff in die Würde des Menschen? Wir dürfen nicht so tun, als habe die Evolution nicht stattgefunden, in deren Verlauf sich unser geschichtliches Bild des Menschen erst entwickeln konnte.

III.

Somit stellt sich die Frage, ob in der Biomedizin das „Gefährdungspotential der Moderne" die Gattung Mensch bedroht. So lange wir in einem Rechtsstaat leben, liegt es in unserer Hand, Regeln für den Umgang mit der „Moderne" aufzustellen und deren Einhaltung zu überwachen. Diese Moderne - was die Biomedizin betrifft - einseitig unter negativen Gesichtspunkten mit den Begriffen „Gefährdungspotential" oder „Verrohungspotential" zu belegen wird den darin enthaltenen Chancen und den zweifellos einzuhaltenden Grenzen nicht gerecht. Ein Verrohungspotential ist in unserer Gesellschaft schon seit geraumer Zeit in unerträglicher Weise an anderer Stelle vorhanden und dürfte andere Ursachen haben als einen verantwortungsbewussten Umgang mit wissenschaftlichem Fortschritt. Frühwald stellt fest, dass dem „Imperativ des Fortschritts" in Naturwissenschaft und Technik „der Imperativ der moralischen Vernunft" begegnet, der fordere, „Grenzen und Dämme dort zu ziehen, wo der Erkenntnisstrom längst über die Ufer getreten ist, damit ein Stück bewohnbares Land für die Menschen verbleibt." Ist es wirklich so, dass der Erkenntnisstrom über die Ufer getreten ist? Ist es nicht so, dass es - wie bei anderen Fortschritten in Wissenschaft und Technik - eher die Angst vor Neuem ist, die nach Dämmen und Grenzen ruft? Hubert Markl hat es auf den Punkt gebracht (4):

„Eine Gesellschaft, die vor Risiken zurückschreckt, die die Wagnisse der Freiheit mit sich bringen, verfängt sich nur um so sicherer in den Risiken von Immobilität und Stagnation aus mangelnder Wettbewerbsfähigkeit gegenüber freiheitlicheren, wagemutigeren Gesellschaften. ... Am gefährlichsten für eine Gesellschaft ist es dabei, wenn sie ihren mangelnden Mut, Neues zu wagen, zum moralischen Verdienst, wenn nicht gar zur sittlichen Pflicht erklärt. ... Besonders betrüblich dabei zu sehen, wenn Vertreter jener Wissenschaften, die im Geiste befreiender Aufklärung Bannerträger bürgerlicher Handlungsfreiheit in eigener Verantwortung sein sollten, sich manchmal gar nicht genug tun können, schleunigst nach strenger gesetzlicher Fesselung zu verlangen, nach Zwang durch die Obrigkeit geradezu lechzen, der allen verbietet, was manchen Angst bereitet. Die aktuellen Bioethikdebatten von Präimplantationsdiagnostik bis Sterbehilfe bieten mannigfache Beispiele dafür."

Auf der einen Seite befürchten wir, dass durch die Präimplantationsdiagnostik und durch die durch Stammzellforschung ermöglichte Entwicklung und Transplantation gezüchteter Organe die menschliche Identität verloren geht und das geschichtliche Bild des Menschen entschwindet - um mit Frühwald zu sprechen. Auf der anderen Seite wird daran gearbeitet, die anonyme Geburt zu legalisieren, was an den Grundfesten unseres sozialen Gefüges rüttelt und den anonym Geborenen bewusst seiner biologischen und damit auch wohl sozialen Wurzeln beraubt. Dazu schreibt Martin Spiewak (5): „Die Möglichkeit (etwas über die genetischen Eltern herauszufinden; Verf.) wird Kindern durch die anonyme Geburt verwehrt. Verschwindet die Mutter nach der Entbindung ohne Namen und Nachricht zu hinterlassen, ist die völlige Herkunftslosigkeit des Neugeborenen für immer besiegelt."

Wie ist es denn um unsere Gattungsethik bestellt, unter deren Dach wir es uns gesellschaftlich akzeptiert erlauben, jährlich 135.000 Schwangerschaften zu beenden, deren Aufrechterhaltung ungelegen kommt? Hier fragt niemand, ob dabei wohl einem Einstein, einem Bach oder einem Goethe die Chance genommen wurde geboren zu werden. Allerdings hätten ein Beethoven und wohl auch seine Zeitgenossen vermutlich viel dafür gegeben, wenn der menschliche Geist und durch ihn die Wissenschaftler und Techniker bereits damals in der Lage gewesen wären, ein funktionsunfähiges Hörorgan zu ersetzen oder gar aus Stammzellen zu züchten.

IV.

Eine stringente Gattungsethik „Mensch" geht über weite Strecken mit einem anthropozentrischen Weltbild einher. Ein solches haben wir – gar nicht zu Unrecht - auch auf anderen Gebieten verlassen. Unsere Tierschutzgesetzgebung z. B. hebt ausdrücklich die Mitgeschöpflichkeit der Tiere hervor. Der Begriff „Mitgeschöpflichkeit" hat in unserem Sprachgebrauch einen fast religiösen Unterton. Vor diesem Hintergrund hat jüngst der Schutz der Tiere in unserer Verfassung einen eigenen Rang erhalten (GG Art. 20a) und wird insofern anderen Grundwerten oder Grundrechten, darunter auch dem Lebensschutz des Menschen (GG Art. 2(1)), vergleichbar. Wären wir dann nicht verpflichtet, auch den Tieren eine eigene Gattungsethik zuzubilligen, die sie z. B. davor schützt, nach menschlichem Gutdünken gen-manipuliert zu werden - eine Maßnahme, die der Mensch ausschließlich in seinem eigenen Interesse vornimmt?

Es ist richtig und zeugt auch von der unverwechselbaren Freiheit und gattungseigenen Fähigkeit des Menschen, dass wir in der Lage sind, uns über unser Tun und Handeln Rechenschaft abzulegen und uns die möglichen Konsequenzen des wissenschaftlichen Fortschritts vor Augen zu führen. Dürfen wir da nicht – mit aller Behutsamkeit und verantwortungsbewusst – darüber nachdenken, ob nicht auch ein in einer frühen Phase der Entwicklung im Entstehen begriffenes menschliches Wesen, das keine Chance hat, sich über das Reagenzglas hinaus weiter zu entwickeln oder gar geboren zu werden, dazu in Anspruch genommen werden darf, dass vielen geborenen Menschen möglicherweise großes Leid erspart bleibt? Wäre das nicht auch ein Stück Gattungsethik, ohne dass die Gattung Mensch dadurch bedroht wird?

ANMERKUNGEN

(1)   Johannes Rau: Berliner Rede am 18.05.2001: Wird alles gut? Für einen Fortschritt nach menschlichem Maß.

(2)   Wolfgang Frühwald: Die Bedrohung der Gattung „Mensch". Deutsches Ärzteblatt 2002; 99: A1281 – 1286.

(3)   Jürgen Habermas: Die Zukunft der menschlichen Natur. Auf dem Wege zu einer liberalen Eugenik? Frankfurt/M. 2001.

(4)   Hubert Markl: Wir verjagen unsere Forscher. Die Zeit Nr. 23 / 2002, S. 32.

(5)   Martin Spiewak: Die Leerstelle im Leben. Die Zeit Nr. 24 / 2002, S. 31.

GERHARD HÖVER / HEIKE BARANZKE

Bedrohen Genomforschung und Zellbiologie die Menschenwürde? Wege der ethischen Urteilsbildung

Die Verantwortung im Umgang mit dem Leben ist durch die außerordentlich schnelle Erweiterung unserer Handlungsmöglichkeiten zu einer besonderen Herausforderung für die heutige Ethik geworden. Dabei sind es „vor allem zwei medizinische Forschungsgebiete, welche die Entwicklung der Biomedizin ermöglicht haben, zum einen die sich seit über 30 Jahren etablierende Zellbiologie – mit der Möglichkeit der Züchtung von menschlichen Zellen im Labor –, zum anderen die seit mehr als 15 Jahren auch klinisch bedeutsam werdende Molekulargenetik – verbunden mit der Möglichkeit von Diagnostik und künstlicher Veränderung des Erbgutes (DNA)" und der im Jahr 2001 zunächst zum Abschluß gekommenen ersten quasi vollständigen Entschlüsselung des menschlichen Genoms (1). Die damit verbundenen Eingriffs- und Erkenntnismöglichkeiten verändern tiefgreifend die menschliche Lebenswelt, sie verselbständigen sich tendenziell zu Teilsystemen, die in ihrem quasi-autonomen Charakter gleichunmittelbar eine globale Vernetzung aufweisen, was den Wissenstransfer und was die Folgen betrifft (2). Nicht also die medizinischen Forschungsgebiete als solche sind es, welche zu einer Bedrohung der Menschenwürde werden können, sondern ihre institutionelle Ausprägung zu eigenen „Welten" mit spezifischen Rationalitäten, Sachgesetzlichkeiten und Mittel-Zweck-Relationen ist es, welche die Frage „Bedrohen Genomforschung und Zellbiologie die Menschenwürde?" zu einer moralischen Frage nach der Notwendigkeit der Ziele und des letzten Zwecks werden läßt. Die Aufdeckung der darin einbegriffenen ethischen Problemdimensionen ist zugleich die Eröffnung von Wegen der ethischen Urteilsbildung.

I. Einleitung: Im Zeichen der Humangenomforschung

Der Abschluß der ersten vollständigen „Entschlüsselung" des menschlichen Genoms im Februar des Jahres 2001 gilt als einer der Wendepunkte der Wissenschaftsgeschichte, wie er nur selten sich ereignet. Manche Biologen nehmen dies bereits zum Anlaß für eine neue Zeitrechnung und sprechen von einer „vorgenomischen" Ära, d. h. der Zeit bis zur ersten „Entschlüsselung" des menschlichen Erbguts, und einer „postgenomischen" Ära, welche nun also begonnen hat. Andere bezeichnen diesen Wendepunkt als eine „Revolution", was die Auswirkungen dieser Entdeckungen auf Wissenschafts- und Lebensbereiche betrifft. Jenseits von Utopismus und Skeptizismus müssen wir uns, wie W. Frühwald ausführt, mit der Tatsache vertraut machen, daß molekular- und zellbiologische Grundlagenforschung sowie ihre Anwendungsformen das

„Gesamtsystem der Medizin zu revolutionieren beginnen. Es ist der Forschung gelungen, von den Symptomen zu den Ursachen der Krankheiten vorzudringen. Es wird ihr gelingen, eine Ursachentherapie, also eine Gentherapie, zu finden und zu erfinden. Wann dies sein wird, wissen wir nicht, die bisherigen Prognosen haben sich als vorschnell erwiesen. Wenn dies aber gelingt, wird der gesamte Arzneimittelmarkt umgestellt werden, die Berufe der Pharmazeuten und der Apotheker, der Ärzte sind davon unmittelbar und in bisher fast nicht vorstellbarem Maße betroffen, für ungezählte schwerstkranke Menschen wird es Heilungschancen geben. Wer die Chancen und die Risiken der neuen Techniken und der Ursachenbehandlung gegeneinander abwägt, wird die Chancen weit höher einschätzen als die Risiken." (3)

Auch der Präsident der Deutschen Forschungsgemeinschaft, Ernst-Ludwig Winnacker, stellt in seiner Rede vom 4. Juli 2001 das Neuartige der sich vollziehenden biomedizinischen Revolution heraus, indem er die Situation mit Goethes Schachbrettgleichnis deutet:

„Die Natur hat uns das Schachbrett gegeben, aus dem wir nicht hinauswirken können noch wollen, sie hat uns die Steine geschnitzt, deren Wert, Bewegung und Vermögen nach und nach bekannt werden: nun ist es an uns, Züge zu tun, von denen wir uns Gewinn versprechen; dies versucht nun ein jeder auf seine Weise." (4)

Mit der Hinwendung zur Forschung mit humanen Stammzellen ist man in der Tat dabei, eine völlig neue Partie zu eröffnen, wo man „vor einer Vielzahl von Möglichkeiten steht und nicht gleich weiß, wohin sein Tun den Spieler führen und welche Folgen genau die Wahl der Eröffnung haben wird." Für Winnacker stellt die gegenwärtige Hinwendung zur Stammzellenforschung „ein in der Wissenschaftsgeschichte seltenes, aber immer wiederkehrendes Phänomen dar, den Paradigmenwechsel. Es geht um Erfindungen oder Entdeckungen von so grundlegender Natur, dass sie völlig neue Wissenschaftszweige generieren, und dabei, sagen wir es ruhig, die Welt verändern."

Die Frage ist, um Winnackers Metapher aufzunehmen, ob die Genomforschung nicht dazu angetan ist, über das naturgegebene Schachbrett hinauswirken zu können, so daß wir am Ende das Schachspiel selbst aufheben. Jedenfalls machen die Aussagen die Herausforderung deutlich, die mit der Genomforschung verbunden ist, denn „das neue Wissen betrifft uns selbst, und dies in einer Dimension des Menschlichen, die unserer Einsicht und unserem Zugriff bislang nur in begrenzter Weise zugänglich war, nämlich in unserer Natur, genauer unserer individuell geprägten Natur, mit der wir unaufhebbar identisch sind" (5). Diese Herausforderung läßt sich mindestens in vierfacher Hinsicht formulieren: als naturwissenschaftliche, wissenschaftstheoretische, kulturelle und ethische Herausforderung. Die naturwissen-schaftliche Herausforderung besteht in der Erhebung und Bewältigung der gewaltigen Datenmenge, die zu erwarten ist. Mit der ersten „Entschlüsse-lung" des menschlichen Genoms stehen wir lediglich an einem Anfang. Die eigentliche Aufgabe wird darin bestehen, die Wechselwirkungen zwischen den verschiedenen Ebenen des Lebendigen zu erfassen, und zwar

- zwischen dem Genom und dem Proteom, d. h. der Gesamtheit der ca. 50 – 80.000 verschiedenen Proteinen, aus denen die Körperzellen auf-gebaut werden,
- zwischen diesen beiden Ebenen und dem Physiom, d. h. der Gesamtheit von Zellen, Geweben und Organismen, und schließlich
- zwischen diesen drei Ebenen und der Umgebung des Physioms, in der ein Organismus real existent ist und in Wechselwirkung mit anderen – gleichartigen wie verschiedenartigen – Lebewesen steht.

Erst eine solche umfassende Struktur- und Funktionsanalyse wäre die Grundlage abgesicherten Wissens. Dies läßt erahnen, wie weit wir davon trotz der ungeheuren Beschleunigung des Erkenntnisgewinns noch entfernt sind.

Zudem nützen die Datenmengen als solche nicht sehr viel, solange sie nicht auch verstanden und mit neuen Theoriemodellen gedeutet sind. Hier liegt die wissenschaftstheoretische Herausforderung. Bislang haben sich unsere Theoriemodelle als unzulänglich erwiesen. Die metaphorische Redeweise vom „Buch des Lebens", von der „Entschlüsselung" des genetischen „Codes" und „Programms" sind der Informationstechnik entliehen, ohne daß man die Unterschiede in den Sachbereichen selbst hinlänglich reflektiert hätte. Über-holt ist die Vorstellung eines strengen genetischen Determinismus, etwa i. S. der These „ein Gen – ein Merkmal", fraglich geworden ist sogar der Begriff des Gens selbst, sofern man meinte, damit quasi die selbststabilen „Atome" des Lebens gefunden zu haben. Auch die Vorstellungen von „genetischer Normalität" haben sich als falsche Deutungen erwiesen, die eher eugenische Projektionen darstellen, aber weder naturwissenschaftlich noch wissen-schaftstheoretisch abgesichert werden können.

Ohne Zweifel aber stellt die angestrebte umfassende Struktur- und Funkti-onsanalyse eine eminente Herausforderung an unser Selbstverständnis, an das Verständnis des sozialen Zusammenlebens und an unser Verhältnis zu Natur und Evolution dar.

„Denn auch wenn das Genom seine Funktion nur in enger Wechselwirkung mit anderen Bestimmungsfaktoren ausübt, so stellt es doch ohne Zweifel eine wesentliche Bestim-mungsebene unseres leiblichen Lebens dar, und zwar eine solche, die uns als Individuen eigen ist und uns in der Natur betrifft, mit der wir als leiblich existierende Subjekte unauf-hebbar identisch sind. Sie zu ‚entschlüsseln' und in ihrer in Wechselwirkung mit den anderen Faktoren ausgeübten Funktion zu begreifen, heißt, die menschliche Natur einer Einsicht und einem Eingriff von bislang unbekannter Tiefe zugänglich zu machen. Angesichts der Schranken, die uns die Natur bislang an dieser Stelle setzte, wird es verständlich, dass bereits die Möglichkeit solcher Einsicht und solchen Eingriffs einen tiefen ‚Schrecken' auslöst." (6)

Umgekehrt aber hat der Beginn der Humangenomforschung auch unser Nicht-Wissen bezüglich der Struktur- und Funktionszusammenhänge zwischen Genom, Proteom, Physiom und Umwelt deutlich gemacht. Von einer gezielten Steuerung und Veränderung dieser Vorgänge etwa i. S. eines „genetic engineering" oder gar einer genetischen Selbstgestaltung des Menschen sind wir weiter denn je entfernt. Wir werden es weit eher bewerkstelligen, die ungeheuer komplexen Wechselwirkungsprozesse unserer Natur zu stören als sie zu „optimieren". Erst recht stellt sich hinsichtlich der kulturellen Herausforderung die Frage nach den Zielen genetischer Selbstgestaltung. Sollte Menschenzüchtung jemals zu einer beherrschbaren Handlungsmöglichkeit werden, würde die Frage des Menschenbildes, an dem wir uns dabei orientieren sollten, unausweichlich. Die eigentliche Fragestellung lautet dann in der Tat: „Nach welchem Bild wollen wir den Menschen perfektionieren?" (7)

Mag man diese Frage noch im Fernhorizont der Humangenomforschung ansiedeln, so prägen die bereits verfügbaren Erkenntnis– und Forschungsmöglichkeiten schon deutlich den Nahhorizont. Die ethische Herausforderung ist bereits Gegenwart.

„Was die Humangenomforschung zur ethischen Herausforderung werden lässt, sind Ausmaß, Neuartigkeit und Ambivalenz der durch sie eröffneten Handlungsmöglichkeiten. Sie erlauben Diagnose und Intervention, wo bislang die Natur dem Menschen Widerstand entgegensetzte und Grenzen zog. Will der Mensch angesichts des weggefallenen Widerstandes nicht nach vorn fallen und stolpern, muss er sich an Stelle der Natur selbst die Grenzen setzen." (8)

Wir erleben diese ethische Herausforderung derzeit an keinem Forschungsfeld so deutlich wie im Bereich der Forschung mit humanen embryonalen Stammzellen. Die Verwendung oder gar Herstellung menschlicher Embryonen zu Forschungszwecken, die „verbrauchende Nutzung" von Embryonen, die zwecks Gewinnung und Kultivierung ihrer Stammzellen im Rahmen von In-vitro-Fertilisationsbehandlungen „übriggeblieben" sind, die Vorstellung, Embryonen zu klonieren mit dem Zweck, sie zu Zellersatz anstatt als Menschen heranreifen zu lassen u. a. m. eröffnen nicht nur bislang unbekannte Forschungsdimensionen, all dies ist auch dazu angetan, eine Gesellschaft in ihren bisherigen Wertvorstellungen zu verändern. Es berührt unser Verständnis von uns selbst, unsere elementaren Begriffe von Menschsein, Würde, Personalität, Humanität, von Lebensanfang und Lebensende, von

Gesundheit, Krankheit, Heilung und Heil. Es ist zu einer Herausforderung an unsere Ethik überhaupt geworden.

II. Der menschenrechtliche Schutz von „Würde und Identität aller Menschen" im Hinblick auf die Anwendung von Biologie und Medizin

Eine Antwort auf die ethische Herausforderung der biomedizinischen Entwicklungen, was die Eingriffstiefe und -reichweite in den Menschen betrifft, beabsichtigt ohne Zweifel das „Übereinkommen zum Schutz der Menschenrechte und der Menschenwürde im Hinblick auf die Anwendung von Biologie und Medizin" des Europarates – kurz „Menschenrechtsübereinkommen zur Biomedizin" bzw. auch heute noch „Bioethikkonvention" genannt. Da in ihr erstmalig der Versuch gemacht wird, den „Forschungsraum" der Biomedizin unter menschenrechtlichen Aspekten zu strukturieren, kann die Herausarbeitung des Problems moralischer Zwecknotwendigkeit im Bereich der Biomedizin sinnvollerweise hier ansetzen. Denn hinsichtlich der Intention dieses Dokuments verknüpft bereits die Präambel das Ziel, „die Menschenrechte und Grundfreiheiten zu wahren und fortzuentwickeln", mit der Entschlossenheit, „im Hinblick auf die Anwendung von Biologie und Medizin Maßnahmen zu ergreifen, um den Schutz der Menschenwürde sowie der Grundrechte und Grundfreiheiten des Menschen zu gewährleisten" (9). Die Konvention ist im Rahmen der wichtigsten Menschenrechtsabkommen zu betrachten und in ihren grundlegenden Prinzipien auf diesen fundiert. Gleichzeitig aber intendiert das Übereinkommen eine Unterscheidung zwischen einem sinnvollen Gebrauch der Fortschritte in Biologie und Medizin „zum Wohl der heutigen und der künftigen Generationen" einerseits und einem Mißbrauch von Biologie und Medizin andererseits, der „zu Handlungen führen kann, welche die Menschenwürde gefährden".

Der Erläuternde Bericht (10) hebt hinsichtlich des „benefit of present and future generations" auf drei Ebenen ab, die zu berücksichtigen sind: die Ebene des Individuums, die Ebene der Gesellschaft und die Ebene der menschlichen Spezies. Damit kommt eine neue, umfassende Sicht des menschlichen Lebens in den Blick, wie sie in den bisherigen Menschenrechtsabkommen noch nicht oder nicht hinreichend berücksichtigt worden ist. Es geht nämlich um die Identität des „human being" bzw. „être humain", d. h. um das Humanum in seiner elementaren Lebenswurzel und in seinem grundlegenden Lebensvollzug. Daher steht nicht der Bereich von Gesundheit, Krankheit und Heilung am Beginn dieser Konvention, sondern der Schutz von Würde und Identität aller menschlichen Lebewesen (11) – sie sind durch die Anwendungsmöglichkeiten von Biologie und Medizin antastbar geworden.

Die Aussagen über Schutz von Würde und Identität des menschlichen Lebewesens, die Rezeption des Prinzips des informed consent im Völkerrecht und die Einschränkungsverbote zählen wohl zu den wichtigsten Errungenschaften der Konvention. Es geht darin um eine umfassende Sicht des menschlichen Lebens, wie sie in den bisherigen Menschenrechtsabkommen noch nicht oder nicht hinreichend berücksichtigt worden ist. In diesem Sinne ist die Formulierung von Art. 1 zu verstehen:

„Die Vertragsparteien dieses Übereinkommens schützen die Würde und die Identität aller Menschen und gewährleisten jedem ohne Unterschied die Wahrung seiner Integrität sowie anderer Rechte und Grundfreiheiten im Hinblick auf die Anwendung von Biologie und Medizin." (12)

Zwar zeigt sich eine erste Schwierigkeit schon darin, daß an keiner Stelle der Konvention geklärt ist, was bzw. wer genau mit „everyone"/ „toute personne" gemeint ist. Im Erläuternden Bericht heißt es hierzu, daß man über die Definition keine Einstimmigkeit erzielen konnte. Wie auch in anderen Menschenrechtskonventionen wird die Interpretation des Terminus dem nationalen Recht überlassen. Auch der Terminus „human being", der verwendet wird „to state the necessity to protect the dignity and identity of all human beings", wird bezüglich der Frage des Lebensbeginns nicht näher geklärt. Im Erläuternden Bericht heißt es hierzu lediglich: „It was acknowledged that it was a generally accepted principle that human dignity and the identity of the human being had to be respected as soon as life began" (Nr. 19). Dies schließt natürlich die Möglichkeit ein, entsprechend der Überzeugungen des Beitrittslandes mit dem Lebensbeginn die Verschmelzung von Ei- und Samenzelle zu verstehen, nur ist diese Deutung in keiner Weise völkerrechtlich i. S. der Konvention verbindlich. Man kann daher diese Unklarheit von der Sache her auch so deuten, daß der Zusammenhang von Lebensbeginn, Menschsein und Personwürde derzeit in Europa nicht in einer Weise konsensfähig ist, daß er Gegenstand eines Abkommens werden könnte.

Unzweifelhaft ist jedoch dadurch, daß die Menschenwürde geltend gemacht wird, ein Vorrangprinzip artikuliert. So formuliert Art. 2 in Anlehnung an die Helsinki-Deklaration des Weltärztebundes als weiteres wesentliches Grundprinzip: „Die Interessen und das Wohlergehen des Menschen haben Vorrang vor dem alleinigen Interesse von Gesellschaft oder Wissenschaft." (13) Zwar sind auch die Interessen von Gesellschaft und Wissenschaft von Belang, in Konfliktfällen aber ist den individuellen Interessen der Vorrang zu geben. Der Art. 2 muß hierbei in Zusammenhang mit Art. 26 gesehen werden:

„1. Einschränkungen im Hinblick auf die Ausübung der in diesem Übereinkommen vorgesehenen Rechte und Schutzbestimmungen sind nur zulässig, soweit sie gesetzlich vorgeschrieben und in einer demokratischen Gesellschaft im Interesse der öffentlichen Sicherheit, zur Verbrechensverhütung, zum Schutz der öffentlichen Gesundheit oder zum

Schutz der Rechte und Freiheiten anderer erforderlich sind. 2. Die in Absatz 1 vorgesehenen Einschränkungen dürfen nicht auf die Artikel 11, 13, 14, 16, 17, 19, 20 und 21 angewendet werden." (14)

Das heißt: keiner potentiellen Einschränkung hinsichtlich des Vorrangs der
öffentlichen Sicherheit, der Verbrechensverhütung, des Schutzes der öffentlichen Gesundheit oder des Schutzes der Rechte und Freiheiten anderer unterliegen also

- das Gebot der Nichtdiskriminierung (Art. 11),
- die Bindung von Eingriffen in das menschliche Genom an präventive, diagnostische
  oder therapeutische Zwecke sowie an das Verbot, irgendeine Veränderung des Genoms von Nachkommen herbeiführen zu wollen (Art. 13),
- das Verbot der Auswahl des Geschlechts (Art. 14),
- der Schutz von Personen bei Forschungsvorhaben (Art. 16),
- der Schutz von einwilligungsunfähigen Personen bei Forschungsvorhaben (Art. 17),
- die allgemeinen Bestimmungen bei der Entnahme von Organen und Gewebe von
  Lebendspendern für Transplantationszwecke (Art. 19) und
- der Schutz von einwilligungsunfähigen Personen bei Organentnahme (Art. 20) sowie
- das Verbot der Erzielung eines finanziellen Gewinns (Art. 21).

In diesem Sinne erweist sich der Würdeaspekt in vielen entscheidenden An-
wendungsbereichen der Biomedizin als Einschränkungsverbot von elementaren Rechten und Freiheiten der menschlichen Person.

Das Grundprinzip des Vorrangs der menschlichen Person mit seinen individuellen Interessen kommt am deutlichsten in den Bestimmungen zum The-
menkomplex „Einwilligung" zum Ausdruck, der vom Materialobjekt her gesehen den größten Raum einnimmt. Im zweiten Kapitel wird das Prinzip der
Bindung legitimer Eingriffe im Gesundheitsbereich an die Zustimmung nach
Aufklärung („free and informed consent") dargelegt. Zu Recht bezeichnet
man dieses Prinzip auch als „Kernstück des Textes" (15). Art. 5 formuliert als
allgemeine Regel:

„Ein Eingriff im Gesundheitsbereich darf nur vorgenommen werden, wenn der Betroffene
nach entsprechender Aufklärung vorher seine freie Einwilligung erteilt hat. Der Betroffene
ist zuvor in angemessener Form über Ziel und Art des Eingriffs sowie über dessen Folgen
und Risiken zu informieren. Der Betroffene kann seine Einwilligung jederzeit aus freien
Stücken widerrufen." (16)

Dieses Prinzip des „free and informed consent" wird durch die Konvention
über das Berufsrecht hinaus zum ersten Mal verbindlicher Bestandteil des
Völkerrechts.

Demgegenüber wesentlich offener und klärungsbedürftiger sind die Aussagen zur Frage der Forschung an menschlichen Embryonen in vitro. In Art. 18
(Forschung an Embryonen in vitro) Abs. 1 heißt es: „Soweit das Recht Forschung an Embryonen in vitro zuläßt, gewährleistet es einen angemessenen

Schutz des Embryos." (17) Offensichtlich ist in diesen Bereichen der Biomedizin die wissenschaftliche Entwicklung des Möglichen und Machbaren
dem ethisch Erlaubten und Verantwortbaren um viele Stadien vorausgeeilt.
So betrachtet kann es trotz der Auslegbarkeit von Art. 18 Abs. 1 der Konvention durchaus auch positiv bewertet werden, daß „zum ersten Mal in einem
internationalen Dokument der Embryo als schützenswertes Rechtsgut dekla-
riert wird und der nationalen Gesetzgebung den Nachweis dieses Schutzes
auferlegt." (18) Das geplante Protokoll zum Schutz des menschlichen Embryos und Foetus wird hierbei erhebliche Klärungen und Absicherungen
erbringen müssen, und zwar in Fortsetzung des Instrumentalisierungsverbots
von Art. 18 Abs. 2: „Die Erzeugung menschlicher Embryonen zu Forschungszwecken ist verboten." (19)
Jegliche Instrumentalisierung ist mit der Würde und Identität des menschlichen Lebewesens unvereinbar. Dieser Grundsatz stellt die derzeitige Kon-
sensbasis dar, wenn es darum geht, das Ziel der Konvention, wie es in Art. 1
formuliert ist, auf konkrete Fragen der Biomedizin hin anzuwenden. Eine der
größten Instrumentalisierungsgefahren für das menschliche Sein in seiner
umfassenden Bedeutung geht ohne Zweifel von der Entwicklung der Technik
des Klonens aus. Daher konnte auch in relativ kurzer Zeit das „Zusatzprotokoll zum Übereinkommen zum Schutz der Menschenrechte und der Menschenwürde im Hinblick auf die Anwendung von Biologie und Medizin über
das Verbot des Klonens von menschlichen Lebewesen" erarbeitet und zusammen mit einem Erläuternden Bericht am 12. Januar 1998 verabschiedet
werden (20). Während ursprünglich geplant war, eine mögliche Regelung
zum Bereich des Klonens in das Zusatzprotokoll zum Embryonenschutz aufzunehmen, wurde aufgrund der aktuellen Diskussion und der Erkenntnis der
Notwendigkeit einer schnellen Reaktion im politischen Raum die Erarbeitung
eines nur diesen Bereich betreffenden Zusatzprotokolls beschlossen. Schon
die Präambel geht von der Erwägung aus,

„daß jedoch die Instrumentalisierung menschlicher Lebewesen durch die bewußte Erzeugung genetisch identischer menschlicher Lebewesen gegen die Menschenwürde verstößt
und somit einen Mißbrauch von Biologie und Medizin darstellt; in Anbetracht der ernsten
Schwierigkeiten medizinischer, psychologischer und sozialer Art, die eine solche bewußte
biomedizinische Praxis für alle Beteiligten mit sich bringen könnte; in Anbetracht des
Zwecks des Übereinkommens über Menschenrechte und Biomedizin, insbesondere des
Grundsatzes in Artikel 1, der den Schutz der Würde und der Identität aller menschlichen
Lebewesen zum Ziel hat." (21)

Was den Sachverhalt des Klonens selbst betrifft, so versteht man molekularbiologisch gesehen unter Klonierung die Einschleusung und Neukombination
von (Fremd)-DNA in Einzelzellen und die anschließende Vermehrung dieser
DNA in Form des Klons; gegenüber dieser rein technischen Begriffsverwen-

dung versteht man in der Entwicklungsbiologie und Reproduktionsmedizin darunter die Erzeugung genetisch identischer Zellen oder gar genetisch identischer Lebewesen (22). Ähnlich unterscheidet auch der Erläuternde Bericht zum Zusatzprotokoll zwischen drei Situationen bzw. Sachverhalten:

„der Klonierung von Zellen als einem technischen Verfahren, der Verwendung von Embryonalzellen in Klonierungsverfahren und dem Klonen von menschlichen Lebewesen z. B. durch Anwendung der Verfahren der Embryoteilung oder des Kerntransfers. Während der erste Sachverhalt ethisch in vollem Umfang vertretbar ist, sollte der zweite im Protokoll über den Embryonenschutz geprüft werden. Was aus dem dritten Sachverhalt folgt, d. h. das Verbot des Klonens von menschlichen Lebewesen, fällt unter dieses Protokoll." (23)

Bezüglich dieses dritten Sachverhalts erklärt das Zusatzprotokoll in Artikel 1 im Sinne eines nicht einschränkbaren Artikels:

„1. Verboten ist jede Intervention, die darauf gerichtet ist, ein menschliches Lebewesen zu erzeugen, das mit einem anderen lebenden oder toten menschlichen Lebewesen genetisch identisch ist. 2. Im Sinne dieses Artikels bedeutet der Ausdruck ,menschliches Lebewesen, das mit einem anderen menschlichen Lebewesen ,genetisch identisch' ist', ein menschliches Lebewesen, das mit einem anderen menschlichen Lebewesen dasselbe Kerngenom gemeinsam hat." (24)

Dieses generelle Verbot, Menschen zu klonieren, hat breite Akzeptanz gefunden; die verschiedenen Argumentationen, die hierzu entwickelt wurden, ergänzen sich wechselseitig und machen deutlich, welche Bezüge angesprochen werden, wenn es um den Schutz von Würde und Identität des Menschen im Kontext biomedizinischer Entwicklungen geht:

– Gegenüber allen denkbaren hochrangigen Zielen sieht das Europäische Parlament im Klonen von Menschen – „zu welchem Zweck auch immer" – einen „Verstoß gegen die Ethik", der „moralisch verwerflich" ist, sowie einen „Verstoß gegen die Achtung der Person und eine schwere Verletzung der grundlegenden Menschenrechte", „was unter keinen Umständen gerechtfertigt oder akzeptiert werden kann" (25).

– „Das gezielte Klonen von Menschen ist eine Bedrohung der menschlichen Identität, denn damit würde der unverzichtbare Schutz vor einer Vorherbestimmung der genetischen Konstitution eines Menschen durch einen Dritten aufgegeben werden." (26) Das Recht auf Individualität, Einmaligkeit und Einzigartigkeit ist untrennbar verbunden mit dem Recht auf die eigene genetische Identität.

– Klonierung von Menschen bedeutet, einen Menschen zu einem Zweck zu erzeugen, der er nicht selbst ist (27). Einen Menschen in seiner genetischen Identität zu manipulieren, um ihn den Zwecken Dritter zu unterstellen, stellt ohne Zweifel eine Instrumentalisierung dar, die den Kern der Person berührt und deshalb gegen die mit dem Prädikat der Würde geschützte Selbstzwecklichkeit verstößt, die dem Menschen als Person zukommt. Dies ist beispielsweise der Fall, wenn der Klon zum Zweck der Organ- oder Gewebespende erzeugt wird oder das Kind die genetische Wiederholung des Menschen sein soll, von dem der Zellkern stammt.

- Klonierung von Menschen ist eine Form von Versklavung. So geht J. Habermas davon aus, daß keine Person über eine andere Person so verfügen und deren Handlungsmöglichkeiten so kontrollieren darf, daß die abhängige Person eines Stücks ihrer Freiheit beraubt wird, und zwar durch Unterwerfung unter die genetische Fremdbestimmung. Von diesem Gedanken her bringt er das Problem auf den Punkt, wenn er sagt: „Sklaverei ist ein Rechtsverhältnis und bedeutet, daß ein Mensch über einen anderen Menschen als Eigentum verfügt. ... der Klon hingegen ähnelt dem Sklaven insofern, als er einen Teil der Verantwortung, die er sonst selbst tragen müßte, auf andere Personen abschieben kann." (28)

- Jeder Mensch hat das Recht, von zwei biologischen Eltern gezeugt und in seiner genetischen Identität nicht manipuliert zu werden (29).

- Das Klonen von Menschen widerspricht der Gleichheit und der Menschenwürde, indem es eine eugenische und rassistische Selektion der menschlichen Art erlaubt (30). Klonierung macht den Menschen zu einem „Experiment".

- Das Klonen von Menschen stellt die Bedeutung von Familie und Sexualität in Frage; es ist ein manipulativer Eingriff in die Beziehung zwischen den Generationen. Es tangiert die familiale und generationale Identität des Menschen.

- Das Klonen von Menschen ist ein Eingriff in die Schöpfungsrechte Gottes (31).

Von daher besteht ein breiter internationaler Konsens darin, daß das Klonen von Menschen einen der gravierendsten Verstöße gegen die Würde und Identität des „human being" eines Jeden darstellt und daher ausnahmslos ethisch und rechtlich verboten ist. Freilich darf dieser klare Konsens nicht die Lücken übersehen lassen. So eindeutig die Klonierung von Embryonen mit dem Ziel der Erzeugung („creation") von Menschen verboten ist, so bleibt die Frage, ob und wieweit die Erzeugung von Embryonal-Klonen, die nicht zur „creation" von Menschen führt, sondern der Weiterentwicklung medizinischer Anwendungen dient – bis hin zur Gewinnung von transplantationsfähigen Organzellen –, unbeantwortet (32). Solange dies nicht im geplanten Zusatzprotokoll zum Schutz des menschlichen Embryos und Foetus eindeutig geregelt ist, muß man davon ausgehen, daß das Klonen von Embryonen in vitro bei hochrangigen Zielen und Genehmigungspflicht unter der Voraussetzung des Einpflanzungsverbotes in den Mutterleib dort gestattet sein soll, wo auch Embryonenforschung in vitro erlaubt ist (33). Die fehlende Verhältnisbestimmung bzw. Identifizierung von Embryo und human being in der Konvention hat hier zu einer erheblichen Lücke im völkerrechtlichen Lebensschutz geführt. Die folgende Aussage des Erläuternden Berichts zum Zusatzprotokoll über das Verbot des Klonens von menschlichen Lebewesen macht dies offenkundig:

„Entsprechend der Vorgehensweise bei der Erarbeitung des Übereinkommens über Menschenrechte und Biomedizin wurde entschieden, es dem innerstaatlichen Recht zu überlassen, die Reichweite des Begriffs ‚menschliches Lebewesen' für die Zwecke der Anwendung dieses Protokolls zu bestimmen" (34).

Gleichwohl muß auffallen, daß das Klonierungsverbot dort seine stärkste Rechtskraft entwickelt, wo von „creation" die Rede ist. „Creation" und Lebensschutz – Erschaffung und Erhaltung eines menschlichen Lebewesens – bilden die Pole in der aktuellen bioethischen Diskussion um den sogenannten moralischen Status des menschlichen Embryos, die zugleich das ureigenste Themenfeld von Religion und Schöpfungstheologie bilden und die Idee von der Unantastbarkeit der Menschenwürde mit dem Gedanken des Geschöpf-Seins verbinden.

III. Geschöpflichkeit und Menschenwürde – Bonitas und Dignitas

Der Verfasser des ersten Kapitels der Bibel beschließt seine Schöpfungsdarstellung mit dem Satz: „Gott sah alles an, was er gemacht hatte: Es war sehr gut." (Gen 1,31) Dieser Satz bildet die Ursprungsstelle für die theologisch-systematische Rede von der „Güte der Schöpfung" oder der geschöpflichen Würde alles Seienden, die als Grenze gegen den verantwortungs- und respektlosen Umgang mit allen von Gott geschaffenen Kreaturen fungiert. Sie ist neben der Überlieferung von einem vegetarischen Goldenen Zeitalter in der griechischen Mythologie (Hesiod, Empedokles) und neben der in den philosophischen Schulen z. B. von Platon, Aristoteles oder der Stoa entwickelten Überzeugung von der Güte des Seienden im Kosmos, aufgrund derer die Seinsordnung zugleich immer auch eine Wertordnung ist, *eine* der Wurzeln der *Bonitas*-Tradition in unserer abendländischen Geistesgeschichte. In hellenistischer Zeit verschmolzen diese philosophischen und theologischen Grundstränge miteinander und fanden, sich oft gegenseitig interpretierend, Eingang in unser abendländisch-christliches Denken.

Aufschlußreich ist, daß nach alter israelitischer Auffassung die Endlichkeit der unbelebten Kreaturen und die Sterblichkeit und Verletzlichkeit der Lebewesen konstitutiv zu ihrem Kreatursein gehören und ihre geschöpfliche Güte nicht schmälern (35). Nur der Schöpfergott ist ewig, nicht die von ihm geschaffene Welt. Die Verletzlichkeit seiner Kreaturen bedingt vielmehr die bleibende Hinwendung des Schöpfers, der sich nicht wie der Gott der Deisten nach seiner anfänglichen Schöpfertat zurückzieht, sondern seine Geschöpfe im Dasein erhält, wie es besonders eindrucksvoll Psalm 104 oder die Gottesreden im Hiobbuch (Kap. 38-41) vor Augen führen. Deshalb ist geradezu von einem Schöpfungs*bund* die Rede, der besagt, daß der Schöpfergott sich zur Erhaltung seiner Geschöpfe verpflichtet hat. In frühchristlicher Zeit wurde der schöpferische Ursprungsakt „creatio ex nihilo" und die beständige Daseinsfürsorge Gottes „creatio continua" genannt. Es ist wichtig wahrzunehmen, daß die kreatürliche Abhängigkeit aller Geschöpfe vom vertrauenswürdigen Gott des Lebens positiv gewertet wurde. Auf diesen Gott konnte und durfte man sich verlassen. Die biblische Schöpfungslehre und Anthropologie hat kein Autarkie-Ideal. Der Schöpfungsvorgang wird dementsprechend nicht als ein technisch-poietischer Herstellungsakt mit dem Ziel der Verfertigung eines unabhängigen Produktes vorgestellt, sondern konstituiert eine positiv konnotierte existentielle Abhängigkeitsbeziehung des Geschöpfs vom Schöpfer. So bildet die grundsätzliche Güte *(Bonitas)* der von einem guten Schöpfergott ins Dasein gerufenen und beständig im Dasein und seinen Lebensordnungen erhaltenen Welt das existentielle Fundament, auf dem es dem Israeliten überhaupt nur möglich ist, ein Leben zu führen, das sein gutes geschöpfliches Ende in einem lebenssatten – nicht lebensmüden – Sterben findet und sich auch in diesem letzten geschöpflichen Akt dem Ursprung allen Lebens wieder anvertraut.

Im Verlaufe der frühen Neuzeit wird im „Zusammenhang mit dem Siegeszug der Naturwissenschaften, die die Natur als eigenständig, ihren Gesetzen gehorchend und unabhängig von fremden Eingriffen" (36) betrachten, die Grenze zwischen Kreatur und Kreator strenger gezogen. Eine an Naturbeherrschung interessierte Wissenschaft kann sich keinen sich in beständiger Daseinssorge für seine Geschöpfe einmischenden Schöpfergott mehr leisten. Abhängigkeit in einer Kreator-Kreatur-Vertrauensbeziehung bekommt einen negativen Klang. Unabhängigkeit und Autarkie sind die Ideale der Neuzeit. Immer und überall gültige Naturgesetze vertragen sich nicht mit dem Gedanken einer creatio continua, sondern bestenfalls zunächst noch mit einem sich auf den schöpferisch-technischen Ursprungsakt beschränkenden deistischen Schöpfergott als prima causa. Die gute Schöpfung denaturiert zur wertneutralen Natur, und die ursprünglich gute Kreatur wird zum willfährigen armseligen Geschöpf (37), als das der Mensch sich nun nicht länger mehr bezeichnen lassen will, sondern nun zunehmend selbst mit dem Schöpfergott um die Schöpfertätigkeit konkurriert. Das wissenschaftliche und künstlerische Genie betritt die Bühne unserer Geistesgeschichte. Die „gute Physis" der griechischen Philosophie erleidet in der Neuzeit dasselbe Schicksal wie die „gute Schöpfung" der Bibel; auch sie geht ihres Wertcharakters verlustig und mutiert zum wertlosen naturgesetzlichen Zusammenhang. Wer seitdem dem wissenschaftlichen Umgang mit den Kreaturen mit dem Hinweis auf ihre Herkunft von einem guten Schöpfergott oder einer gewachsenen kosmischen Ordnung oder einer immensen Evolutionsgeschichte Einhalt gebieten will, der muß sich den Vorwurf des genetischen Fehlschlusses gefallen lassen, denn die Hervorbringungs- oder Entstehungsgeschichte gelten nicht länger als Ausweis der Güte eines geschaffenen oder gewordenen Gegenstandes. Aber auch das präsentische Dasein und Sosein eines Wesens kann nicht mehr für sein So-sein-Sollen ins ethische Feld geführt werden, sondern steht seit Humes „Sein-Sollens-Verdikt" bzw. seit G. E. Moores „Naturalistischem Fehlschluß" unter dem Argumentationsdruck, sein So-sein-Sollen mit Gründen, die nicht aus seinem Sosein genommen sind, nachzuweisen. Als gut gilt nun allein, was menschlicher Wille und menschliche Vernunft erzeugt und ersonnen haben. Gleichwohl haben die *Bonitas*-Traditionen gegenüber dem neuzeitlichen wissenschaftlichen Einspruch die Verletzbarkeit und Endlichkeit aller daseienden Dinge in Erinnerung gehalten, wie es vor allem die Rede von der „Würde der Kreatur", die seit 1992 als bioethischer Rechtsbegriff in die Schweizerische Bundesverfassung Eingang gefunden hat, beweist (38).

Ist Gen 1,31 die biblische Kernstelle für das Axiom von der grundsätzlichen Seins- bzw. Schöpfungsgüte alles Seienden sowie der Schöpfung als Ganzes, so sind die Verse Gen 1,26-28 die prominente biblische Berufungsinstanz für die besondere Stellung des Menschen in der Schöpfung aufgrund seiner „Gottebenbildlichkeit" – das biblische Anthropinum schlechthin.

„Dann sprach Gott: Laßt uns Menschen machen als unser Abbild, uns ähnlich. Sie sollen herrschen über die Fische des Meeres, über die Vögel des Himmels, über das Vieh, über die ganze Erde und über alle Kriechtiere auf dem Land. Gott schuf also den Menschen als sein Abbild; als Abbild Gottes schuf er ihn. Als Mann und Frau schuf er sie. Gott segnete sie, und Gott sprach zu ihnen: Seid fruchtbar, und vermehrt euch, bevölkert die Erde, unterwerft sie euch, und herrscht über die Fische des Meeres, über die Vögel des Himmels und über alle Tiere, die sich auf dem Land regen" (Gen 1,26-28).

Der für unsere Ohren despotisch klingende Herrschaftsauftrag entschärft sich durch die Beachtung von Kontext und Kompositionszusammenhängen. So folgt z. B. auf das tier- und umweltethisch berüchtigte „Dominium terrae" (Gen 1,28) eine vegetarische Speiseanweisung an Menschen und Tiere (Gen 1,29f.), die uns daran erinnert, daß Gen 1 in einen vorgeschichtlich paradiesisch-utopischen Daseinsentwurf einführt, in dem Blutvergießen nicht vorgesehen ist – darin dem Urvegetarismus der Hesiodschen Goldenen Zeitalterlehre vergleichbar. Dies ändert sich in der geschichtlichen nachsintflutlichen Zeit, die vom gleichen Schriftsteller mit empfindlich geänderten real erfahrenen Lebensordnungen und einer Duldung des mit dem Carnivorismus einhergehenden Blutvergießens geschildert wird (Gen 9,1-7).

Zunächst aber ist festzuhalten: obgleich die Gottebenbildlichkeit den Menschen aus dem Kreis der übrigen Geschöpfe hervorhebt, wird dieser im Gegensatz zur griechisch-philosophischen Tradition dadurch nicht vergöttlicht. Die Gottebenbildlichkeit des Menschen hebt seine Kreatürlichkeit, seine

Bonitas-Qualität, nicht auf. Gottebenbildlichkeit galt dem biblischen Schriftsteller nicht als eine besondere ontologische Ausstattung – wie die unsterbliche menschliche Vernunftseele in der griechischen Tradition –, sondern in erster Linie als ein besonderer normativer Anspruch Gottes an die Menschen. Der Mensch bleibt auch als gottebenbildliches Wesen ganz und gar Geschöpf – Kreatur –, wodurch einerseits seine Wesensverschiedenheit vom Schöpfer und zugleich seine bleibende Zugehörigkeit zur guten Schöpfung, seine *Bonitas*-Qualität, ausgedrückt ist. Gottebenbildlichkeit konstituiert nach dieser biblischen Auffassung ein besonderes Verpflichtungs- und Verantwortungsverhältnis des Geschöpfs Mensch gegenüber Gott, nämlich die Pflicht, sich gottebenbildlich, d. h. nach dem Vorbild des fürsorgenden Schöpfers, zu verhalten und für seinen Umgang mit sich und den anderen Geschöpfen dem Schöpfer als Eigentümer Antwort zu geben.

Dabei ist die Vorstellung von einer besonderen gottebenbildlichen Verantwortungsbeziehung keine Erfindung der Israeliten, sondern war auch z. B. schon in Ägypten bekannt. Dort aber wurde nur vom Pharao gesagt, er sei Abbild des Sonnengottes und als solcher beauftragter Hirt zur Weidung der Menschenherde (39). Das Eigentümliche des biblischen Schriftstellers ist nun, daß er die besondere Verantwortungsbeziehung, die in Ägypten nur zwischen dem Pharao und Gott bestand, sozusagen demokratisiert. *Alle* Menschen stehen nun in diesem besonderen, unvertretbaren gleichartigen gottebenbildlichen Verantwortungsverhältnis vor Gott und haben diesem Rechenschaft zu geben über ihr Hirtenamt über die nichtmenschliche Schöpfung. Darin besteht ihre besondere, über die geschöpfliche *Bonitas* hinausgehende gottebenbildliche Würde.

Diese gottebenbildliche Würde wurde schon von Philo von Alexandrien durch die stoische Logos-Anthropologie und seit patristischer Zeit durch die Ciceronische *dignitas* interpretiert (40). Stoische *dignitas* und biblische Gottebenbildlichkeit bilden seither die beiden kraftvollen Ströme der *Dignitas*-Traditionen, die die Idee von der besonderen Würde des Menschen – eben die Idee der Menschenwürde – hervorgebracht haben, die in der Neuzeit von dem Philosophen Immanuel Kant reformuliert wurde und dergestalt die Menschenrechtsbewegungen vor allem des 20. Jahrhunderts inspiriert hat. Die Verbindung von Menschenwürde und Selbstzweckformulierung des Kategorischen Imperativs (41) in der Kantischen Ethik stehen letztlich als Stichwortgeber hinter dem erwähnten breiten bioethischen Konsens des Verbots, den Menschen für außerhalb seines Willensbereiches liegende Zwecke zu instrumentalisieren.

Welches Licht werfen nun die biblischen Vorstellungen von geschöpflicher Güte und Verletzlichkeit *(Bonitas)* aller Kreaturen und der besonderen gottebenbildlichen Verantwortungsbeziehung des menschlichen Geschöpfs vor

Gott *(Dignitas)* – also das Verhältnis von allgemeiner kreatürlicher Würde und besonderer Menschenwürde – auf den Bedeutungsgehalt der bioethischen Stichworte „Lebensschutz" und „Creation"?

Da außerhalb des Mutterleibes weiterexistierende menschliche Keime in vitro für die antiken Menschen nicht vorstellbar waren, führt das Stichwort „Lebensschutz" in der Bibel natürlich zunächst zur Erinnerung des Tötungsverbots von Menschen. „Du sollst nicht morden" (Ex 20,13 // Dtn 5,17) lautet der apodiktisch formulierte Prohibitiv des Dekalogs. Eine über den gottesrechtlichen Kontext hinausgehende Detailbegründung findet sich aber nicht bei den Dekalogformulierungen, sondern nur im Kontext der sog. „Noachitischen Blutgebote" (Gen 9,4-6), die – als Stichwortassoziation in die Erneuerung des Schöpfungssegens (Gen 1,28-30 // Gen 9,1-3) nach der Sintflut eingeschoben – sowohl das jüdische Schächtritual begründen (Gen 9,4) als auch ein absolutes Tötungsverbot des Menschen proklamieren (Gen 9,5f.). In dieser nachsintflutlichen zweitbesten Schöpfungsordnung wird der Realität des Blutvergießens zwischen Menschen und Tieren nun die unumgängliche Aufmerksamkeit gezollt, indem neue gesetzliche Vorschriften, z. B. in Form der gegenüber der paradiesisch-vegetarischen Regelung (Gen 1,29f.) modifizierten karnivoren Speisegesetze, ein Bluttabu als Grenze errichten: „Nur Fleisch, in dem noch Blut ist, dürft ihr nicht essen" (Gen 9,4). Blut als Sitz der Lebensseele (Lev 17,11) wird der Verfügungsmacht des Menschen entzogen. Eigentümer der Lebenskraft bleibt der Schöpfergott; das besagen die „Noachitischen Blutgebote". Für die Menschentötung gelten darüber hinaus Sondergesetze, um unter Menschen Mord und Totschlag zu unterbinden:

„Wenn aber euer Blut vergossen wird, fordere ich Rechenschaft, und zwar für das Blut eines jeden von euch. Von jedem Tier fordere ich Rechenschaft, und zwar für das Blut eines jeden von euch. Für das Leben des Menschen fordere ich Rechenschaft von jedem seiner Brüder. Wer Menschenblut vergießt, dessen Blut wird durch Menschen vergossen. Denn: Als Abbild Gottes hat er den Menschen gemacht" (Gen 9, 5f.).

Anders als die Dekalogprohibitive liefern die „Noachitischen Blutgebote" noch eine besondere Begründung für das Verbot der Tötung von Menschen durch Menschen, nämlich die Gottebenbildlichkeit aller Menschen. Qua Gottebenbildlichkeit stehen alle Menschen in einer über ihre verletzliche *Bonitas*-Lebensstruktur, die sie mit den Tieren teilen, hinausgehenden besonderen, für alle Menschen gleichartigen und unvertretbaren Gottesbeziehung. Mögen menschliche Lebewesen andere, nichtmenschliche Lebewesen für andere Lebenszwecke dienstbar machen, z. B. diese schlachten, um sie aufzuessen oder Medizin aus ihnen zu gewinnen, so – lautet die Botschaft – ist Gott zwar durch Rückgabe ihres Blutes an ihn darüber Rechenschaft abzugeben; aber die Tiertötung wird in der nachsintflutlichen Realität als rechtfertigungspflichtige Möglichkeit eingeräumt. Gott tritt gewissermaßen einen Teil seiner

„creatio-continua"-Rechte an den zu gottebenbildlichem Handeln beauftragten Menschen ab, allerdings bleibt jeder Tiertötungsakt des Menschen über die Erstattung von Blut gleich Leben der Kontrolle Gottes unterstellt. Als unabtretbar wird jedoch die besondere Verantwortungsbeziehung eines jeden Menschen gegenüber Gott betrachtet, die von keinem Menschen unterbrochen werden darf. Gott verfolgt mit jedem Menschen seine eigenen Ziele, die von anderen Menschen bei Androhung der Höchststrafe nicht durchkreuzt werden dürfen. So schützen die Souveränitätsrechte Gottes an jeder individuellen menschlichen Lebensführung die Menschen voreinander, nämlich vor gegenseitiger willkürlicher Instrumentalisierung, deren härteste Form die Lebensvernichtung darstellt.

Bemerkenswert ist, daß Gott menschliches Leben nicht einfach nur in seiner Funktion als universaler schöpferischer Lebenserhalter, als der er auch hinsichtlich tierlicher Lebewesen auftritt, sondern in seiner Funktion als persönliche Verantwortungsinstanz jede individuelle menschliche Lebensgestaltung unter seinen besonderen Schutz nimmt. Nicht weil Gott Herr über Leben und Tod ist, sondern weil Gott mit jedem Menschen etwas besonderes vorhat, entzieht er jeden Menschen der Verfügungsmacht anderer Menschen. Deshalb begründet der biblische Schriftsteller das Verbot, Menschen zu töten, mit ihrer gottebenbildlichen Verantwortungsbeziehung und nicht mit ihrem Lebendigsein. Zwar muß der zu gottebenbildlichem Verhalten gerufene Mensch vor Gott auch jede Tiertötung verantworten und rechtfertigen. Aber einem Menschen das Leben zu nehmen, kann kein Mensch vor Gott rechtfertigen – Tiertötung fordert Entschuldigung vor Gott, Menschentötung ist unentschuldbar.

Auch wenn die biblischen Schriftsteller noch nicht die Bandbreite der heute gegebenen Möglichkeiten einer vorgeburtlichen Totalinstrumentalisierung des Menschen durch Menschen kannten, fanden sie bereits zu entsprechenden Metaphern, die die Tiefendimension des göttlichen Souveränitätsanspruchs an die besondere menschliche Lebensgestaltung auszudrücken vermögen. So findet die Unbedingtheit des göttlichen Anspruchs in der Berufungserzählung des widerstrebenden, sich überfordert fühlenden Propheten Jeremia in vorgeburtlichen Bildern ihren Ausdruck: „Noch ehe ich dich im Mutterleib formte, habe ich dich ausersehen, noch ehe du aus dem Mutterschoß hervorkamst, habe ich dich geheiligt, zum Propheten für die Völker habe ich dich bestimmt." (Jer 1,5) Als besondere Ausprägung der gottebenbildlichen, d. h. Gott verantwortlichen Lebensführung des Jeremia, seinen Dignitas-Auftrag, hat Gott für ihn das Prophetenamt in politisch schweren, für Jeremia schließlich tödlichen Zeiten schon vor seiner Geburt vorgesehen. Dem Jeremia aber vorzeitig sein physisches Bonitas-Leben zu nehmen, hieße, Gottes Absicht mit Jeremia zu durchkreuzen und dadurch die Souveränität Gottes zu verletzen. Das menschliche *Bonitas*-Leben steht im Dienste seines besonderen *Dignitas*-Auftrags. Auf diese Weise stellt sich in biblisch-theologischer Sprache die Schutzforderung menschlichen Lebens von seinen Anfängen an als besondere Ausprägung des Instrumentalisierungsverbots dar.

Die christliche Tradition hat diesen Zusammenhang später mit der Formulierung „Heiligkeit des menschlichen Lebens" gefaßt. In der gegenwärtigen Medizinethik wird dieser Ausdruck als eine irrationale überlebte religiöse Tabuisierungsformel kritisiert, die menschliches Leben auf unverständliche Weise vor nichtmenschlichem Leben qualifiziere und der aktiven Euthanasie entziehe. Die Kritik zielt vor allem darauf, die Differenz zwischen aktiver Tötung und passivem Sterbenlassen zu nivellieren (42). Unverstanden bleibt die Formel vor allem deshalb, weil sie wie die Gottebenbildlichkeitsaussage selbst als eine natürliche Merkmalsauszeichnung mißverstanden wird. „Heiligkeit des menschlichen Lebens" ist aber eine Auszeichnung höchstens im Sinne eines besonderen nicht-natürlichen Auftrages, nämlich sein Leben durch eine besondere Lebensführung – die „Imitatio Christi" – zu heiligen. Wie die Gottebenbildlichkeit so ist auch die Heiligkeit des Lebens kein ontologisches Qualifizierungsmerkmal, welches der Mensch passiv mit sich herumträgt, sondern einerseits ein gottesrechtlich begründeter Verantwortungsbegriff, sein eigenes Leben vor der göttlichen Verantwortungsinstanz zu rechtfertigen; zugleich ist er ein Schutzbegriff, der die vor Gott gleichberechtigten Menschen voreinander unter den göttlichen Schutz stellt. Kein Mensch hat einem anderen Menschen das Leben zu nehmen oder ihm das Ziel seiner Lebensführung vorzuschreiben und seinen Prätentionen zu unterwerfen. Jeder Mensch hat das Recht, auf seine Weise mit Gott zu rechten und sein ureigenstes Leben vor ihm darzustellen, so wie Moses, die Propheten, Hiob und in unüberbietbarer Weise schließlich Jesus von Nazareth es je auf ihre Art vollzogen haben.

Was die biblische und christliche Tradition mit den Begriffen Gottebenbildlichkeit und „Heiligkeit des menschlichen Lebens" benannt haben, haben die griechischen und hellenistischen Ethiken mit der Idee einer unsterblichen Menschenseele bzw. der besonderen Würde des Menschen, von Cicero schließlich mit *dignitas* benannt, zum Ausdruck gebracht. Während die biblischen Traditionen das Anliegen des besonderen Anspruchs einer verantworteten menschlichen Lebensführung gottesrechtlich und willensorientiert konzipierten, versuchten die griechischen Ansätze einen naturphilosophisch-naturrechtlichen Weg. Beide Begründungsstrategien sind in der Neuzeit in eine Legitimationskrise geraten. Die daraus resultierende neuzeitliche „Wertekrise" schlägt sich in dem Versuch einer weltanschauungsneutralen Festschreibung der Unantastbarkeit der Menschenwürde in den Verfassun-

gen vieler westlicher Industrienationen nieder. Insbesondere das Bundesverfassungsgericht in der Bundesrepublik Deutschland legt Art. 1 GG im Geiste der Kantischen Ethik aus, weil Kant die anspruchvollste Reformulierung
der Idee der Menschenwürde in der Neuzeit vorlegt, die ihre vormodernen
Konzeptionen in sich aufhebt und auf erneuerter Basis für ein neuzeitliches
Welt- und Selbstverständnis wieder nachvollziehbar macht. Da die „Menschenwürde" als Argument in der zeitgenössischen Bioethik eine hervorra-
gende, oft jedoch unklare Rolle spielt, kommt dem Kantischen Menschen-
würdeverständnis entscheidende Bedeutung zu.

IV. „Menschenwürde" im Horizont von Kants moralphilosophischer Wende
zum Subjekt

Kants vielleicht reifste Textpassage über die Menschenwürde, in der der Primat der praktischen vor der theoretischen Vernunft in sehr klaren Worten
ausgedrückt wird, findet sich in § 11 der Metaphysik der Sitten, der lautet:
„Der Mensch im System der Natur (*homo phaenomenon, animal rationale*) ist ein Wesen
von geringer Bedeutung und hat mit den übrigen Thieren, als Erzeugnissen des Bodens,
einen gemeinen Werth (*pretium vulgare*). Selbst, daß er vor diesen den Verstand voraus
hat und sich selbst Zwecke setzen kann, das giebt ihm doch nur einen *äußeren* Werth
seiner Brauchbarkeit (*pretium usus*), nämlich eines Menschen vor dem anderen, d. i. ein
Preis, als einer Waare, in dem Verkehr mit diesen Thieren als Sachen, wo der doch noch
einen niedrigern Werth hat, als das allgemeine Tauschmittel, das Geld, dessen Werth daher ausgezeichnet (*pretium eminens*) genannt wird.
Allein der Mensch, als *Person* betrachtet, d. i. als Subject einer moralisch-praktischen
Vernunft, ist über allen Preis erhaben; denn als ein solcher (*homo noumenon*) ist er nicht
blos als Mittel zu anderer ihren, ja selbst seinen eigenen Zwecken, sondern als Zweck an
sich selbst zu schätzen, d.i. er besitzt eine *Würde* (einen absoluten innern Werth), wodurch er allen andern vernünftigen Weltwesen *Achtung* für ihn abnöthigt, sich mit jedem
Anderen dieser Art messen und auf den Fuß der Gleichheit schätzen kann." (43)
Das Begriffspaar Preis und Würde übernimmt Kant bereits aus der Tradition
der Pufendorfschen Naturrechtslehre (44). Zunächst fällt auf, daß Kant den
Anwendungsbereich von Würde auf den Menschen einschränkt, insofern er
ein „Subjekt einer moralisch-praktischen Vernunft" (homo noumenon) ist,
während der „Mensch im System der Natur" als „homo phaenomenon" oder
„animal rationale" als „ein Wesen von geringer Bedeutung" wie die Tiere in
der Welt der Preise verbleibt. Ausdrücklich bricht Kant hier mit der traditionellen Vernunftanthropologie der abendländischen Geistesgeschichte, indem
er auch dem Verstandesmenschen und dem homo faber oder homo techni-
cus den Würdebegriff streitig macht und ihn als solchen noch unter den Wert

des vielseitiger brauchbaren Geldes setzt. Würde hat auch selbst ein Mensch ausschließlich dadurch, daß er sich als moralische Person realisiert. Indem Kant Würde als moralischen Leistungsbegriff definiert, kritisiert er die ontologisierende Rede von Würde als eines menschlichen Wesensmerkmals, wie sie vor allem unter dem Einfluß der intellektualistischen philosophischen Tradition vorherrschte. Stattdessen macht er mit dem „allein guten Willen" den voluntaristischen Impuls der biblischen und christlichen, z. B. augustinischen Tradition zu dem eigentlich bestimmenden Agens und bringt die normative Dimension der Gottebenbildlichkeit bzw. auch z. T. der Ciceronischen *dignitas* neu zur Geltung.

Kants moralphilosophische Reformulierung des Würdebegriffs bestreitet ferner seine traditionelle Funktion als eines sozialen Vergleichsinstruments. So diente die stoische *dignitas* als Amts- oder Standeswürde auch zur Bemessung des sozialen Rangs eines Menschen, z. B. eines politischen Würdenträgers, innerhalb der Gesellschaft. Die abstufende Einschätzung von Menschen in eine Rangliste von Würden als sozialer Auszeichnung spiegelt sich auch in Pufendorfs Würdebegriff als eines Instruments der quantitativen Kategorialisierung von Personen als entia moralia. Kant entzieht nun die „Würde" der Quantifizierbarkeit, indem er sie als „absoluten innern Wert" definiert und so von einer vergleich- und meßbaren extensionalen in eine intensionale Größe verwandelt. Demnach ist Würde nicht durch die theoretische Tätigkeit des „sich mit … Anderen … messen", sondern nur durch „schätzen", d. h. eine Tätigkeit der moralisch-praktischen Urteilskraft, zu ermitteln. Das Resultat dieser Transformationen ist, daß Kant den Würdebegriff untauglich macht, um soziale Würdehierarchien im Vergleich der Menschen untereinander aufzustellen, und stattdessen die Schätzung des Menschen als „Zweck an sich selbst" in die „Gleichheit" münden läßt. Im weiteren Verlauf von § 11 wird noch deutlicher, daß der Kantische Würdebegriff nicht dazu dient, daß ein Mensch einen anderen Menschen nach seiner moralischen Funktion abschätzt, sondern daß die Würde eines jeden Menschen gerade darin besteht, daß ein jeder sich selbst schätzt. Das heißt für Kant, daß ein Mensch sich *nicht* mit anderen Menschen, *sondern* ein jeder sich mit dem Sittengesetz vergleicht; das ist „Selbstschätzung", die nach Kant „Pflicht des Menschen gegen sich selbst" ist. Der Anspruch des Sittengesetzes, unter dem jeder Mensch steht, begründet die Gleichartigkeit aller Menschen. Es begründet auch die gleichartige Würde aller Menschen, insofern Würde aus dem unvertretbaren „Bewußtsein der Erhabenheit seiner moralischen Anlage" resultiert.

„Aus unserer aufrichtigen und genauen Vergleichung mit dem moralischen Gesetz (dessen Heiligkeit und Strenge) muß unvermeidlich wahre Demut folgen: aber daraus, daß wir einer solchen inneren Gesetzgebung fähig sind, daß der (physische) Mensch den (moralischen) Menschen in seiner eigenen Person zu verehren sich gedrungen fühlt, zugleich *Erhebung* und die höchste Selbstschätzung, als Gefühl seines inneren Werts (valor), nach welchem er für keinen Preis (pretium) feil ist, und eine unverlierbare Würde (dignitas interna) besitzt, die ihm Achtung (reverentia) gegen sich selbst einflößt."

So beendet Kant § 11 der Tugendlehre. Achtung gegen sich selbst und Achtung gegen alle anderen Menschen, die in der moralisch einzig ausschlaggebenden Hinsicht gleich sind, insofern sie vor dem gleichen unvertretbaren Anspruch des Sittengesetzes stehen, heißt, die Würde des Menschen zu achten. Als absoluter innerer Wert (dignitas interna), der nicht meßbar, mithin nicht empirisch ermittelbar ist, ist die Würde der moralischen Selbstgesetzgebungspflicht unverlierbar. Leicht ist die strukturelle Ähnlichkeit zwischen der biblischen Gottebenbildlichkeit und dem Kantischen Würdebegriff hinsichtlich der Konstituierung einer Gleichartigkeit aller Menschen in bezug auf eine unvertretbare Verantwortungsbeziehung zu erkennen – dort gegenüber Gott, hier gegenüber seinem besseren noumenalen Selbst bzw. dem Anspruch des Sittengesetzes. Stellt die Gottebenbildlichkeit jeden Menschen in die Verantwortung vor Gott, so stellt der Kantische Würdebegriff jeden Menschen in die Verantwortung vor sich selbst bzw. vor die von seiner Vernunft unausweichlich immer schon formulierte und erkannte Pflicht, sich als ein moralisches Wesen zu betätigen, wenn denn überhaupt Moralität und nicht ein blindes Recht des Stärkeren in der Welt herrschen soll. Das Sittengesetz ist ein Faktum der Vernunft, insofern es sowohl von der Vernunft hervorgebracht als auch im Anspruch von ihr immer schon vorgefunden wird.

Für eine säkular geführte Bioethikdebatte können aus dem Kantischen Würdebegriff eine ganze Reihe wichtiger Einsichten gewonnen werden, allem vorab die Einsicht, daß Würde nach Kant allein durch die prinzipielle Pflicht und Fähigkeit des Menschen, sich *selbst* moralisch beurteilen zu sollen und zu können, unverlierbar konstituiert wird. Da Kant ausdrücklich immer wieder darauf hinweist, daß das Gute nicht nach dem Können des empirischen Menschen zu bestimmen ist, sondern die prinzipielle Fähigkeit zur Erfüllung des unbedingten Sollensanspruchs des Sittengesetzes sich aus eben diesem unbedingten Sollensanspruch ergibt, wird deutlich, daß Würde als absoluter innerer Wert eines jeden Menschen nicht empirisch aus seinen Fähigkeiten ermittelbar, sondern als intelligibler Wertbegriff immer schon vorausgesetzt ist und Anerkennung fordert. Würde ist demnach keine empirische Fertigkeit und daher auch keine zweit- oder drittpersonale Zuschreibungsgröße, nach der Menschen anderen Menschen, aus welchen Gründen auch immer, Würde zusprechen oder aberkennen. Würde ist bei Kant vor aller Empirie allen Menschen gleichartig und nicht graduierbar gegeben und zugemutet. Insofern hat jeder Mensch qua Menschsein immer schon einen unverlierbaren „moralischen Status". So besagt der berühmte

Satz, „der Mensch ... *existiert* als Zweck an sich selbst" (GMS Ak IV 428), in erster Linie, daß Menschen füreinander als sogenannte negative Zwecke fungieren, die negative Achtungspflichten vor der fremden moralischen Autonomie begründen.

Im Lichte des Kantischen Würdebegriffs stellt sich die in der Bioethikdiskussion und in der politischen Philosophie verbreitete Formulierung, ein Mensch könne mit einer Handlung die Würde eines anderen Menschen verletzen, als eine abgekürzte und leicht mißzuverstehende Redeweise dar. Wenn ein Mensch die notwendige *Achtungspflicht* vor der moralischen Autonomie eines anderen Menschen *verletzt*, dann verletzt er nicht unmittelbar dessen unantastbare Würde (das mit empirischen Mitteln unerreichbare moralisch-praktische Selbstverhältnis eines Menschen), sondern zunächst seine eigene Würde (45). Ferner verletzt er die aus der Würde resultierenden Grundrechte des anderen Menschen, die die kategorialen Bedingungen zur Darstellung seiner Würde der sittlichen Autonomie in der phänomenalen Welt bilden – allen voran das fundamentale Grundrecht auf Leben. Damit wird aber immer noch nicht unmittelbar die intelligible Würde des anderen Individuums verletzt, sondern in erster Linie werden in eklatanter Weise seine Grundrechte als kategoriale Bedingungen und Ausdruck seiner Würde beschnitten oder genommen. So zeigt sich in den Grund- und Menschenrechten, inwiefern Würde die „sittliche Grundlegung des Rechts" ist (46).

Die Grund- und Menschenrechte betreffen zunächst die empirische leibliche und psychische Seite des Menschen, seine *Bonitas*-Natur, die aber als *menschliche Bonitas*-Natur nicht nur die notwendige Bedingung, sondern zugleich auch phänomenaler Ausdruck der menschlichen *Dignitas*-Natur ist. Der Grund der Verpflichtung, seine *Bonitas*-Natur – das menschliche Antlitz – zu schützen, liegt aber allein in der intelligiblen Natur seiner *Dignitas*-Würde begründet (47). Daher muß mit Kant die kürzlich gestellte Frage: „Was ist Selbstachtung ohne Achtung vor dem menschlichen Leben wert?" (48), zumindest auch umgekehrt gestellt werden, nämlich: „Was ist das menschliche Leben ohne Selbstachtung wert?" Allerdings wäre es für Kant undenkbar, diese Frage als Frage der moralischen oder rechtlichen Beurteilung eines fremden menschlichen Lebens zu stellen. Die Frage hätte für ihn nur Berechtigung als Frage der moralischen Selbstbeurteilung. Also: „Was ist mein Leben ohne Selbstachtung, ohne die Achtung vor dem meinem Bewußtsein gegebenen Sittengesetz wert?" Jeder ist nach Kant moralisch verpflichtet, sich selbst diese Frage zu stellen und auch rechtlich verpflichtet, andere Menschen aufgrund dessen in ihrem „absoluten inneren Wert" zu achten, weil auch sie sich dieser Frage zu stellen haben, unabhängig davon, ob sie es wirklich tun oder ob wir meinen, daß sie dazu in der Lage seien.

Nun stellt sich die weitergehende Frage, wie diese grundlegenden kantischen Gedanken auf Menschen in einem Lebensstadium angewendet werden können, in denen die moralische Selbstbeurteilungskompetenz und mithin die moralische Autonomie scheinbar nicht vorausgesetzt werden kann. Haben solche Menschen – „Embryonen", „Schwerstgeistigbehinderte", „Demente" – noch keine Würde bzw. keine Würde mehr? Dies anzunehmen, würde sich mit der Tatsache, daß der Kantische Würdebegriff weder graduierbar noch eine verlierbare Eigenschaft ist, nicht vertragen. Als Selbstbeurteilungsbegriff ist er ein Selbstverständnisbegriff. In der sogenannten Selbstzweckformel, die letztlich hinter dem vielzitierten Instrumentalisierungsverbot von Menschen steckt, verknüpft Kant das menschliche Selbstverständnisideal mit dem Begriff der Selbstzwecklichkeit: „Handle so, daß du die Menschheit sowohl in deiner Person, als in der Person eines jeden andern jederzeit zugleich als Zweck, niemals bloß als Mittel brauchest." (GMS Ak IV 429)

Zuallerst fällt auf, daß die hier vorliegende Formulierung des Kategorischen Imperativs kein uneingeschränktes Verbot aller sachhaft-gebrauchender Wechselverhältnisse darstellt. Für Kant ist klar, daß Menschen im Umgang miteinander sich stets wechselseitig „gebrauchen"; anders wäre auch das Leben nicht zu meistern. Nicht zuletzt hat Kant selbst eine pragmatische Anthropologie geschrieben, die in gewisser Weise in den klugen gesellschaftlichen „Gebrauch" von Menschen unterweist. Es ist völlig legitim, daß Menschen einander immer „auch" als Mittel brauchen, sie dürfen es nur nicht „bloß" tun, d. h. ein Mensch darf einen anderen Menschen nicht derart seinem Willen und seinen Absichten unterwerfen, daß er ihn der Darstellung und Realisierung seiner eigenen Würde beraubt, ihn somit also zum *bloßen* Mittel macht. Hier kommen wir in die Nähe dessen, was heute „Einwilligungsfähigkeit" genannt wird, wobei in sehr alltäglichen Situationen nicht die tatsächliche Einwilligung eingeholt werden muß, sondern ein Umgang mit Menschen gefordert ist, bei dem man mit guten Gründen davon ausgehen kann, daß sie einwilligen würden, wenn sie gefragt würden oder sich die Handlungssituation bewußt machten.

Zudem bestätigt die Selbstzweckformulierung, daß es Kant immer zuerst um die moralische Selbstanwendung und erst in zweiter Linie um die daraus resultierende Fremdanwendung geht. Zuerst wird das angesprochene Du auf die *Menschheit in der eigenen Person* angesprochen. Die Selbstmoralisierung ist nach Kant die unhintergehbare Voraussetzung für einen moralisch und auch rechtlich korrekten Umgang mit anderen Menschen. Mit Menschheit bezeichnet Kant nicht die Spezies *homo sapiens*, sondern eine universale Wertidee als „Ideal" des menschlichen Individuums:

„Es ist nämlich etwas in uns, was zu bewundern wir niemals aufhören können, wenn wir es einmal ins Auge gefaßt haben, und dieses ist zugleich dasjenige, was die *Menschheit* in der Idee zu einer Würde erhebt, die man am *Menschen* als Gegenstande der Erfahrung nicht vermuthen sollte. ... Aber daß wir auch das *Vermögen* dazu haben, der Moral mit unserer sinnlichen Natur so große Opfer zu bringen, daß wir das auch *können*, wovon wir ganz leicht und klar begreifen, daß wir es *sollen*, diese Überlegenheit des *übersinnlichen Menschen* in uns über den *sinnlichen*, desjenigen, gegen den der letztere (wenn es zum Widerstreit kommt) *nichts* ist, ob dieser zwar in seinen eigenen Augen *Alles* ist, diese moralische, von der Menschheit unzertrennliche Anlage in uns ist ein Gegenstand der höchsten *Bewunderung*, die, je länger man dieses wahre (nicht erdachte) Ideal ansieht, nur immer desto höher steigt: so daß diejenigen wohl zu entschuldigen sind, welche, durch die Unbegreiflichkeit desselben verleitet, dieses *Übersinnliche* in uns, weil es doch praktisch ist, für *übernatürlich*, d. i. für etwas, was gar nicht in unserer Macht steht und uns als eigen zu zugehört, sondern vielmehr für den Einfluß von einem andern und höheren Geiste halten; worin sie aber sehr fehlen" (49).

Ein Mensch verwirklicht sich in seiner wahren Wesensnatur, wenn er danach strebt, die Idee der Menschheit in sich zu verwirklichen (50). Es ist selbstredend, daß ein solcher Mensch in höchster Weise seine eigene Würde verwirklicht. Die Idee der Menschheit zu verwirklichen, ist das Telos, der Selbstzweck, von Menschen, die sich als moralische Subjekte unter dem Anspruch des Sittengesetzes erfahren. In zeitgemäßer Sprache könnte man heute auch sagen: Jeder Mensch ist Träger einer normativen Idee seiner selbst. Die Idee der Menschheit ist gewissermaßen ein durch praktische Vernunft geschärftes reflektiertes normatives Selbstverständnis, das sich über individuelle Vorlieben hinaus in den universalen Horizont menschlichen Selbstverständnisses stellt. Die Idee der Menschheit entspricht traditionell gesprochen der moralischen Entelechie eines jeden Menschen (51), nämlich dem Menschenbild, nach dem sich jeder Mensch selbst perfektionieren *soll*. Kants Idee der Vervollkommnung des Menschen wäre in der Sprache postmoderner Züchtungsideen gesprochen bestenfalls als eine Idee der *moralischen* Selbst-„Züchtung" anzusprechen, auf gar keinen Fall aber als die einer *genetischen Fremd*züchtung. Letztere würde sich für Kant schon aus der Achtung vor der allen Menschen gleichartig unterstellten moralischen Autonomie eines jeden Menschen verbieten. Der Anspruch des Sittengesetzes konstituiert eine unhintergehbare Gleichheit aller Menschen, die kategorial die Gleichheit der gegenseitigen Achtung fordert, nicht aber die Gleichheit der genetischen oder phänomenalen Ausstattung, die herzustellen jene grundsätzliche Gleichheit aller Menschen vor dem Sittengesetz und mithin vor dem gleichartigen, allein mit dem Menschsein gegebenen ursprünglichen Recht der individuellen Ausgestaltung ihres moralisch reflektierten normativen Selbstbildes unter Umständen unterlaufen würde; man machte sich dann der Verletzung der Achtungspflichten schuldig. Daher stünde man etwa angesichts eines Eingriffs in die Naturausstattung eines ungeborenen und daher aktuell noch nicht-einwilligungsfähigen Menschen in der stetigen Gefahr, seine eigene Würde durch den Veränderungsakt zu verletzen, wenn dieser Eingriff anderen als solchen Zielen diente, welche im unbedingten Eigeninteresse des Ungeborenen selbst liegen - so bindet das Menschenrechtsübereinkommen zur Biomedizin in Art. 13 einen Eingriff, der auf die Veränderung des menschlichen Genoms gerichtet ist, strikt an präventive, diagnostische oder therapeutische Zwecke, und dies ohnehin nur unter der Voraussetzung, daß er nicht darauf abzielt, irgendeine Veränderung des Genoms von Nachkommen herbeizuführen.

Somit treibt die Idee der Menschheit über das individuelle Selbstverständnis des Akteurs und auch über die möglichen vorweggenommenen individuellen Interessen eines ungeborenen Menschen hinaus. Kants Idee der Menschheit ist nämlich der orientierende Wertbegriff, von dem her die Identität des menschlichen Wesens in seinen individuellen, gesellschaftlichen und artspezifischen Dimensionen überhaupt erst bestimmbar wird. „Die Menschheit selbst ist eine Würde" (Ak VI 462) bedeutet, daß die Frage nach der menschlichen Identität nach Kant vor allem eine Frage nach seiner moralischen Identität ist. Sie lautet daher nicht: Was ist der Mensch?, sondern eher: Was soll der Mensch sein? Von der Idee der Menschheit her ist die Frage, „in welchem Verhältnis genetische, morphologische, psychische und geistige Identität zur moralischen Identität qua Person stehen" (52), zu beantworten. Von hier aus sind demnach die Handlungs-, mithin die Forschungsziele zu bestimmen, aber auch die Mittel, diese Ziele zu verwirklichen, denn in jeder Handlung soll ein Mensch sich als Mensch, d. h. als Träger der Idee der Menschheit, erkennen können. Nur so ist zu gewährleisten, daß die Ethik nicht „immer erst danach, und das heißt zu spät", kommt, – „zeitlich und sachlich" (53). Dieser Horizont des Humanum ist jedoch nicht individualistisch zu bestimmen, sondern treibt über die Grenze eines individuellen moralischen Subjektes hinaus auf eine universale Ebene, denn die Idee der Menschheit soll ja nicht nur in der eigenen, sondern auch „in der Person eines jeden andern jederzeit zugleich als Zweck, niemals bloß als Mittel", gebraucht werden. Hier verschaffen sich Vorstellungen von einer nichtbiologischen universalen Gattungswürde als Wertorientierung im menschlichen Selbstverständnis Gehör, die über individualistische Selbstentwürfe weit hinausreichen (54). Nicht vom individuellen phänomenalen Menschen, sondern von der Idee der Menschheit in seiner Person ist die Rede, die immer auch als Endzweck, als Telos, in einer Handlung aufscheinen soll. Insofern fordert Kant hier nicht weniger, als daß ein Mensch in jedem Akt in einer Weise handeln soll, die es sowohl ihm selbst als auch anderen Menschen ermöglicht, sich darin als Menschen wiederzuerkennen – eine Forderung, die angesichts der Spezies-Grenzen überschreitenden medizinischen und biologischen Technologien eine ungeahnte Aktualität gewinnt (55). Es geht in einem eminenten Sinn um *menschliche* Akte eines moralischen Subjekts, und zwar unabhängig davon, ob ein menschliches Gegenüber seine Würde verwirklicht hat oder nicht.

Angesichts von Alltagshandeln wird die Frage, ob sich der Handelnde in seinem Handeln als Mensch wiederzuerkennen vermag, kaum wahrgenommen; doch je außergewöhnlicher und weitreichender eine Handlung sich darstellt, um so dringlicher steht die Identität der Menschheit in der Person des Akteurs in Frage. Je mehr und je tiefer die Handlung das Selbstverständnis anderer Menschen betreffen kann, um so mehr steht der Akteur in der Verantwortung nicht nur vor seinem individuellen Selbstentwurf, sondern auch in der Verantwortung vor dem Selbstverständnis der Menschheit. Diese Verantwortung vor der universalen Idee der Menschheit stellt sich völlig unabhängig von den aktuellen empirischen Fähigkeiten des betroffenen Handlungsobjektes, z. B. eines nichteinwilligungsfähigen „Dementen" oder eines menschlichen Embryos, d. h. die Handlungsverantwortung ist nicht an die empirische Struktur des betroffenen Handlungsobjektes abtretbar, sondern muß vom Akteur getragen werden (56). Die Verantwortung wird auch nicht bestimmt von den individuellen Wünschen der Handelnden, sondern davon, ob die aktuellen Wünsche und Sehnsüchte mit dem Selbstverständnis der Menschen als Menschen wirklich gewollt werden können, oder ob sie das Selbstverständnis der Menschen in eine Orientierungslosigkeit mit unabsehbaren Gemeinwohlfolgen stürzen würden.

Daraus folgt, daß weder die aktuellen Handlungsfolgen für die unmittelbar betroffenen menschlichen Wesen und schon gar nicht die aktuellen Wünsche und Interessen der beteiligten Akteure für die Beurteilung der moralischen Qualität von menschlichen Handlungen die hinreichenden Kriterien darstellen. Erstmals stehen wir vor der Möglichkeit, daß individuelle Heilungsabsichten sich universal unheilvoll auswirken können, und zwar nicht summarisch quantitativ, sondern hinsichtlich unseres eigenen qualitativen Selbstverständnisses. Hier stehen Verletzbarkeiten von ganz anderen Kategorien zur Debatte. Insbesondere die neuen Biotechnologien machen sichtbar, daß grundsätzlich in jedem menschlichen Akt der Akteur nicht nur sein eigenes Selbstverständnis, sondern die universale Idee der Menschheit zum Ausdruck bringt und daß die mit der Menschenwürde bezeichnete Selbstzwecklichkeit des Menschen kein isoliertes Dasein zur Sprache bringt, sondern die Grundlage für ein universales Bezogensein auf die moralische Gemeinschaft darstellt (57). „Biotechnologische Akteure" – wie z. B. Wissenschaftler/-innen, Ärzte/-innen, aber möglicherweise auch Eltern selbst – stehen daher aufgrund der besonderen Qualität ihrer Handlungen in einer universalen menschheitlichen Verantwortung, die über unmittelbare Handlungsfolgenkalkulationen und Bedürfnisbefriedigungsintentionen nicht einzuholen ist. Darin besteht die besondere Qualität biotechnologischer Handlungsoptionen, die mit der biblischen Gottebenbildlichkeit so gut wie mit Kants Idee der Menschheit in der Person des Akteurs wie in den Personen der betroffenen Menschen neu auszuleuchten ist und mit Hilfe der Selbstzweck- bzw. Menschheitsformel des Kategorischen Imperativs zu einer höchst anspruchsvollen handlungstheoretischen Reflexion weitertreibt und an der geschuldeten Anerkennung des Rechts, ein Mensch zu sein (58), nicht vorbeisehen darf.

ANMERKUNGEN

(1) St. F. Winter, Europäische Rahmenbedingungen der Biomedizin, Berlin 24.02.2000 (http:www.bundesaerztekammer.de/30/Richtlinien/Richtidx/PraeimpEntwurf/30Europ a.html).

(2) Vgl. L. Honnefelder, Art.: Ethik, in: W. Korff, L. Beck, P. Mikat (Hrsg.), Lexikon der Bioethik 1, Gütersloh 1998, 654-662, 660 f.

(3) W. Frühwald, Der „optimierte Mensch". Über Gentechnik, Forschungsfreiheit, Menschenbild und die Zukunft der Wissenschaft (http://www.forschung-und-lehre.de/ archiv/08-01/index.html).

(4) E.-L. Winnacker, „Freiheitsgrade". Von den Aufgaben und der Verantwortung des Forschers, Berlin, 4. Juli 2001. Dieses Dokument sowie alle Entscheidungen und Initiativen der DFG zum Thema Stammzellenforschung sind unter folgender Internetadresse zu finden: http://www.dfg.de/aktuell/stellungnahmen/lebenswissenschaften/ stammzellen_historie.html; vgl. ferner Deutsches Referenzzentrum für Ethik in den Biowissenschaften, Dossier Forschung an menschlichen embryonalen Stammzellen und Anwendung von Klonierungstechniken beim Menschen, Bonn, November 2000, sowie der Ergänzungsband August 2001.

(5) L. Honnefelder, Was wissen wir, wenn wir das menschliche Genom kennen? Die Herausforderung der Humangenomforschung – Eine Einführung, in: ders., P. Propping (Hrsg.), Was wissen wir, wenn wir das menschliche Genom kennen?, Köln 2001, 9-25, 9f.

(6) Vgl. dazu die Ausführungen von L. Honnefelder, ebd. 9ff.

(7) W. Frühwald, Der „optimierte" Mensch, a.a.O; vgl. ferner dazu J. Rau, Wird alles gut? Für einen Fortschritt nach menschlichem Maß, Frankfurt a. M. 2001, 18.

(8) L. Honnefelder, Was wissen wir, wenn wir das menschliche Genom kennen?, a.a.O. 17.

(9)   Die jeweiligen Texte der Konvention werden im Folg. zitiert aus: Übereinkommen zum Schutz der Menschenrechte und der Menschenwürde im Hinblick auf die Anwendung von Biologie und Medizin: Menschenrechtsübereinkommen zur Biomedizin des Europarates (englisch/deutsch), in: Jahrbuch für Wissenschaft und Ethik 2 (1997) 285-303.

(10) Vgl. Explanatory Report to the Convention for the Protection of Human Rights and Dignity of the Human Being with Regard to the Application of Biology and Medicine: Convention on Human Rights and Biomedicine, Council of Europe - Directorate of Legal Affairs, Strassbourg May 1997 DIR/JUR (97) 5, in: Jahrbuch für Wissenschaft und Ethik 3 (1998) 231-258.

(11) Vgl. L. Honnefelder, Bioethik im Streit. Zum Problem der Konsensfindung in der biomedizinischen Ethik, in: Jahrbuch für Wissenschaft und Ethik 1 (1996) 73-86, 82.

(12) „Parties to this Convention shall protect the dignity and identity of all human beings and guarantee everyone, without discrimination, respect for their integrity and other rights and fundamental freedoms with regard to the application of biology and medicine."

(13) „The interests and welfare of the human being shall prevail over the sole interest of society and science."

(14) „1. No restrictions shall be placed on the exercise of the rights and protective provisions contained in this Convention other than such as are prescribed by law and are necessary in a democratic society in the interest of public safety, for the prevention of crime, for the protection of public health or for the protection of the rights and freedoms of others. 2. The restrictions contemplated in the preceding paragraph may not be placed on Articles 11, 13, 14, 16, 17, 19, 20 and 21."

(15) L. Honnefelder, Das Menschenrechtsübereinkommen zur Biomedizin des Europarats. Zur zweiten und endgültigen Fassung des Dokuments, in: Jahrbuch für Wissenschaft und Ethik 2 (1998) 305-318, 307.

(16) „An intervention in the health field may only be carried out after the person concerned has given free and informed consent to it. This person shall beforehand be given appropriate informations as to the purpose and nature of the intervention as well as on its consequences and risks. The person concerned may freely withdraw consent at any time."

(17) „Where the law allow research on embryos in vitro, it shall ensure adequate protection of the embryo."

(18) L. Honnefelder, Das Menschenrechtsübereinkommen zur Biomedizin des Europarats, a.a.O. 316.

(19) „The creation of human embryos for research purposes is prohibited." Der Lenkungsausschuss für Bioethik (CDBI) hat zur Frage der biomedizinischen Forschung allgemein im Juni/August 2001 den Entwurf eines Zusatzprotokolls zum Übereinkommen

über Menschenrechte und Biomedizin sowie eines Erläuternden Berichts verfaßt, der zu Konsultationszwecken veröffentlicht wurde (vgl. CDBI/INF [2001] 5).

(20) Vgl. Council of Europe, Additional Protocol to the Convention for the Protection of Human Rights and Dignity of the Human Being with regard to the Application of Biology and Medicine, on the Prohibition of Cloning Human Beings (with additional Explanatory Report) [englisch/deutsch], in: Jahrbuch für Wissenschaft und Ethik 3 (1998) 331-338.

(21) „Considering however that the instrumentalisation of human beings through the deliberate creation of genetically identical human beings is contrary to human dignity and thus constitutes a misuse of biology and medicine; Considering also the serious difficulties of a medical, psychological and social nature that such a deliberate biomedical practice might imply for all the individuals involved; Considering the purposes of the Convention on Human Rights and Biomedicine, in particular the principle mentioned in Article 1 aiming to protect the dignity and identity of all human beings".

(22) Vgl. Wissenschaftliche Dienste des Deutschen Bundestages, Info-Brief: Klonieren – Möglichkeiten und Grenzen moderner Reproduktionstechnologie, WF VIII-48/97, August 1997, 5; vgl. hierzu M. Bücheler, Das Menschenrechtsübereinkommen zur Biomedizin des Europarates – Versuch einer Bestandsaufnahme, Bonn 1998, 125 ff.

(23) „Therefor one has to distinguish between three situations: cloning of cells as a technique, use of embryonic cells in cloning techniques, and cloning of human beings, for example by utilising the techniques of embryo splitting or nuclear transfer. Whereas the first situation is fully acceptable ethically, the second should be examined in the protocol on embryo protection. The consequences of the third situation, that is the prohibition of cloning human beings, are within the scope of this Protocol."

(24) „1. Any intervention seeking to create a human being genetically identical to another human being, whether living or dead, is prohibited. 2. For the purpose of this article, the term human being ‚genetically identical' to another human being means a human being sharing with another the same nuclear gene set."

(25) Europäisches Parlament, Entschließung zum Klonen von Menschen, Straßburg, 15. Januar 1998, in: Jahrbuch für Wissenschaft und Ethik 3 (1998) 339-340, 339.

(26) „Deliberately cloning humans is a threat to human identity, as it would give up the indispensable protection against the predetermination of the human genetic constitution by a third party" (Explanatory Report to the Additional Protocol to the Convention on Human Rights and Biomedicine on the Prohibition of Cloning Human Beings, a.a. O. Nr. 3).

(27) Vgl. A. Eser, W. Frühwald, L. Honnefelder et al., Klonierung beim Menschen. Biologische Grundlagen und ethisch-rechtliche Bewertung, in: Jahrbuch für Wissenschaft und Ethik 2 (1997) 357-373.

(28) J. Habermas, Sklavenherrschaft der Gene. Moralische Grenzen des Fortschritts, in: SZ v. 17. Januar 1998.

(29) Vgl. Rat der Forschung, Technologie und Innovation, Klonierung beim Menschen. Biologische Grundlagen und ethisch-rechtliche Bewertung, April 1997, 12.

(30) Vgl. Europäisches Parlament, Entschließung zum Klonen, in: ABL. C 115/92-94, 12. März 1997.

(31) Vgl. Academy of Life, Reflections on Cloning, Vatican City, 24. Juni 1997.

(32) Zu den Lücken im Protokoll vgl. auch D. Mieth, Die Menschenrechtskonvention zur Biomedizin des Europarates, in: U. Bach, A. de Kleine (Hrsg.), Auf dem Weg in die Totale Medizin?, Neukirchen-Vluyn 1999, 34-41, 37.

(33) Vgl. ebd.

(34) „In conformity with the approach followed in the preparation of the Convention on Human Rights and Biomedicine, it was decided to leave it to domestic law to define the scope of the expression ‚human being' for the purposes of the application of the present protocol" (Explanatory Report to the Additional Protocol to the Convention on Human Rights and Biomedicine on the Prohibition of Cloning Human Beings, a.a.O. Nr. 6).

(35) Übrigens im Gegensatz zu den klassischen griechischen und hellenistischen Kosmologien, die sowohl die Materie wie auch den Menschen in Form einer unsterblichen Geistseele an der Ewigkeit der Götter teilhaben lassen. Endlichkeit und Sterblichkeit gelten im griechischen Denken als Defekt, als Schmälerung der Daseinsgüte. Zum Vergleich der Kulturen vgl. M. Landmann, Ursprungsbild und Schöpfertat. Zum platonisch-biblischen Gespräch, München 1966.

(36) Vgl. J. Wiebering, Art. „Kreatur, Kreatürlichkeit" in: Historisches Wörterbuch der Philosophie Bd. 4, Basel 1976, 1204-1211, 1205.

(37) Vgl. Duden Bd. 1. Die deutsche Rechtschreibung, Mannheim u. a. 21. Aufl. 1996, 434: „Kreatur, die; ... Lebewesen, Geschöpf; willenloses, gehorsames Werkzeug".

(38) Vgl. H. Baranzke, Würde der Kreatur? Die Idee der Würde im Horizont der Bioethik, Würzburg 2002.

(39) Zum Hintergrund vgl. B. Ockinga, Die Gottebenbildlichkeit im Alten Ägypten und im Alten Testament, Wiesbaden 1984; W. Groß, Gen 1,26.27; 9,6: Statue oder Ebenbild Gottes?, in: Jahrbuch für Biblische Theologie 15 (2000): Menschenwürde, hrsg. v. I. Baldermann et al., Neukirchen-Vluyn 2001, 11-38.

(40) Vgl. V. Pöschl, Der Begriff der Würde im antiken Rom und später, Heidelberg 1989; V. Pöschl, P. Kondylis, Art. „Würde", in: O. Brunner et al. (Hrsg.), Geschichtliche Grundbegriffe Bd. 7, Stuttgart 1992, 637-677.

(41) „Handle so, daß du die Menschheit sowohl in deiner Person, als in der Person eines jeden andern jederzeit zugleich als Zweck, niemals bloß als Mittel brauchest." (GMS 429).

(42) Vgl. H. Kuhse, Die Lehre von der ‚Heiligkeit des Lebens', in: A. Leist (Hrsg.), Um Leben und Tod. Moralische Probleme bei Abtreibung, künstlicher Befruchtung, Euthanasie und Selbstmord. Frankfurt a. M. 1990, 75-106; K. Bayertz (Hrsg.), Sanctity of Life and Human Dignity. Dordrecht, Boston, London 1996. Aufschlußreich ist hier besonders die von George Khushf durchgeführte Literaturrecherche zum Begriff „Sanctity of Life" (in: Bayertz 1996, 293-310), die nicht nur zu Tage fördert, wie jung und unspezifisch seine medizinethische Verwendung ist, sondern vor allem mit den aus bioethischer Perspektive rätselhaften älteren Belegen diese christlich-tugendethische Bedeutung vermerkt, deren genauere begriffsgeschichtliche Erforschung noch aussteht.

(43) Ak VI 434f., § 11.

(44) Vgl. Th. Kobusch, Die Entdeckung der Person. Metaphysik der Freiheit und modernes Menschenbild, Freiburg 1993; J. Hruschka, Existimatio. Unbescholtenheit und Achtung vor dem Nebenmenschen bei Kant und in der Kant vorangehenden Naturrechtslehre, in: Jahrbuch für Recht und Ethik 8 (2000) 181-195.

(45) Vgl. R. Spaemann, Über den Begriff der Menschenwürde, in: Ders., Das Natürliche und das Vernünftige. Essays zur Anthropologie, München, Zürich, 1987, 83: „Die Würde des Menschen ist in dem Sinne unantastbar, daß sie von außen nicht geraubt werden kann. Man kann nur selbst die eigene Würde verlieren. Von anderen kann sie nur insoweit verletzt werden, als sie nicht respektiert wird. Wer sie nicht respektiert, nimmt nicht dem anderen seine Würde sondern er verliert die eigene. Nicht Maximilian Kolbe und nicht Kaplan Popieluszko habe ihre Würde verloren, sondern deren Mörder."

(46) J. Schwartländer, Art. „Menschenwürde/Personwürde", in: W. Korff, L. Beck, P. Mikat (Hrsg.), Lexikon der Bioethik. Bd. 2. Gütersloh 1998, 683-688, 685.

(47) In ähnlicher Weise begründet, wie aufgezeigt, die biblische Gottebenbildlichkeit den absoluten Schutz.

(48) V. Stollorz, Th. Prüfer, Widersprüche verstehen – ein Ethikbausatz für die Embryonendebatte. Frankfurter Allgemeine Sonntagszeitung, 13. Januar 2002, Nr. 2, 66f.

(49) I. Kant, Der Streit der Fakultäten, Ak VII 58 f. Zur Terminologie von „Idee" und „Ideal" vgl. G. S. A. Mellin, Encyclopädisches Wörterbuch der Kritischen Philosophie Bd. 3, 1. Abtheil, Jena, Leipzig 1800, 369: „Idee bedeutet eigentlich einen Vernunftbegriff, d. i. einen solchen Begriff, für den in der Erfahrung kein ihm vollkommen angemesser (adäquater) Gegenstand gefunden werden kann, z. B. die Idee des allervollkommensten Wesens. Wenn wir uns nun ein einzelnes Wesen vorstellen, das einer solchen Idee vollkommen angemessen wäre, so heisst diese Vorstellung ein Ideal. Ideal, d. i. die Idee in individuo. In der Erfahrung ist ein solches Ideal gar nicht zu finden. Ein dergleichen Ideal ist z. B. der Mensch in seiner ganzen Vollkommenheit, wozu zweierlei gehört: a. die innere Vollkommenheit, b. gehört dazu die äussere Vollkommenheit."

(50) „Die Pflicht gegen sich selbst aber besteht, wie gesagt, darin, daß der Mensch die Würde der Menschheit in seiner eigenen Person bewahre. Er tadelt sich, wenn er die Idee der Menschheit vor Augen hat. Er hat ein Original in seiner Idee, mit dem er sich vergleicht" (I. Kant, Pädagogik, Ak IX 489).

(51) Zur ideen- bzw. begriffsgeschichtlichen Kontinuität von Aristotelischer Entelechie und Kantischem Zweck an sich selbst unter Leibnizianisch-monadologischer Vermittlung vgl. Baranzke 2002, 153f.; vgl. zum näheren traditionsgeschichtlichen Zusammenhang: J. Hruschka, Die Person als ein Zweck an sich selbst. Zur Grundlegung von Recht und Ethik bei August Friedrich Müller (1733) und Immanuel Kant (1785), in: JuristenZeitung 45 (1990) 1-15.

(52) H. W. Ingensiep, Chimären. Die alte Seelenordnung und neue Grenzprobleme in der Bioethik, in: J. Cobet, C. F. Gethmann, D. Lau (Hrsg.), Europa. Die Gegenwärtigkeit der antiken Überlieferung. Aachen 2000, 141-168, 151.

(53) G. Höver, Zum Stellenwert der Ethik in der gegenwärtigen biopolitischen Diskussion – ein Kommentar zu den „Empfehlungen der Deutschen Forschungsgemeinschaft zur Forschung mit menschlichen Stammzellen". In: Jahrbuch für Wissenschaft und Ethik 6 (2001) 309-326, 318.

(54) Vgl. D. Birnbacher, Gefährdet die moderne Reproduktionsmedizin die menschliche Würde? In: A. Leist (Hrsg.), Um Leben und Tod. Moralische Probleme bei Abtreibung, künstlicher Befruchtung, Euthanasie und Selbstmord. Frankfurt a. M. 1990, 266- 281; J. Habermas, Die Zukunft der menschlichen Natur. Auf dem Weg zu einer liberalen Eugenik? Frankfurt a. M. 2001.

(55) Z. B. Xenotransplantation und andere chimärologische Techniken und Visionen, vgl. H. W. Ingensiep, der angesichts dessen eine „konfigurativ-antizipierende Bioethik" (H. W. Ingensiep, Chimären, a. a. O. 142) fordert.

(56) Genau diese Frage wäre zu diskutieren im Hinblick auf die extensionale und intensionale Strategie, wie sie M. Quante bzgl. des Umgangs mit dem Menschenwürdeargument dargelegt hat; vgl. M. Quante, Präimplantationsdiagnostik, Stammzellforschung und Menschenwürde (Zentrum für Medizinische Ethik Bochum, Medizinethische Materialien Heft 134) März 2002, sowie ders., Personales Leben und menschlicher Tod. Personale Identität als Prinzip der biomedizinischen Ethik, Frankfurt a. M. 2002.

(57) Vgl. dazu W. Schweidler, Das Unantastbare. Beiträge zur Philosophie der Menschenrechte, Münster 2001.

(58) Vgl. Kard. K. Lehmann, Das Recht, ein Mensch zu sein. Zur Grundfrage der gegenwärtigen bioethischen Probleme. Eröffnungsreferat bei der Herbst-Vollversammlung der Deutschen Bischofskonferenz am 24. September 2001 in Fulda, Pressemitteilungen der Deutschen Bischofskonferenz v. 28. 09. 2001.

HARTMUT KREß

Biomedizin und Zellbiologie am Lebensbeginn
Gefährdung der Menschenwürde oder Bewährungsprobe für ethische Rationalität?

I. Die Menschenwürde – ein Basiskonsens in der Bioethikdebatte

Bedrohen Zellbiologie und Biomedizin, insbesondere der in der embryonalen Stammzellforschung und Präimplantationsdiagnostik (PID) realisierbar gewordene Zugriff auf den Embryo die Menschenwürde? Diese Befürchtung haben in den letzten Jahren kirchliche Stellungnahmen (1), aber auch Stimmen aus der Politik geäußert. In Verbindung hiermit wurden sogar die Begriffe des Tabu und des Absoluten, nämlich absoluter Verbote oder absoluter Grenzen, ins Spiel gebracht. Als die Bundesjustizministerin jeder Forschung an embryonalen Stammzellen widersprach und auch einen eng begrenzten Import von embryonalen Stammzelllinien ablehnte, berief sie sich auf die Menschenwürde von Embryonen, die ein „sehr absoluter" Wert sei. Für die moderne Gesellschaftsordnung sei das Vorhandensein „solcher absoluter Werte" - im Plural – unerläßlich (2).

Gegen eine solche Sicht ist einzuwenden, daß das Postulat „absoluter" Verbote und Grenzen wesentliche Anforderisse der ethischen Urteilsbildung beiseite rückt. Denn Ethik und Recht haben konkrete Handlungsumstände in den Blick zu nehmen und differenzierte Folgenabschätzungen sowie normative Abwägungen im Licht der für die betreffenden Sachverhalte aussagekräftigen ethischen Prinzipien vorzunehmen. Bedenklich ist, daß in der Bioethikdebatte der letzten Jahre der Anschein erweckt wurde, lediglich die ablehnenden Stimmen, die Kritiker von embryonaler Stammzellforschung oder Präimplantationsdiagnostik (PID), beachteten die Menschenwürde. Denjenigen, die eine kriterial eingegrenzte, normierte Forschung an embryonalen Stammzellen oder PID für denkbar hielten, wurde indirekt oder sogar direkt vorgehalten, sie setzten die Menschenwürde aufs Spiel, vollzögen einen „Abschied von der Menschenwürde", nähmen einen „fundamentalen Bruch mit den bisher geltenden Wertvorstellungen" vor (3), redeten lediglich einer „Ethik des Heilens" das Wort und schöben darüber die „Ethik der Würde" beiseite. Die einseitige Beanspruchung der Menschenwürde zugunsten nur einer, nämlich der restriktiven, ablehnenden Position hat den bioethischen Diskurs aber sehr belastet und wurde den Argumenten, die eine Rolle spielten, nicht gerecht. Denn auch die Voten, die eine normierte, kriterial eingegrenzte embryonale Stammzellforschung oder Präimplantationsdiagnostik für vorstellbar halten, beziehen die Menschenwürde in ihre Argumentation ein. In der Kontroverse um PID und Stammzellforschung ist die Menschenwürde derjenige Leit- oder Grundlagenbegriff, der beide Einschätzungen, die des Nein und des differenzierten Ja, eigentlich überwölbt.

Im folgenden wird anzusprechen sein, daß bzw. inwiefern eine normierte Zustimmung zu PID oder embryonaler Stammzellforschung der Menschenwürde Rechnung trägt und welche ethischen Normen im einzelnen hierfür relevant sind. Als Hintergrund und zur Abgrenzung ist vorab zu erörtern, in welcher Weise sich der Fortschritt der Biomedizin auf den öffentlichen Diskurs, die Diskussionskultur in unserer Gesellschaft generell ausgewirkt hat.

II. Ein neuer Kulturkampf? Die Biomedizindebatte als Ausdruck kultureller und existentieller Verunsicherungen

Vor allem seit im Jahr 2000 in Aussicht gestellt wurde, die Entschlüsselung des gesamten menschlichen Genoms sei kurzfristig abgeschlossen, ist die Biomedizin oft in quasi religiösen Kategorien, gleichsam neoreligiös diskutiert worden. Aufgrund der Entschlüsselung des menschlichen Genoms könne der Mensch zum „Schöpfer seiner selbst" werden, erlange er „gottähnliche Macht" (4) und vermöge er Gott zu spielen („playing god" [5]). Zum Teil sind, zumal von amerikanischen Autoren, übersteigerte, quasi-religiöse gesundheitliche Heilsutopien vertreten worden, so daß gar eine neue irdische Unsterblichkeit versprochen wurde, welche durch Klonen oder neuronale Transplantationen herstellbar werde (6).

Umgekehrt erfolgte die Kritik an der Humangenetik ebenfalls in neoreligiöser oder religiös-dogmatischer Form. Zum Beispiel hieß es, die Forschung an embryonalen Stammzellen stelle einen Sündenfall dar; durch PID und Stammzellforschung werde die Heiligkeit des Lebens mißachtet. Es gelte, „absolute" Grenzen und einen „absoluten" Embryonenschutz zu beachten. Dies betonten, wie bereits eingangs erwähnt, die katholische Amtskirche oder Vertreter evangelischer Kirchen, aber auch außerkirchliche Stimmen. Auf diese Weise wurde in Bezug auf die Biomedizin die alte religiös-dogmatische Absolutheitskategorie aufgegriffen. Der religiösen Geltungsansprüchen entstammende Absolutheitsbegriff (7) wurde auf säkularisierte Kontexte und auf die Ethik übertragen; in der profanen rechtspolitischen Debatte fand er jetzt so häufig Verwendung wie kaum zuvor.

Zugleich sind „profane" Einwände gegen die Biomedizin religiös aufgegriffen und verstärkt worden. So ist das Dammbruchargument theologisch im Sinne der Sündenlehre abgewandelt worden: „Dort ..., wo sich der Mensch an die Stelle Gottes, des Schöpfers dieser Welt, setzt, beginnt ein Irrweg, an dessen

Ende die Selbstzerstörung steht." Zu „Forschung und Gentests an menschlichen Embryonen" gelte: „Wer diese Grenze überschreitet, öffnet der Selektion Tür und Tor." (8)

Mit solchen Voten stehen sich zur Biomedizin die Positionen des pro und des contra geradezu religiös-bekenntnishaft gegenüber. Die dadurch entstandenen Gräben sind mit einem neuen Kulturkampf verglichen worden (9). Wie lassen sich die religiös-bekenntnishaft, normativistisch übersteigerten Züge in der Bioethikdebatte erklären? Unter anderem wohl dadurch, daß die gegenwärtige postmoderne Gesellschaft in *mehrfacher* Hinsicht von tiefen Umbrüchen geprägt ist. Zukunftsbesorgnis, Fortschrittspessimismus und Zivilisationsskepsis scheinen sich am Embryonenschutz als einem Brennpunkt verdichtet zu haben. Biomedizin und Embryonenschutz sind zum Symbol derzeitiger kultureller Verunsicherungen geworden, die aus einer neuen Qualität und Reichweite menschlicher Entscheidungsfreiheit überhaupt resultieren.

Erweiterte Handlungs- und Entscheidungsspielräume eröffnen nicht nur die neuen Technologien, die von der Informationstechnologie und Datenverarbeitung bis zur Nanotechnologie oder eben der Humangenetik reichen. Sondern - ein ganz anders gelagerter Sachverhalt - Menschen besitzen stärker als früher die Freiheit, zum Beispiel ihre Lebensform bewußt wählen zu können: alleinlebend, in einer Ehe, in einer nichtehelichen Beziehung lebend; mit oder ohne Kindern, was die Familienplanung anbelangt; und anderes. Solche Entscheidungsspielräume sind kulturgeschichtlich neu. Daß inzwischen die gewollte Kinderlosigkeit stark zunimmt (10), stellt kulturgeschichtlich im übrigen ebenfalls ein Novum dar. Darüber hinaus müssen einzelne Menschen sogar die geistigen Grundlagen ihrer Existenz, nämlich ihre Weltanschauung, ihre Wertüberzeugung und Religion bewußt wählen. Dies ist angesichts von Entscheidungen über die Religionszugehörigkeit, auch für die Kinder, in bireligiösen Partnerschaften der Fall. Staat und Gesellschaft sind religiös oder konfessionell nicht mehr geschlossen, sondern pluralistisch. Diese Pluralität und die Liberalität der modernen Gesellschaft sind ein hohes Gut, das Chancen zur menschlichen Selbstentfaltung und humane Selbstbestimmung eröffnet; jedoch beruhen darauf ebenfalls kulturelle Destabilisierung und existentielle Orientierungslosigkeit.

Existentielle Verunsicherung erwächst sodann daraus, daß Menschen erweiterte Freiheits- und Entscheidungsrechte im Blick auf ihr persönliches künftiges Gesundheits- oder Krankheitsschicksal wahrnehmen können. Hierfür sind Patientenverfügungen ein Beispiel, also Vorabbestimmungen, die den eigenen zukünftigen Sterbeprozeß betreffen. Jeder, der dies wünscht, kann und sollte sinnvollerweise das Freiheitsrecht in Anspruch nehmen, über die Umstände seines eigenen Sterbens - Therapiebegrenzung, die passive

Sterbehilfe, das Sterbenlassen oder die Anwendung von Schmerztherapie - vorab zu entscheiden. Was unter heutigen medizinischen Bedingungen unter einem „erträglichen" Sterben und unter „Lebensqualität" jeweils zu verstehen ist, daß und in welchem Ausmaß Schmerztherapie angewendet werden soll und wann Maßnahmen der Lebensverlängerung nicht mehr fortgesetzt werden sollen, ist zur Frage des persönlichen Willens, der Überzeugung, der Lebenseinstellung bzw. der Werteinstellung des Individuums selbst geworden. Kulturgeschichtlich stellt auch dies eine ganz neue Stufe von Freiheit und Selbstbestimmung dar und hat es in dieser Form kein Vorbild, daß Einzelne so weitreichende Entscheidungen über die Umstände ihres späteren Sterbens treffen. Derartige Freiheits- und Verfügungsrechte sind neuartig, nicht eingeübt, kulturell sowie existentiell noch nicht vertraut, so daß aus ihnen auch rationale sowie emotionale Überforderungen resultieren. Heutzutage kommen daher unterschiedliche Faktoren zusammen, die Verunsicherungen und das Gefühl erzeugen, zur Freiheit nicht nur „befreit", sondern hierzu ebenso sehr „verurteilt" (11) und in ein „Nichts" der Orientierungslosigkeit (12), in einen „noologischen Nihilismus" (13) hineingestoßen zu sein. Technologische Umwälzungen, neue Herausforderungen an den Einzelnen, über sich selbst, z.B. über die Lebensform oder das eigene Gesundheitsschicksal befinden zu müssen, und ein in diesem Maß neuartiger weltanschaulicher Pluralismus haben sich für Kultur und Gesellschaft in den Jahren 2001 / 2002 darin verdichtet, benennen, klären und entscheiden zu sollen, „wann" individuelles menschliches Leben, das als solches zu schützen wäre, eigentlich beginnt. Die Kumulation kultureller Verunsicherungen mag es erklären, daß zur Vergewisserung auf Religion zurückgegriffen und die Biomedizin dabei in den eingangs erwähnten überdehnten religiösen, religiös normativistischen Deutungsmustern erörtert worden ist.

III. Problematik und Grenzen religiöser Deutungsmuster in der Bioethikdebatte

Der Sache nach greifen die oben wiedergegebenen religiösen Kategorien fehl, und zwar in beiden Richtungen, sowohl in der quasi-religiösen Überhöhung wie auch der religiös-normativistischen Ablehnung von Biomedizinanwendungen. Theologisch oder religionsphilosophisch kann nicht die Rede davon sein, daß der Mensch durch die Biomedizin zum „Schöpfer seiner selbst" werde oder „Gott spielen" könne. Die Biotechnologie stellt keine creatio ex nihilo, keine Schöpfung aus dem Nichts dar. Durch biomedizinische Optionen wird der Mensch keinesfalls, wie Visionäre der Biomedizin suggerierten, „allmächtig". Denn die Grundbedingungen der Endlichkeit und der

Schöpfung, nämlich die physische und die moralische Unvollkommenheit, Krankheit, Irrtum und Schuld, werden durch biotechnologischen Fortschritt nicht ausgeräumt. Ganz im Gegenteil entstehen sogar neue Formen von physischem Übel und Krankheit, z.B. durch vermehrte Altersdemenzen, Multimorbidität oder durch technisch ermöglichte, ggf. jedoch sehr belastende künstliche Verlängerungen des Sterbeprozesses. Ebenso erwachsen moralische Fragwürdigkeiten – klassisch formuliert: Probleme des malum morale - in zuvor nicht gekannter Gestalt, z.B. durch die Selektion von vorgeburtlichem Leben im Zusammenhang von pränataler Diagnostik. Eine utopisch-religiöse Verklärung des biomedizinischen Fortschritts oder quasi-religiöse Heilsversprechen stellen eine Irreführung dar.

Freilich kann auch die religiös gestützte Ablehnung der Biomedizin nicht überzeugen. Wer – wie besonders nachdrücklich die katholische Amtskirche, aber nicht nur sie – „absolute" Grenzen behauptet und zur Präimplantationsdiagnostik oder zur Forschung an embryonalen Stammzellen auf kompromißlosen Handlungsverboten insistiert, nimmt eine religiös fundierte Eindeutigkeit in Anspruch, die nicht abgesichert ist. Ein apodiktisches Nein überspielt die Einsicht, die philosophisch sowie in der christlichen Theologiegeschichte eigentlich fest verankert ist: daß für ethische Fragen unter den Bedingungen der Endlichkeit durchweg gerade keine religiös-absoluten Urteile, sondern statt dessen normative Verantwortung und rationale Güterabwägungen geboten sind. Dies ergibt sich aus der philosophischen und christlichen, z.B. auf Thomas von Aquin sich stützenden Naturrechtstradition (14) ebenso wie aus der lutherischen Zweireichelehre, die auf die Urteilskraft weltlicher Vernunft abhob, oder aus der Werte- und Güterlehre des modernen Protestantismus, deren Vordenker Friedrich Schleiermacher oder Ernst Troeltsch gewesen sind (15).

Um beidem, einer religiösen Überhöhung der Biomedizin einerseits, religiös gestützten apodiktischen Verboten andererseits einen anderen Zugang und anderweitige ethische Prinzipien entgegenzuhalten, rücke ich im folgenden erstens das Anliegen der argumentativen Widerspruchsfreiheit und argumentativen Redlichkeit sowie zweitens das Gebot kultureller Toleranz ins Licht.

IV. Ethische Prinzipien für den Umgang mit biomedizinischen Problemen

1. Argumentative Konsistenz und intellektuelle Redlichkeit
Generell gilt: Um die Nachvollziehbarkeit, Plausibilität und Akzeptanz ethischer Urteile zu gewährleisten, ist das Bemühen um Widerspruchsfreiheit und argumentative Konsistenz, anders gesagt ein Ethos der intellektuellen Red-

lichkeit unerläßlich. Für eine nachkonfessionelle, pluralistische, von K. Popper als „offen" charakterisierte Gesellschaft, die auf den rationalen ethischen Diskurs angewiesen ist, ist dies unhintergehbarer denn je. Geistesgeschichtliche Impulse, die das Postulat intellektueller Wahrhaftigkeit stützen, finden sich unter anderem im modernen Protestantismus. In seiner „Geschichte der Leben Jesu-Forschung" (1913) – inzwischen ein klassisch gewordenes Dokument neuerer Theologiegeschichtsschreibung – hatte Albert Schweitzer die im 19. Jahrhundert durchgeführte historisch-kritische Erforschung des Neuen Testaments, die überkommene Glaubenssätze, Denkgewohnheiten und Dogmen in Frage gestellt und zum Bruch mit vertrauten Glaubenstraditionen geführt hatte, als eine „Wahrhaftigkeitstat" des Protestantismus interpretiert, die für Wissenschaft, Religion und Kultur Maßstäbe gesetzt habe. In seiner eigenen Kulturphilosophie (darunter „Kultur und Ethik", 1923) brachte er dann die Leitbildfunktion intellektueller Redlichkeit und Wahrhaftigkeit zur Geltung, um inhumanen Seiten der modernen technischen Zivilisation generell zu wehren. Das in Schweitzers Kulturphilosophie so nachdrücklich vorgetragene Postulat ethischer Wahrhaftigkeit ist später vom Kritischen Rationalismus ausdrücklich gewürdigt worden (16). Die von Hans Albert vorgetragene Theorie des kritischen Rationalismus konkretisierte das Bemühen um argumentative Konsistenz und intellektuelle Redlichkeit dann dahingehend, daß normative Urteilsbildungen steter Überprüfung bedürfen und revidierbar sein müssen.

Dieses Prinzip der Falsifizierbarkeit und Revisionsoffenheit leitet dazu an, den sozialen Wandel moderner Gesellschaften und den Fortschritt naturwissenschaftlicher Erkenntnis sowie technischer Anwendungen auf sozialwissenschaftlicher, kulturphilosophischer und rechtspolitischer Seite permanent aufzuarbeiten. So betrachtet werden die eingangs erwähnten apodiktischen Verbotsnormen und absoluten Grenzziehungen erneut fraglich, da sie Handlungsverbote anstreben, die nicht revidierbar sein sollen. Darüber hinaus werden moralische Doppelstandards bzw. wird Doppelmoral zum Problem.

Auch hierzu bietet die neuere Bioethikdebatte bedenkliche Beispiele. In Bezug auf die Präimplantationsdiagnostik (PID) ist es argumentativ inkonsistent, sie hierzulande zu untersagen und Patientinnen bzw. Paare dadurch faktisch ins Ausland, z.B. nach Belgien oder nach Spanien, zu schicken. Auch innerhalb des inländisch geltenden Rechts sind Widersprüche, ja Doppelbödigkeiten anzutreffen. Einerseits duldet es die deutsche Gesetzgebung, wenn aufgrund pränataler Diagnostik zu einem sehr späten Zeitpunkt Feten abgetrieben werden, die bereits streß-, ja schmerzempfindlich sind. Andererseits möchte man kategorisch unterbinden, daß angesichts derselben Krankheitsbilder eine PID durchgeführt wird. Auf der Basis der PID könnte man genetisch belastete Präembryonen aussondern, lange bevor ihre Gehirnbildung eingesetzt hat und Abwehr-, Streß- oder Schmerzempfindungen vorhanden sind (17). Auch die Entscheidung des Deutschen Bundestages vom 30. Januar 2002 (18) und das Gesetz vom 25.04.2002, embryonale Stammzellinien für Forschungszwecke nur zu importieren, werfen die Rückfrage auf, ob man hierdurch nicht einer doppelten Moral Vorschub leistet. Der ethische Zweifel, der die Gewinnung dieser Stammzellinien betrifft, wird an andere delegiert, ethische Ambivalenz auf Dritte abgewälzt. Der Wahrung der eigenen moralischen Integrität - und im übrigen auch dem Embryonenschutz - dient die Verlagerung moralischer Probleme auf das Ausland keineswegs. Legt man das Gebot der Widerspruchsfreiheit, des Handelns nach konsistenten Normen und der intellektuellen Redlichkeit zugrunde, verdienen solche Handlungsstrategien Kritik.

Aus dem Postulat der Konsistenz und intellektuellen Redlichkeit ergeben sich Konsequenzen, die zumindest in zwei Blickrichtungen hin angedeutet werden sollen.

Erstens, in Bezug auf die bioethische Diskurskultur: Es ist ethisch geboten, eventuelle Anschlußfragen, die sich aus heutiger Einsicht abzeichnen, nicht zu verschweigen. So ist eine Diskussion vonnöten, ob totipotente Zellen tatsächlich nach wie vor – gemäß dem Embryonenschutzgesetz von 1991 – wie vollständige Embryonen geschützt werden müssen. Diese Rückfrage ist unausweichlich geworden, nachdem das „Dolly"-Verfahren die Reprogrammierbarkeit spezialisierter Zellen zur Totipotenz belegt hat und die Grenze zwischen totipotenten und differenzierten Zellen fließend geworden ist. Oder: Bereits jetzt liegt die Frage auf der Hand, ob man aus Qualitätsgründen für embryonale Stammzellforschung oder eventuell auch für therapeutische Anwendungen Stammzellinien benötigt, die *nach* dem vom Bundestag beschlossenen Stichtag des 01.01.2002 hergestellt wurden. Solche Fragen sollten nicht dilatorisch behandelt und dürfen nicht ausgeklammert werden.

Zweitens, in Bezug auf rechtliche Regelungen: Das Postulat argumentativer Konsistenz und intellektueller Redlichkeit impliziert die Bereitschaft, ethische sowie rechtliche Normierungen gegebenenfalls zu revidieren. Dieser bereits angedeutete Sachverhalt ist nochmals zu unterstreichen. Für gesetzliche Regelungen sollten daher vermehrt Revisionsklauseln und Überprüfungsfristen vorgesehen werden. An sich ist dies kein neuer Gedanke. Bereits der Kritische Rationalismus hat die Vorstellung nahegebracht, daß die „Gesetzgebung nie als abgeschlossen angesehen werden" kann und experimentelle Züge trägt: „Sie hat das Rechtssystem immer wieder an die soziale Entwicklung anzupassen und dabei die Wertgesichtspunkte im Auge zu behalten, die in den maßgebenden regulativen Ideen enthalten sind. Die realen Bedingungen der Möglichkeit approximativer Realisierung einer Ordnung, die diesen Gesichtspunkten entspricht, unterliegen dem historischen Wandel." (19) Die Revisionsoffenheit rechtlicher Regelungen läßt sich als Implikation des Ethos der intellektuellen Redlichkeit interpretieren. Darüber hinaus sei ein zweites ethisches Prinzip in den Mittelpunkt gerückt, das in der Bioethikdebatte leitend sein sollte, nämlich die Toleranz gegenüber abweichenden ethischen Überzeugungen.

2. Toleranz als kulturelles Desiderat

Zu einer Reihe von Fragen der Biomedizin, darunter auch für den Umgang mit dem beginnenden Leben, wird man aufgrund des weltanschaulichen Pluralismus der Gegenwartsgesellschaft keine einheitliche, alle überzeugende Lösung finden können. Um so belangvoller werden das Bemühen um intersubjektiv nachvollziehbare Argumentationen und um Toleranz.

Was den Lebensbeginn anbetrifft, kann man sich vor Augen führen und mag es sogar entlastend sein, daß schon in der Vergangenheit Unsicherheit herrschte, ab wann und warum das vorgeburtliche Leben „als" Mensch zu gelten hat und als solcher zu schützen ist. Die philosophische und vor allem von der katholischen Kirche bis ins 19., ja ins 20. Jahrhundert vertretene Antwort lautete zumeist, der Embryo werde erst am 80. oder 90. Tag mit einer Geistseele versehen und sei erst von diesem relativ späten Zeitpunkt an vollgültig ein Mensch. Inzwischen räumen Vertreter der katholischen Amtskirche ein, daß die katholische Kirche diese Theorie der späten Beseelung tatsächlich vertreten hat und hierdurch „belastet" (20) sei. Die restriktive Sicht, den Embryo von vornherein, von der Befruchtung der Eizelle an „als" Menschen anzusehen und zu schützen – von der katholischen Kirche wird sie vor allem seit dem II. Vatikanum 1965 vertreten (21) –, ist geistesgeschichtlich jüngeren Ursprungs und läßt sich auf das Preußische Allgemeine Landrecht von 1794 zurückführen. Diesem gemäß (§ 10 I 1) kommen „die allgemeinen Rechte der Menschheit ... auch den noch ungeborenen Kindern schon von der Zeit ihrer Empfängnis" an zu (22).

Wenn heutzutage die Meinungen auseinandergehen, ab wann und warum ein strikter Embryonenschutz einsetzen soll, beruht dies – anders als vor der Neuzeit – nicht mehr auf mangelnder Kenntnis naturwissenschaftlicher und entwicklungsbiologischer Sachverhalte, sondern auf unterschiedlichen philosophischen, religiösen oder weltanschaulichen Bewertungen. Diesbezüglich ist nun das Anliegen der Toleranz hervorzuheben. In der pluralistischen Gesellschaft sollte angesichts voneinander verschiedener ethischer Standpunkte eine Kultur der Toleranz herrschen. Dies gilt auf jeden Fall für solche ethischen Standpunkte, die begründet, argumentativ nachvollziehbar, normativ plausibel und grund- bzw. menschenrechtlich vertretbar sind. Eine Kultur der

Toleranz bildet das Gegenmodell zu dem bedenklichen Stil, der im Jahr 2001 zu beobachten war, nämlich einem Quasi-Kulturkampf zur Bioethik, der durch Medienmacht, tendenziöse Berichterstattungen in Zeitungen und polemische rhetorische Überspitzungen noch verschärft worden ist. Zu letzterem mag man etwa an den Vergleich embryonaler Stammzellforschung mit Kannibalismus durch den Kölner Kardinal Meisner denken oder an die Bezeichnung als „Vampirmedizin, bei der sich einer aus der Lebenskraft des anderen bedient", von Seiten der Vorsitzenden der Enquete-Kommission Recht und Ethik in der Medizin, Margot von Renesse (23), die sich andererseits dann freilich für die Zulassung des Imports embryonaler Stammzellen aussprach.

Das Gebot der Toleranz sei durch einen kulturvergleichenden Seitenblick unterstrichen. Daß in anderen Ländern eine Toleranzkultur stärker etabliert sein dürfte als hierzulande, tritt exemplarisch an der niederländischen Diskussion zur Sterbehilfe zutage. Zwar wird man die niederländischen gesetzlichen Regelungen zur aktiven Sterbehilfe in Deutschland nicht übernehmen können, unter anderem aufgrund dessen, daß dies einen Bruch mit der tradierten, dem Leben verpflichteten Arztrolle bedeuten würde, der Vertrauensschutz gegenüber Ärzten ausgehöhlt zu werden drohte und daß sogar in den Niederlanden gewichtige Sachverhalte, etwa der Umgang mit nicht zustimmungsfähigen Patienten, ganz ungeklärt sind. Bemerkenswert ist jedoch, daß auch in den Niederlanden zum Thema Sterbehilfe geteilte Meinungen vorhanden waren, über die intensiv diskutiert wurde. Biomedizinische Probleme können dort dann aber offenbar auf der Grundlage einer kulturell eingeübten Toleranz geregelt werden; denn in dem humanistisch geprägten Land des Erasmus von Rotterdam, das seit dem 16. Jahrhundert religiös-konfessionell plural ist, ist das Leitbild von Duldung und Respekt seit langem vertraut. Dort habe sich eine „Umgangsökumene" und „Kultur der Kompromissbereitschaft" ausgebildet, „die kennzeichnend war und bis heute für die niederländische Politik ist: das sogenannte ‚Poldermodell'." Es gebe „auch im Bereich der öffentlichen Moral in den Niederlanden ein ‚Poldermodell'"; dies sei „vielleicht das wichtigste Wahrzeichen der niederländischen Mentalität": „Die Situation der konfessionellen Pluralität führte zu einem Austausch von ethischen Argumentationen. Um die Gesellschaft in Stand zu halten, einigten sich die lebensanschaulichen Gruppen dann meistens über einen Kompromiss." Die Toleranz, das „Dulden", sei „auf allen Ebenen der niederländischen Geschichte" anzutreffen gewesen, „von der Zulassung von Katholiken in der kalvinistischen Republik bis zur Euthanasie- und Abortusgesetzgebung der letzten Jahrzehnte. Es ist aber eine Toleranz, über die die niederländische Gesellschaft Verantwortung ablegen will. Abortus und Euthanasie werden nicht in einem Bereich des Verborgenen geduldet, sondern in der Öffentlichkeit und auf Grund von gesetzlichen und politischen Regelungen. Das Gleiche kann man auf den Gebieten des Drogenkonsums und der Prostitution feststellen. Man duldet sie, aber innerhalb von gesetzlichen Beschränkungen, für die es sogar ein fast unübersetzbares Wort gibt: ‚gedoogzone' (Duldungszone). Das Dulden wird formalisiert, aber dadurch zugleich im Bereich der Öffentlichkeit verantwortet." (24)

Nun läßt sich an dieser Stelle das ethische Leitbild der Toleranz weder kulturgeschichtlich noch systematisch näher entfalten. Als den Kern einer Toleranzkultur, die dem heutigen weltanschaulichen Pluralismus gerecht wird, möchte ich aber die folgenden Punkte hervorheben, (1.) die Beachtung der Grundrechte und Grundwerte als normativen Rahmen für kulturelle Toleranz; (2.) die Herstellung von Öffentlichkeit für gesellschaftlich relevante Fragen; (3.) das Bemühen um Transparenz und um rationale Plausibilität der Argumente im öffentlichen Diskurs, mithin die intellektuelle Redlichkeit; (4.) den wechselseitigen Respekt unterschiedlicher Standpunkte und ihrer Begründungen; (5.) das Anliegen, im Bemühen um den Rechtsfrieden für rechtliche Regelungen nach „mittleren", am Kompromiß orientierten Normen zu suchen. Dies letztere bedeutet den Verzicht darauf, enge, maximale oder „absolute" Standpunkte gesamtstaatlich durchsetzen zu wollen. Für die Bürgerinnen und Bürger werden dadurch – dem Leitbild der Freiheit und Selbstbestimmung und den Grundideen einer liberalen Demokratie gemäß – eigene, persönlich zu verantwortende moralische Entscheidungs- und Verantwortungsspielräume bewußt offen gehalten.

3. Ethos der Wahrhaftigkeit und Toleranz als Ausdruck der Menschenwürde

Wenn argumentative Redlichkeit und materiale Toleranz für den kulturellen Diskurs leitend sein sollen, läßt sich dies letztlich auf das Ethos der Menschenwürde zurückführen. Für Kant waren nicht nur Freiheit und Autonomie, sondern auch die Wahrhaftigkeitspflicht Konkretionen dessen, daß der Mensch Würde besitzt und der Sittlichkeit fähig ist. Durch „Gewissenhaftigkeit", „Aufrichtigkeit" bzw. Wahrhaftigkeit gewinnen „alle übrige(n) Eigenschaften, sofern sie auf Grundsätzen beruhen, allein einen innern wahren Wert"; das Fehlen von Wahrhaftigkeit bedeutet „Nichtswürdigkeit" (25), weil – so die Begründungslogik Kants – Unwahrhaftigkeit die Person des Anderen (und auch die eigene Person) mißachtet, den zwischenmenschlichen Dialog aushöhlt und intersubjektiven Verständigungsprozessen von vornherein die Voraussetzung für das Gelingen entzieht.

Gleicherweise findet das Postulat der Toleranz seine letztliche Begründung in der Menschenwürde. Denn die Überzeugungen anderer zu respektieren, resultiert aus der Achtung vor ihrem Personsein und ihrem Gewissen. Nach zahlreichen vorherigen Verurteilungen hat auch die katholische Kirche auf dem II. Vatikanischen Konzil 1965 die Gewissensfreiheit aller Menschen anerkannt und dies mit der Achtung vor der Personwürde eines jeden begründet (26). Geistesgeschichtlich setzten sich die Ideen von Toleranz und Gewissensfreiheit bzw. die Einsicht, daß die Unterschiedlichkeit von moralischen und religiösen Überzeugungen zur conditio humana gehört, seit der Aufklärungsphilosophie durch. Der jüdische Aufklärungs- und Religionsphilosoph Moses Mendelssohn hob hervor, daß das Gewissen und die Gesinnung – anders als dingliches Eigentum – „unveräußerbar", von der menschlichen Person nicht abspaltbar sind und daß die Pluralität von Überzeugungen zudem einen humanen Sinn besitzt, nämlich Ausdruck bereichernder individueller Vielfalt ist; „Mannigfaltigkeit" sei „offenbar Plan und Endzweck der Vorsehung. Keiner von uns denkt und empfindet vollkommen so, wie sein Nebenmensch". Kant hat Mendelssohns Plädoyer als kulturell wegweisend bezeichnet (27).

Beides, erstens das Wahrhaftigkeitspostulat bzw. die argumentative Konsistenz sowie zweitens das Toleranzpostulat bzw. die Achtung vor weltanschaulich bedingter Pluralität, sollte gegenläufig zu manchen Tendenzen der Gegenwartsdebatte auch für den Umgang mit der Biomedizin, darunter der PID und der embryonalen Stammzellforschung, leitend sein. Nun ist jedoch zuzugestehen, daß bei diesen Fragen ein ethischer Wert- und Zielkonflikt vorliegt, welcher in dieser Zuspitzung zuvor so nicht gegeben war. Daher haben sich das Ethos der Wahrhaftigkeit und die Toleranz an diesem ethischen Abwägungskonflikt neu und verstärkt zu bewähren.

V. Gesundheitsorientierung versus Embryonenschutz. Der Wertkonflikt bei Präimplantationsdiagnostik und embryonaler Stammzellforschung – ein ethisches Novum

PID und die Forschung an embryonalen Stammzellen erfordern je auf ihre Weise eine Abwägung, einen möglichst schonenden Ausgleich zwischen zwei verschiedenen Wert- oder Zielvorgaben: einerseits der ärztlichen Pflicht und medizinischen Forschungsaufgabe, zu heilen und die Gesundheit zu fördern. Denn die PID soll dazu dienen, daß bei erblich belasteten Paaren schließlich ein gesundes Kind geboren wird; bzw. sie soll einem zumindest psychischen Leiden – dem Leiden einer Frau oder eines Paares unter einem unerfüllt bleibenden Kinderwunsch – wehren. Bei der Forschung an embryonalen Stammzellen geht es um das Ziel, für künftige Patienten langfristig neue Therapien zu entwickeln.

Dagegen stehen andererseits der Schutz und Eigenwert von Embryonen. Denn es ergibt sich das Dilemma, daß bei der PID kranke Embryonen ausge-

sondert und dem Tod ausgesetzt oder daß bei der embryonalen Stammzellforschung Embryonen „vernutzt", „verbraucht" werden.
Beide Güter sind daher gegeneinander abzuwägen. Die menschliche Gesundheit bildet ein grundlegendes Gut. Der therapeutische Imperativ, der
Heilungsauftrag des Arztes ist im hippokratischen Eid und der jüdischen sowie der christlichen Tradition tief verankert. Das antike Christentum hatte sogar Christus selbst als Arzt bezeichnet (Christus medicus); Heil und Heilung,
Seelenheil und Gesundheit sind in der Christentumsgeschichte oftmals in
enge Verbindung gerückt worden (28). Heutzutage gehört es sogar formal zu
den Menschenrechten und konkretisiert es die Menschenwürde, daß jeder
Einzelne ein Anrecht auf Förderung und Stützung seiner Gesundheit besitzt.
Der Internationale Pakt über wirtschaftliche, soziale und kulturelle Rechte von
1966 besagt (in Art. 12), daß die Vertragsstaaten – darunter die Bundesrepublik Deutschland – „das Recht eines jeden auf das für ihn erreichbare
Höchstmaß an körperlicher und geistiger Gesundheit" anerkennen, so daß
sie im Rahmen der zur Verfügung stehenden Ressourcen für möglichst umfassende Maßnahmen der Gesundheitssicherung Sorge zu tragen haben.
Daher ist es begründungspflichtig und bedarf es schwerwiegender Argumente, wenn der Staat gesundheitsorientierte Handlungsoptionen der Reproduktionsmedizin oder der medizinischen Forschung, darunter die Forschung
an embryonalen Stammzellen, unterbindet. Wer rechtspolitisch vorschlägt,
die Forschung an embryonalen Stammzellen vollständig zu untersagen, trägt
eine hohe Begründungslast, da er zukünftigen schwerkranken Patienten u.U.
die Chance auf Behandlung abschneidet, indem er therapeutische Forschung
verhindert, die ihnen zugute kommen könnte.
Das Gut, das der PID oder embryonalen Stammzellforschung andererseits
entgegensteht, sind das Leben und die Wertschätzung des frühen Embryos.
Bei der Präimplantationsdiagnostik werden kranke Embryonen notfalls verworfen. Oder wenn an Embryonen geforscht wird, um Erkenntnisse über
neue Therapien zu gewinnen, dann nimmt man ihr Absterben in Kauf. Angesichts dieses Wertkonfliktes – Gesundheit versus Embryonenschutz bzw. der
Pflicht, die Gesundheit zu fördern, also einem menschenrechtlichen An-
spruchsrecht einerseits, und dem Schutz von Embryonen, also einem Abwehrrecht andererseits – ist nochmals das Thema des Embryonenschutzes
zu beleuchten.

VI. Der Schutz von frühen Embryonen. Aspekte der ethischen Abwägung

Es ist zu betonen, daß es sich beim Embryo um eine menschliche Existenz
handelt, die von vornherein schutzwürdig ist, weil sich der Embryo – wie die

neuere embryologische naturwissenschaftliche Forschung belegt hat – von der Auflösung oder „Verschmelzung" der Vorkerne an aus sich heraus zum vollen Menschsein entwickelt. Seitdem 1827 die weibliche Eizelle entdeckt und 1875 die Verschmelzung von Samen- und Eizelle wahrgenommen wurde, haben die modernen Naturwissenschaften die Kontinuität und die – in der mütterlichen Umgebung sich vollziehende – Selbststeuerung der embryonalen Entwicklung sehen gelehrt. Dies führte gegenüber der philosophischen und theologischen Tradition zu einer Korrektur, nämlich dazu, den Beginn der Schutzwürdigkeit des Menschseins vorzudatieren. Der naturwissenschaftliche Erkenntnisfortschritt erbrachte mithin eine Normpräzisierung, ja Normverschärfung – ganz gegenläufig zu der oft vorgetragenen Behauptung, modernes Denken bewirke durchweg Auflösungen normativer Standards.

Gleichwohl ist es denkbar, für den Umgang mit dem ganz frühen Embryo, in den ersten Tagen seiner Entwicklung, in Anbetracht von PID und Forschung an embryonalen Stammzellen einen gewissen Abwägungs- und Ausnahmespielraum einzuräumen. Hierfür sind vor allem zwei Gründe ausschlaggebend, und zwar erstens – erneut – naturwissenschaftliche Hintergründe. Auf der Basis heutiger biologisch-embryologischer Erkenntnisse stellt sich inzwischen nämlich die Frage, ob der ganz frühe Embryo, vor der Nidation, tatsächlich exakt genauso wie der Embryo nach der Nidation geschützt werden muß. Denn vor der Nidation (ca. 7. Tag) läßt sich der Embryo noch nicht uneingeschränkt als vollständiges Individuum begreifen, das sich aus sich selbst heraus ganzheitlich fortentwickelt. Vor der Nidation teilt er sich auf in den Embryo- und Trophoblast, also in die inneren Zellen, aus denen der Embryonalkörper hervorgeht, und in die äußere Zellschicht, aus der die ernährenden und schützenden Hüllen des Embryos (Plazenta) entstehen. Nur der Embryoblast entwickelt sich „zum" Menschen fort. Der frühe Embryo, der sogar in katholischen Lexika (29) als Präembryo bezeichnet wird, kann sich ferner noch in zwei (oder mehr) Individuen aufteilen (Zwillingsbildung). Vom Achtzellstadium an sowie nach der Nidation, im Rahmen der mütterlichen Umgebung, verstärken sich seine eigene genetische Aktivität und seine Selbststeuerung. Die nach der Nidation erfolgende Ausbildung des Primitivstreifens bzw. der Körperachse verleiht ihm nun eine Gestalt, die für seine weitere Individualentwicklung unerläßlich ist. Zuvor war „die vorrangige Aufgabe der Keimzellen die Teilung und Bildung des Trophoblasten" gewesen. „Erst mit dem Sichtbarwerden des Primitivstreifens am Anfang der 3. Schwangerschaftswoche steht die Entwicklung des Embryos im Vordergrund." (30) Solche entwicklungsbiologischen Aspekte bieten für die ethische Frage nach dem Status des Embryos Bezugs- und Anhaltspunkte, die der sachgemäßen Vergewisserung dienen, und sind daher auch normativ relevant.

Ein zweiter Punkt kommt hinzu, das Verhältnis von Menschenwürde und Lebensschutz. Die Ethik hat schon in der Vergangenheit immer wieder zugestanden, daß vom Lebensschutz unter bestimmten Umständen Ausnahmen möglich sind. So galten zum Beispiel die Notwehr, die Nothilfe, der Opfersuizid, also die Hingabe des eigenen Lebens für andere, der Märtyrertod, die passive Sterbehilfe oder ggf. auch der Schwangerschaftsabbruch (31) traditionell als statthaft. So unterschiedlich diese Beispiele im einzelnen gelagert sind, belegen sie insgesamt, daß auch traditioneller Sicht zufolge der Lebensschutz unter Umständen relativiert und daß ausnahmsweise sogar das fundamentale Gut des menschlichen Lebens zur Disposition gestellt werden darf. Hierdurch wird – dies ist angesichts der heutigen Debatte ein entscheidender Punkt – die Menschenwürde als solche nicht in Abrede gestellt. Zwischen der Menschenwürde, die unbedingt oder absolut, unantastbar gilt (vgl. Artikel 1 des Grundgesetzes), und dem Lebensschutz läßt sich im Einzelfall, situationsbedingt durchaus unterscheiden. Dieser Unterscheidung trägt auch das Verfassungsrecht Rechnung. Denn dem Artikel 2 des Grundgesetzes gemäß gilt der Lebensschutz nicht so vorbehaltlos und so uneingeschränkt wie die Menschenwürde; der Lebensschutz ist ethischen sowie rechtlichen Abwägungen zugänglich.

So betrachtet erscheint es legitim, auch für ganz frühe Embryonen den Lebensschutz ausnahmsweise, aufgrund besonders gewichtiger Begründungen in eine Abwägung einzustellen (32). Konkret kann dies z.B. geboten sein, wenn es um besonders weitreichende therapeutische Anliegen, um die zukünftige Behandelbarkeit schwerer, lebensbedrohender Krankheiten geht, wie es bei der Forschung an embryonalen Stammzellen der Fall ist. Unter transparenten, kontrollierten Bedingungen für den Umgang mit dem ganz frühen, unentwickelten Embryo eine Abwägung zwischen Lebenserhaltung einerseits und Krankheitsbehandlung, Lebensrettung oder gesundheitlichen Zielen andererseits vorzunehmen, setzt weder die Norm der Menschenwürde als solche noch ihre alltagsweltliche Geltung außer Kraft.

Ideelle Gefährdungen von Menschenwürde und Humanität sowie konkrete Verletzungen der Würde einzelner Menschen drohen viel eher an anderen Stellen, etwa dann, wenn sich Versicherungen oder kommerzielle Anbieter prädiktive Gentests unlimitiert zunutze machen (kommerzialisierende Entwürdigung der menschlichen Existenz) und wenn der Datenschutz, darunter der Schutz genetischer Daten, verletzt wird (Problem der Mißachtung der Privatsphäre und des „gläsernen" Menschen) oder wenn das Recht von Menschen auf Nichtwissen um das eigene Genom mißachtet und einzelnen Menschen genetisches Wissen über sich selbst aufgenötigt wird, ohne daß sie selbst dieses genetische Wissen wünschen (Eingriff in die Identität eines Menschen und Verletzung seiner psychischen Integrität) oder wenn die

Rechte und Entfaltungsmöglichkeiten von Behinderten alltagsweltlich, im Lebensalltag vernachlässigt werden (Diskriminierungsproblematik). An solchen und zahlreichen anderen Stellen (33), im Gesundheitswesen etwa noch durch eine Verletzung der Würde des Sterbens durch apparative künstliche Lebensverlängerung, können Verstöße gegen die Menschenwürde naheliegend oder sogar evident sein. Indessen: Embryonale Stammzellforschung und PID sollen von vornherein nur in normativ reflektierter und begrenzter, öffentlich kontrollierter, problematischen Ausweitungen vorbeugender Form zugelassen werden, so daß ein unter Berufung auf die Menschenwürde vorgetragener, gar „absoluter" Einspruch unverhältnismäßig und nicht gerechtfertigt erscheint. Zudem sprechen noch weitere Gesichtspunkte dafür, diesen Handlungsoptionen nicht vorschnell nur ein Nein entgegenzuhalten.

VII. Argumente zur Vertretbarkeit von PID und embryonaler Stammzellforschung

1. PID – in bestimmten Fällen ein „geringeres Übel"

Die Einwände gegen die PID besagen, daß eine Zeugung auf Probe erfolge; der Embryo werde nicht „als solcher" gewollt; Gesundheit werde zur Ideologie, so daß die alte ideologische Unterscheidung zwischen lebenswertem und unwertem Leben in neuem Gewand wiederkehre; Frühembryonen würden als bloßes genetisches Testmaterial verwendet und selektiert. Der Vorbehalt, daß die PID eine Selektion menschlichen Lebens vornimmt, besitzt hohes Gewicht. Weitere Punkte kommen hinzu. Um den Erfolg der PID – also die Geburt eines gesunden Kindes und eine möglichst hohe sogenannte baby-take-home-Rate – zu gewährleisten, empfiehlt es sich vom Verfahren her, eine relativ große Anzahl von Embryonen (z.B. fünf bis acht) künstlich zu erzeugen und genetisch zu untersuchen. Derzeit ist in der Bundesrepublik Deutschland für die Fortpflanzungsmedizin, bei der Behandlung von Sterilitätsproblemen, jedoch vorgeschrieben, maximal drei Embryonen außerhalb des Mutterleibes herzustellen. Durch die PID könnte eine Anreizstruktur entstehen, generell mehr Embryonen durch künstliche Befruchtung zu erzeugen. Solche Folge- und Anschlußfragen sollten von vornherein mitbedacht werden, wenn man sich mit der PID beschäftigt.
Es sind aber ebenfalls die Argumente, die für eine normierte Zulassung der PID sprechen, zu beachten. Die Nachfrage von Paaren nach einer PID wurzelt oftmals in einem authentischen, aufrichtigen, nachvollziehbaren Kinderwunsch. Bei vielen Paaren ist eine ernste Besorgnis um das Wohl des von ihnen erhofften Kindes vorhanden. Das Verfahren der PID erscheint vor allem dann ethisch tragbar, wenn PID in erblich belasteten Familien, angesichts

schwerer und schwerster Krankheiten praktiziert wird. Konkret kann es zum Beispiel darum gehen, daß in einer Familie kranke Kinder bereits geboren wurden oder schon verstorben sind (Wiederholungsrisiko). Solche menschlich bedrückenden Sachverhalte, nämlich familiäre erbliche Belastungen, hat der Richtlinienentwurf der Bundesärztekammer vom 24.02.2000 im Blick, der für eine begrenzte Zulassung der PID in Deutschland plädiert (34). Dieser Diskussionsentwurf ist in Deutschland für die Debatte zur PID ganz außerordentlich wichtig geworden. Inzwischen hat die FDP-Fraktion einen Entwurf in den Bundestag eingebracht, der in ähnlicher Weise für die Zulassung der PID votiert (35).

In der Perspektive der Ethik läßt sich PID deshalb vertreten, weil in Familien, die durch eine schwere Erbkrankheit belastet sind, im Fall einer Schwangerschaft heute ohnehin in der Regel eine pränatale Diagnostik (PD) vorgenommen wird. Diese genetische Analyse des noch ungeborenen Kindes erfolgt im Umkreis bzw. nach der zwölften Schwangerschaftswoche; sie ist inzwischen üblich und wird gesellschaftlich akzeptiert. Es zeichnet sich ab, daß bei familiären genetischen Belastungen die Schwangerschaft auf Probe geradezu zum Regelfall wird. Wenn Schwangere bzw. Paare eine bestimmte erbliche Hypothek befürchten, lassen sie praktisch auf jeden Fall eine pränatale Diagnostik durchführen. Von schwangeren Frauen wird neueren empirischen Untersuchungen zufolge das vorgeburtliche Kind oftmals erst dann wirklich angenommen, nachdem sich durch die pränatale Diagnostik bestätigt hat, daß bestimmte, befürchtete Krankheiten nicht vorhanden sind: „66 % der Frauen, die sich einer invasiven PD unterzogen haben, bestätigen die Erfahrung, daß die PD die Schwangerschaft in zwei sehr unterschiedliche Phasen einteilt: in die Zeit vor dem Untersuchungsergebnis und in die Zeit der Schwangerschaft danach." (36)

Da der Ethik an der humanen Gestaltung der konkreten Lebenswelt gelegen sein sollte, dürfen diese Gegebenheiten nicht außer Acht gelassen werden. Ethisch ist allerdings hervorzuheben, daß die inzwischen üblich gewordenen pränatalen Untersuchungen an Feten, die drei Monate alt und älter sind, eine erhebliche Schattenseite haben. Wenn eine Krankheit, ein Gendefekt festgestellt wird, führt dies meist zur Abtreibung dieser Feten. Diese erfolgt zu einem Zeitpunkt, an dem die Gehirnbildung bereits eingesetzt hat und bei dem vorgeburtlichen Kind bereits Streßreaktionen oder sogar Schmerzempfinden vorhanden sind. Dem Dilemma einer späten Abtreibung kann man in bestimmten Fällen durch die PID vorbeugen. Denn durch die PID wird die Krankheit des Embryos schon sehr früh erkannt; die späte Abtötung läßt sich vermeiden. Im Grunde handelt es sich nur um die zeitliche Vorverlegung jener Abtreibung und Selektion, die ansonsten ja doch, mehrere Monate später, stattfinden würde. So betrachtet erspart die PID der Mutter und den Eltern sowie dem vorgeburtlichen, bereits weit entwickelten und schmerzempfindlichen Kind eine sehr problematische, belastende späte Abtreibung, die ihrerseits ja ebenfalls eine Selektion darstellt.

Irreführend ist es, wenn gesagt wird, die PID diene „allein" der Selektion (37). Selektion ist weder das Handlungsmotiv noch das Handlungsziel der PID, sondern wird allenfalls als nicht erwünschte Nebenfolge in Kauf genommen. Im Vergleich zur pränatalen Diagnostik bildet die PID in bestimmten Fällen ein „kleineres Übel" und ist als ein solches tolerierbar. Daß ein geringeres Übel hingenommen bzw. hierzu sogar „angeraten" werden darf, „wenn der Betreffende nicht auf andere Weise vom Begehen des größeren Übels abgehalten werden kann" (38), ist ein Lehrsatz sogar der katholischen Moraltheologie. Es ist widersprüchlich und läuft auf moralische Doppelstandards hinaus, wenn die Rechtsordnung späte Abtreibungen von weit entwickelten Feten hinnimmt - das geltende Recht läßt sogar Spätabtreibungen nach der 22. Schwangerschaftswoche zu, obwohl das Kind dann sogar bereits außerhalb des Mutterleibes selbst lebensfähig ist -, jedoch das ganz frühe Aussondern defektiver (Prä-)Embryonen, denen schwerste Erkrankungen bevorstehen, weiterhin unterbindet. Eine solche Inkohärenz kann nicht überzeugen. Dies haben unter Bezug auf das deutsche Recht im Jahr 2002 nun auch ausländische Kritiker, etwa französische Parlamentarier bei den Debatten zur Fortschreibung der dortigen Bioethikgesetze betont.

Solche Aspekte lassen sich zugunsten der PID anführen. Wahrscheinlich wird man in Zukunft – wie seit Juli 2001 in Großbritannien – die Zulässigkeit von PID über erbliche Belastungen hinaus auch für solche Fälle zu erwägen haben, bei denen man hiermit beim Embryo in einem frühesten Stadium Chromosomenschäden feststellt, die seine Lebens- und Entwicklungsfähigkeit von vornherein ausschließen (39). Indes dürfte die Inanspruchnahme von PID auf Dauer ohnehin relativ gering bleiben, schon allein weil ihre Voraussetzung die In-vitro-Fertilisation, also ein belastendes und anstrengendes Verfahren ist, das eine Frau nicht ohne große Not und ohne ernsthafte Gründe auf sich nehmen wird.

Sollte PID in der Bundesrepublik Deutschland aber vollständig untersagt werden, wird sich das Problem einer Zweiklassenmedizin und des medizinischen Tourismus ins Ausland stellen. Denn im europäischen Ausland ist PID durchweg zulässig. Wünschenswert wäre es, in der Bundesrepublik Deutschland Rahmenbedingungen zu schaffen, die einem moralisch akzeptablen Umgang mit der PID förderlich wären. Denn es ist zuzugeben, daß ein ethischer Zwiespalt bestehen bleibt. Es ist unbestreitbar, daß die PID, ebenso wie die pränatale Diagnostik, den Schutzanspruch menschlichen Lebens relativiert. Deshalb müßte die Rechtsordnung einen Weg finden, die PID nur in der Begrenzung auf begründete Ausnahmefälle zuzulassen. Zudem sollte vor jeder PID eine ausführliche ethische Beratung der betroffenen Paare erfolgen, um einem schleichenden Wertewandel entgegenzuwirken, der darauf hinauslaufen könnte, das Leben früher Embryonen ohne schwerwiegenden Grund oder gar willkürlich preiszugeben.

2. Das Gebot ethischer Beratung bei PID

Wenn PID hierzulande zugelassen wird, sollten interessierte Paare sich nicht nur medizinisch und genetisch, sondern auch ethisch beraten lassen können. Letztlich bleibt es dann die Gewissensentscheidung von Frauen bzw. von Paaren, ob sie eine PID durchführen lassen oder darauf verzichten, also die Möglichkeit eines kranken Kindes von vornherein akzeptieren, oder ob sie die späte pränatale Diagnostik in Anspruch nehmen (dann mit der Konsequenz, den mehrere Wochen alten Fetus ggf. abzutreiben) oder ob sie bei familiären erblichen Belastungen überhaupt auf die Verwirklichung eines Kinderwunsches verzichten oder die Adoption von Kindern als Alternative vorziehen. Die Beratung sollte die moralischen Fraglichkeiten, die sich mit der PID verbinden, darunter den frühembryonalen Lebensschutz, und mögliche Handlungsalternativen ausdrücklich zur Sprache bringen, gleichzeitig aber ergebnisoffen bleiben, so daß der Frau und dem Paar die eigenverantwortete, freie Entscheidung belassen bleibt. Wesentlich ist, daß eine solche ethische Beratung bereits vor einer eventuellen PID einsetzt. Erforderlich ist der Dreischritt Beratung – Diagnostik – Beratung.

Eine zusätzliche Konsequenz lautet, Beratungen ebenfalls für die bereits jetzt übliche vorgeburtliche genetische Diagnostik, die nach dreimonatiger Schwangerschaft stattfindet, flächendeckend anzubieten. Wenn inzwischen zum Teil ein Quasi-Automatismus von später pränataler Diagnostik und später Abtreibung entstanden ist, so droht dieser Sachverhalt stärker als eine eventuelle PID die Schutzansprüche vorgeburtlichen Lebens auszuhöhlen. Zudem sind die Belange und die inneren Konflikte Schwangerer zu bedenken, die mit einem belastenden Ergebnis der genetischen Untersuchung des mehrere Wochen alten Fetus konfrontiert werden. Auch für solche Situationen sollte daher eine kompetente ethische Beratung angeboten und nahegelegt werden.

3. Embryonale Stammzellforschung unter dem Gesichtspunkt des Rechtes auf Gesundheit

Zur Forschung an embryonalen Stammzellen sei an dieser Stelle nur zusammenfassend hervorgehoben, daß eine Güterabwägung es vertretbar und angesichts der Handlungsverpflichtung zugunsten des gesundheitlichen Wohles von Menschen sogar geboten erscheinen läßt, verwaiste Embryonen, die ohnehin dem Absterben ausgeliefert sind, für belangvolle Zwecke der embryonalen Stammzellforschung zu nutzen (40). Denn diese Forschung betrifft die Therapie schwerer Krankheiten, bei denen bislang übliche Behandlungs- und Heilverfahren auf Grenzen stoßen. Nach derzeitigem Erkenntnisstand scheint die Forschung an embryonalen Stammzellen in mancher Hinsicht Erfolg versprechender als andere Forschungsansätze zu sein bzw. ist sie als Begleitforschung wünschenswert, um adulte Stammzellen therapeutisch tatsächlich nutzen zu können. So hypothetisch und auf langfristige Zeiträume angelegt solche Einschätzungen sind – es wiegt sehr schwer, daß es um sehr weitreichende Therapieansätze und um die eventuelle Behandlung von Krankheiten geht, bei denen herkömmliche Methoden ausgeschöpft sind. Unter diesem Gesichtspunkt wird zukünftig sicherlich zu überprüfen sein, ob es ausreicht, lediglich solche Stammzellinien zu verwenden, die vor dem 01.01.2002 im Ausland gewonnen worden sind, so wie der Bundestagsbeschluß vom 30.01.2002 es vorgab.

Diese sowie weitere konkrete Anschlußfragen (41) seien an dieser Stelle jedoch ausgeblendet, um auf Prinzipienfragen der Ethik angesichts der neuen zellbiologischen und genetisch-diagnostischen Verfahren zurückzukommen. Denn es ist zu betonen, daß die Biomedizindebatte der letzten Jahre keineswegs nur den Umgang mit dem beginnenden menschlichen Leben und die diesbezüglichen Entscheidungskonflikte als solche betraf, sondern generell als Paradigma für die Diskurskultur der Gegenwartsgesellschaft wahrzunehmen ist. Daß in dieser Hinsicht der Eindruck eines „Kulturkampfes" aufkommen konnte, stimmt bedenklich – und zwar um so mehr, als der biomedizinische Fortschritt in Zukunft noch weitere belangvolle Fragen aufwerfen wird. Exemplarisch seien abschließend 1. die Problematik von Gesundheitsutopien, 2. der Schutz individueller Freiheit und Selbstbestimmung angesichts von Gendiagnostik sowie 3. in Aussicht stehende generelle Verschiebungen im alltagsweltlichen Verständnis von Gesundheit und Krankheit erwähnt. Angesichts des Gewichts solcher Themen bildet die Stärkung ethischer Rationalität und Diskurskultur ein gesellschaftliches Desiderat.

VIII. Gebote ethischer Rationalität im Umgang mit neuen zellbiologischen Verfahren

1. „Heuristik der Furcht" gegenüber inhumanem Wertewandel
Wie gesagt: Moderne Zellbiologie und Biomedizin ziehen die Menschenwürde keineswegs zwangsläufig in Mitleidenschaft. Vielmehr gilt es, die Idee der Menschenwürde zur Voraussetzung zu nehmen und auf ihrer Basis Abwägungen vorzunehmen, die z.B. zwischen dem Schutz von Präembryonen einerseits, gesundheitsorientierter Forschung und therapeutischen Zielen an-

dererseits einen möglichst schonenden Ausgleich erbringen sollen. Zu den Rahmenbedingungen solcher Abwägungen gehören die oben genannten Gebote der intellektuellen Redlichkeit und Toleranz bzw. Dialogbereitschaft. Gleicherweise ist es freilich ein Gebot ethischer Vernunft, Verklärungen, die sich mit den neuen Humantechnologien verbinden, von vornherein entgegenzuwirken.

Beispiele für überdehnte technologische Utopien wurden eingangs erwähnt; sie reichen bis zu Spekulationen über eine Kontrolle der Evolution oder über eine „technische Verbesserung" (Ray Kurzweil) des menschlichen Gehirns aufgrund einer nanotechnologischen Kartographie. Solchen Utopien kommt ein heuristischer Rang zu, insofern sie ex negativo den Impuls vermitteln sollten, einer die Humanität beeinträchtigenden oder das Maß des Menschlichen sprengenden Eigengesetzlichkeit von Technikanwendungen vorsorglich entgegenzuwirken. In dieser Hinsicht ist an den in Hans Jonas' „Prinzip Verantwortung" (1979) vorgetragenen Gedanken einer Heuristik der Furcht anzuknüpfen.

Sehr viel bedenklicher noch als ideologisch anmutende theoretische Gesundheitsutopien dürfte indes ein schleichender Wertewandel sein, der sich soziologisch abzeichnet. Es ist nicht von der Hand zu weisen, daß der Fortschritt medizinischer Technologien, darunter der Reproduktionsmedizin, neue, darunter bedenkliche Bedürfnisse und Anspruchshaltungen weckt und daß dann auch Grenzüberschreitungen erfolgen. In Chicago ist im Februar 2002 nach PID ein Mädchen geboren worden, das einer durch die Alzheimer'sche Krankheit belasteten Familie entstammt. Durch die PID wurde sichergestellt, daß das Kind von dem belastenden Gendefekt nicht betroffen ist. Da die Mutter jedoch in absehbarer, näherer Zukunft voraussichtlich erkranken wird, wird sie für die soeben geborene Tochter nicht mehr selbst sorgen können. Der Arzt, der die PID durchgeführt hat, nannte zur Begründung, er habe den Kinderwunsch respektieren wollen. Dem ist allerdings entgegenzuhalten, daß – so sehr der Wunsch nach einem Kind menschlich nachvollziehbar und legitim ist und so sehr er geradezu zur conditio humana gehört – weder ethisch noch gar rechtlich ein Anspruch auf ein eigenes Kind besteht. Im vorliegenden Fall hätte im übrigen auch keine Adoptionsvermittlung dem Kinderwunsch stattgegeben. Gegenüber dem Kinderwunsch Erwachsener besitzen das Kindeswohl bzw. die Belange und das zukünftige Wohlergehen des erhofften und erwünschten Kindes normativen Vorrang. Dieser Vorrang des Kindeswohls leitet sich aus den besonderen Schutzansprüchen und –rechten ab, die schwächeren Menschen, darunter Kindern, menschenrechtlich zugute kommen. Bei dem aus Chicago berichteten Sachverhalt mag es sich um einen extremen Einzelfall handeln (42), der aber verdeutlicht, daß neue Medizintechnologien keine Anspruchs- und Erwartungsspirale in Gang bringen sollten, deren Realisierung sowohl der moralischen Intuition wie auch der ethischen Vernunft zuwiderlaufen würde. - Nachfolgend ist sodann eine weitere, anders gelagerte Grundsatzproblematik ins Licht zu rücken.

2. Die Orientierung an Freiheit und Selbstbestimmung

Es entspricht der modernen Auffassung der Menschenwürde und zudem einer alten theologischen Auslegung der Gottebenbildlichkeit (43), den Menschen auf seine Vernunft und Freiheit hin zu deuten. Wenn man ihn als Freiheitswesen versteht, erwächst angesichts der genetischen Diagnostik, und zwar in der Anwendung an Erwachsenen wie auch vorgeburtlich durch pränatale Diagnostik oder PID, in bestimmter Hinsicht freilich Zweifel. Wird durch die humangenetische Diagnostik menschliche Freiheit, zumal die Freiheit und Selbstbestimmung von Patienten, möglicherweise doch untergraben? Könnte die genetische Diagnostik in dieser Hinsicht sogar - den vorherigen Darlegungen, die die Vereinbarkeit mit der Menschenwürde betonten, zum Trotz - bedenkliche Verschiebungen des Menschenbildes bewirken?

Die genetische Diagnostik an erwachsenen Menschen wie auch an ungeborenem Leben offenbart individuelle Krankheitsanlagen, also persönliche genetische Dispositionen für bestimmte Krankheiten. Damit berührt sie die anthropologische Grundsatzfrage des Verhältnisses von Freiheit und Schicksal, Selbstbestimmung und Determiniertsein des Menschen. In der Vergangenheit war es ein religiöses Thema, das Verhältnis zwischen einem Determiniertsein durch Gottes Willen einerseits, dem Spielraum eigener menschlicher Freiheit andererseits zu bedenken. Heute sind tradierte religiöse Überzeugungen vom ewigen göttlichen Ratschluß, von göttlicher Vorherbestimmung oder göttlicher Prädestination in den Hintergrund gerückt. Die Gegenwart beerbt dieses alte religiöse Thema Freiheit versus Determinismus aber in säkularisierter und medikalisierter Form: durch die Neurowissenschaften, die neuronale Vorgegebenheiten für Geist und Bewußtsein des Menschen aufzeigen, oder eben durch die Gendiagnostik, die genetische Vorprägungen für individuelle Erkrankungen analysiert.

Der Sache nach ist zwar festzuhalten, daß soziale, Umwelt- und genetische Krankheitsfaktoren durchweg verschränkt sind. Ein genetizistisches Menschenbild zu vertreten und Krankheit einlinig auf genetische Disposition zurückzuführen, wäre eine neue Form des Naturalismus und eine unvertretbare Engführung. Zudem bleiben für den einzelnen Menschen sogar angesichts tatsächlicher genetischer Krankheitsveranlagungen in der Regel Entscheidungsalternativen erhalten; nach wie vor verbleibt wenigstens ein Spielraum der Wahl- und Entscheidungsfreiheit.

Dennoch wird durch die genetische Diagnostik bei betroffenen Menschen das *Gefühl*, das *subjektive Empfinden* entstehen können, in der eigenen Biographie und in Anbetracht der persönlichen Zukunft „determiniert" zu sein. Dies betrifft erwachsene Menschen, bei denen eine prädiktive, Krankheiten vorhersagende genetische Diagnostik vorgenommen wurde. Ein derartiges subjektives Empfinden von genetischem Determinismus ist der Preis, den der Einzelne für den technischen Fortschritt gegebenenfalls zu bezahlen hat.

Bei der vorgeburtlichen Diagnostik stellt sich der Sachverhalt anders dar als beim Erwachsenen. Auch hier werden genetische Daten erhoben. Wenn das Kind trotz bekannter genetischer Belastung ausgetragen wird, bleiben die vorgeburtlich erhobenen genetischen Informationen erhalten. Es erhebt sich die Frage, inwieweit und wann der heranwachsende Mensch über ihn belastende genetische Daten informiert werden sollte. Dies ist ein überaus schwieriger Sachverhalt. Zum Beispiel kann vorgeburtlich bei männlichen Embryonen oder Feten ein überzähliges männliches Geschlechtschromosom festgestellt werden (44). Mit dieser Chromosomenabweichung verbindet sich die Hypothese, sie disponiere für ein auffälliges, aggressives, gar zur Kriminalität neigendes Verhalten. Zwar ist diese These – wie zu betonen ist – strittig und fragwürdig. Dennoch wird sie tradiert. Für betroffene heranwachsende Menschen könnte dies geradezu zu einer self fulfilling prophecy führen.

Insofern ist deutlich: Biomedizin oder genetische Diagnostik bedrohen die menschliche Freiheit und insofern dann auch die Menschenwürde zwar nicht grundsätzlich. Aus der Biomedizin kann eigentlich kein genetisch-deterministisches Menschenbild resultieren, das dem überlieferten Verständnis, der Mensch sei „zur Freiheit geschaffen" (45), als solchem zuwiderliefe. Jedoch vermag die genetische Diagnostik im Einzelfall hohe psychische Lasten und existentielle Einengungen, nämlich das Gefühl des individuellen genetischen Determiniert-Seins zu erzeugen. Daher gilt es zu verhindern, daß die genetische Diagnostik die Lebenseinstellung, das Lebensgefühl und den Lebensalltag Einzelner und ihrer Angehörigen unzumutbar belastet. Solche Schattenseiten genetischer Diagnostik – und zwar der prädiktiven Diagnostik an Erwachsenen wie auch der vorgeburtlichen genetischen Diagnostik – verdienen besondere Beachtung und sollten durch konkrete Unterstützung und Begleitung Betroffener, nicht zuletzt durch den Ausbau ethischer und psychosozialer Beratung, aufgefangen werden.

Über die hiermit in den Blick genommene Frage nach menschlicher Freiheit und Selbstbestimmung hinaus betrifft die genetische Diagnostik eine weitere anthropologisch fundamentale Thematik, nämlich das Verständnis von Gesundheit und Krankheit insgesamt.

3. Krankheitsverständnis im Wandel. Die Notwendigkeit normativer Präzisierungen

Grundsätzlich ist der Krankheitsbegriff mehrschichtig und unterliegt historischem Wandel. Krankheit stellt keineswegs nur eine objektive oder objektivierbare Kategorie dar, obwohl Krankheit sicherlich auch dieses, ein objektivierbares Faktum, bildet. Hierzu ist an Krankheitsstatistiken oder an die klinische Diagnose und an das Verständnis von Krankheit als organischer Funktionsstörung oder auch an die ökonomische Krankheitsbewertung zu denken. Vor allem ist Krankheit jedoch ein Zuschreibungs- oder Bewertungsbegriff, da das Verständnis von Krankheit von kulturellen Rahmenbedingungen abhängt (46).

So deutete die religiöse Tradition Krankheit supranaturalistisch als von Gott geschickt oder als dämonisch bewirkt oder als göttliche Strafe und Folge menschlicher Sünde. Geistesgeschichtlich standen Medizin und Religion, das leibliche Wohl und das Seelenheil, in engem Zusammenhang. Neben der religiös überformten Medizin war indes schon in der Antike eine rationale Medizin anzutreffen. Die philosophisch-rationale Medizin umspannt ihrerseits wiederum einen weiten Bogen von der antiken Theorie, die den Menschen als Mikrokosmos begriff und Krankheit als Störung kosmologisch verankerter Harmonie, als Disharmonie von Körpersäften deutete, bis hin zur modernen klinischen Medizin. Ohne Zweifel wird die Biomedizin in Zukunft nochmals zusätzlich erhebliche Verschiebungen im Krankheitsverständnis bewirken. Anstelle des nach wie vor dominierenden kurativen Verständnisses, das auf die kausale, nachsorgende Krankheitsbehandlung abzielt, werden die Prädiktion und Prävention, die Vorhersage und damit die Vorbeugung und Vorsorge, stärker in den Vordergrund rücken. Zudem wird die regenerative Medizin mit Verfahren der Zell-, Gewebe- und Organerneuerung einen noch höheren Stellenwert erlangen. Die Biomedizin wird daher auf Dauer auch beträchtliche Verlagerungen im alltagsweltlichen Krankheitsverständnis und subjektiven Bewußtsein Betroffener nach sich ziehen, nämlich eine Futurisierung von Krankheit, die eine Verstärkung des Vorsorgeverhaltens und der Nutzung von Präventivmedizin nahelegen wird. Sodann wird eine weitere Verschiebung der Wahrnehmung von Krankheit vom Phänotyp, dem Erscheinungsbild eines Menschen, hin zum Genotyp erfolgen, so daß Krankheitsanfälligkeiten noch stärker als bereits jetzt zum unablösbar erscheinenden Persönlichkeitsmerkmal werden. Nicht zuletzt setzt – gegenläufig zu sonstigen Individualisierungs- und Entfamiliarisierungstendenzen in der Gesellschaft – inzwischen eine Familiarisierung von Krankheit ein, da Verwandte, die alltagsweltlich voneinander entfremdet sein mögen, aufgrund von gemeinsamen genetischen Krankheitsanlagen und -prognosen ihre familiäre Verbundenheit neu wahrnehmen und akzeptieren müssen.

Hierdurch werden verlagerte Akzentsetzungen der Medizinethik, zum Teil sogar neuartige ethische Postulate relevant, darunter 1. der genetische Datenschutz und das Recht auf Nichtwissen um das eigene Genom (dieses Recht auf Nichtwissen gilt ungeachtet dessen, daß andererseits in bestimmten Fällen eine zwar nicht rechtliche, aber doch moralische Pflicht des Wissens um eigene genetische Anlagen gegeben sein kann, zum Beispiel wenn es um den verantwortlichen Umgang mit den eigenen Fortpflanzungswünschen geht); 2. individuelle Anrechte auch auf Diagnose- oder Therapieverzicht; 3. die Individualverträglichkeit von Medizin, welche im Rahmen eines die leibseelische Existenz umfassenden, ganzheitlichen Menschenbildes ebenfalls auf psychologische Aspekte, auf die psychische Belastbarkeit von Menschen hin auszulegen ist (in diesem Zusammenhang wird dann auch erneut relevant, durch Bildung und Beratung die Fähigkeit von Menschen zu Freiheit und Selbstbestimmung im Umgang mit gesundheitlichen Belastungen zu stärken); 4. Gerechtigkeit in der Verteilung medizinischer Leistungen.

Auf diese Weise geraten medizinethische und anthropologische Grundlagenprobleme, nämlich gravierende Verschiebungen im Verständnis von Krankheit sowie von „Normalität" als Zwischenbereich von Krankheit und Gesundheit in den Blick. Die Medizingeschichte kannte, statt nur von Gesundheit und Krankheit als zwei entgegengesetzten Zuständen auszugehen, die Kategorie der neutralitas als einen Zwischenbereich beider; die Realität werde durch diese neutralitas gekennzeichnet (47). Diese Kategorie ist bedenkenswert auch für heutige Reflexionen, die die Prozessualität von Gesundheit und Krankheit, die individuellen und psychosozialen Begleitumstände des Krankseins sowie den Umgang mit Behinderung betreffen.

Für die Zukunft zeichnen sich jedenfalls anthropologische und ethische Fragestellungen ab, die über die derzeit im Vordergrund stehenden Einzelthemen der Bioethik, darunter den Schutz von Präembryonen, weit hinausführen. Sie betreffen die zukünftige Struktur von Gesellschaftsordnung und Gesundheitssystem insgesamt, erfordern eine Fortentwicklung medizinethischer Kriterien sowie eine konstruktiv verlaufende ethische und rechtspolitische Auseinandersetzung, welche nicht nochmals, wie die Bioethikdebatte der Jahre 2001 und 2002, an den Normativismus und die Antagonismen eines Kulturkampfes erinnern sollte.

ANMERKUNGEN

(1) Vgl. z.B.: Der Mensch: sein eigener Schöpfer? Wort der Deutschen Bischofskonferenz zu Fragen von Gentechnik und Biomedizin, hg. vom Sekretariat der Deutschen Bischofskonferenz, Bonn, 7. März 2001 (Die deutschen Bischöfe 69); Der Schutz menschlicher Embryonen darf nicht eingeschränkt werden, Erklärung des Rates der Evangelischen Kirche in Deutschland vom 22. Mai 2001, in: epd-Dokumentation 26 / 01 vom 18. Juni 2001, 1 – 2.

(2) Herta Däubler-Gmelin, in: Frankfurter Allgemeine Sonntagszeitung, 20.01.2002, 63.

(3) Santiago Ewig, Abschied von der Menschenwürde?, in: Deutsches Ärzteblatt 98, 7. Dez. 2001, A 3268 – A 3270, Zitat A 3268. Ähnlich z.b. auch Ernst Benda, Recht als Verwirklichung von Moral – eine Überforderung?, in: „Zum Bild Gottes geschaffen", Bioethik in evangelischer Perspektive, epd-Dokumentation 9 / 2002, 25.02. 2002, 36 – 40, bes. 39.

(4) Jeremy Rifkins, zit. nach FAZ 08.04.2000, 41.

(5) Gregory Stock, in: Der Spiegel 15 / 2000, 192.

(6) Schon vor längerem kritisch hierzu: Detlef B. Linke, Hirnverpflanzung, Reinbek 1993.

(7) Kritische Einwände gegen religiöse Absolutheitsansprüche bereits bei Ernst Troeltsch, Die Absolutheit des Christentums und die Religionsgeschichte, 1902.

(8) Hans Christian Knuth, Ltd. Bischof der Vereinigten Evangelisch-Lutherischen Kirche Deutschlands, in: Klaus Grünwaldt / Udo Hahn (Hg.), Was darf der Mensch?, Hannover 2001, 8.

(9) Diesen Begriff verwendete z.B. der frühere DFG-Präsident Wolfgang Frühwald.

(10) Vgl. Manfred Stauber, Kinderlosigkeit / Kinderwunsch, in: Lexikon der Bioethik, Gütersloh 1998, II, 380 – 383, hier 381. Die dort genannten Belege werden inzwischen durch neuere empirisch-soziologische Daten noch zusätzlich gestützt. Der Studie von Christiane Friedemann, Andreas Giger, Matthias Horx (Zukunftsinstitut Kelkheim), Future Living, 2002, zufolge seien in Deutschland ein Viertel aller verheirateten Paare gewollt kinderlos.

(11) Vgl. bereits Jean Paul Sartre in seinem Essay „Ist der Existentialismus ein Humanismus?", 1946.

(12) So schon Friedrich Nietzsche, z.B. in seiner Parabel „Der tolle Mensch", in: Die fröhliche Wissenschaft, 2. Ausgabe 1886, Nr. 125.

(13) So die prägnante Charakterisierung der kulturphilosophischen Thesen Nietzsches durch Wilhelm Weischedel, Der Gott der Philosophen, Darmstadt 1972, II, 164f.

(14) Vgl. Karl-Wilhelm Merks, Gott und die Moral. Theologische Ethik heute, Münster 1998, 107 – 121.

(15) Knapp hierzu: H. Kreß, Theologische Ethik, Stuttgart 1996 (Grundkurs Theologie Bd. 7), 38 – 52.

(16) Vgl. Hans Albert, Die Wissenschaft und die Fehlbarkeit der Vernunft, Tübingen 1982, VIII, 57 und passim.

(17) S. hierzu nochmals unten Abschnitt VII.1.

(18) Bundestags-Drucksache 14/8102.

(19) Hans Albert, Traktat über rationale Praxis, Tübingen 1978, 155.

(20) So der Vorsitzende der katholischen Deutschen Bischofskonferenz Kardinal Karl Lehmann, in seinem Eröffnungsreferat bei der Herbst-Vollversammlung der Deutschen Bischofskonferenz am 24. September 2001, Pressemitteilungen der Deutschen Bischofskonferenz, 28.09.2001, in Abschnitt IV bei Anm. 33.

(21) So die Darstellung durch Kardinal Lehmann, a.a.O. bei Anm. 34 – 37.

(22) Ausführlicher: Sabine Demel, Abtreibung zwischen Straffreiheit und Exkommunikation, Stuttgart 1995, 66 – 110.

(23) Zit. in FAZ, 14.11.2001, 49.

(24) Peter J. A. Nissen, Verantwortung im Kontext konfessioneller Pluralität, in: Karl-Wilhelm Merks (Hg.), Verantwortung – Ende oder Wandlungen einer Vorstellung? (29. Internationaler Fachkongreß für Moraltheologie und Sozialethik, September 1999 / Tilburg), Münster 2001, 25-37, hier 36f.

(25) I. Kant, Werke, hg. v. W. Weischedel, VI, 122, 123.

(26) Vgl. Wolfgang Thönissen, Menschenwürde und Religionsfreiheit in der Sicht katholischer Theologie, in: Zeitschrift für Evangelische Ethik 44 / 2000, 23 – 32.

(27) Moses Mendelssohn, Schriften zur Philosophie, Ästhetik und Apologetik, hg. v. M. Brasch, II, 1889, Nachdruck 1968, 556. – I. Kant, Akademie-Ausgabe X, Briefwechsel, I, 347.

(28) Kultur- und theologiegeschichtliche Hinweise bei Thomas Hagen, Krankheit – Weg in die Isolation oder Weg zur Identität, Regensburg 1999.

(29) Vgl. z.B. Elisabeth Heywinkel / Lutwin Beck, Embryo / Fetus, in: Lexikon für Theologie und Kirche, III, Freiburg / Br. 3. Aufl. 1995, 622f.

(30) E. Heywinkel / L. Beck, Embryonalentwicklung, in: Lexikon der Bioethik, I, 554 – 558, hier 556.

(31) Vgl. das o.e. Buch von S. Demel, Abtreibung zwischen Straffreiheit und Exkommunikation.

(32) Wenn die katholische Kirche heute lehrt, der Embryo sei besonders deshalb „absolut" zu schützen, weil es sich um unschuldiges Leben handele (vgl. Herbert Schlögel, Embryonale Stammzellen und Präimplantationsdiagnostik, in: Internationale Katholische Zeitschrift Communio 31 / 2002, 82 – 89, hier 83f), ist in Erinnerung zu rufen, daß die kirchliche Tradition etwa in ihrer Befürwortung des Märtyrertodes ihrerseits die Pflicht der Erhaltung des unschuldigen Lebens relativiert hat. Der Märtyrertod wurde als „Nachfolge" und christlich begründete Hingabe seiner selbst legitimiert (vgl. Manfred Scheuer, Märtyrer, in: Lexikon für Theologie und Kirche, Bd. VI, 3. Aufl. 1997, 1441 – 1443). Oder: Nach dem Terrorangriff des 11. September 2001

hat der US-Präsident verfügt, daß Passagiermaschinen, die ihren Kurs verlassen und auf Tower-Rufe nicht reagieren, notfalls abgeschossen werden sollen, und zwar ungeachtet dessen, daß hierdurch Unschuldige getötet werden. Oder erneut anders gelagert: Im Zusammenhang der Entführung von Hanns Martin Schleyer hatte das Bundesverfassungsgericht zu entscheiden, ob die Bundesregierung den Forderungen der Entführer nachgeben müsse, um das akut bedrohte Leben Schleyers zu retten. Die Bundesregierung argumentierte, ein Nachgeben leiste weiteren terroristischen Erpressungen Vorschub und könne daher (nämlich indirekt, zukünftig) weitere Menschenleben gefährden: „Mit dem Eingehen auf die Forderungen der Entführer ist ... das Leben weiterer Unbeteiligter im höchsten Maß gefährdet" (so das Bundesjustizministerium in seiner Stellungnahme gegenüber dem Bundesverfassungsgericht, in: Dokumentation der Bundesregierung zur Entführung von Hanns Martin Schleyer, 1977, 304). Es sei eine „Risikoabwägung" vonnöten gewesen, die sogar „das Leben anderer riskieren muß" (so im Nachhinein der damalige Bundeskanzler Helmut Schmidt, Weggefährten. Erinnerungen und Reflexionen, Berlin 1996, 398); Schleyer wurde damals dann ermordet. Das Bundesverfassungsgericht hatte der Bundesregierung einen Entscheidungsspielraum zugebilligt (16. Okt. 1977; 1 BvQ 5 / 77). Solche Beispiele, so große Unterschiede sie im einzelnen beinhalten, zeigen die Last von Abwägungen, die den Schutz des menschlichen Lebens betreffen, und verdeutlichen, daß sogar aus dem Sachverhalt, daß unschuldiges Leben bedroht ist, nicht immer die Eindeutigkeit der Entscheidungsfindung resultiert, die man wünschen würde.

(33) Am 27.02.2002 stellte das Bundesverfassungsgericht fest, daß kraß unzumutbare Lebensbedingungen in Haftanstalten (Unterbringung von zwei Strafgefangenen in einem Einzelhaftraum von 7,6 Quadratmetern) konkret einen Verstoß gegen die Menschenwürde darstellen (2 BvR 553/01).

(34) Im Internet abrufbar unter www.bundesaerztekammer.de.

(35) Deutscher Bundestag, Drucksache 14/7415 vom 09.11.2001.

(36) Irmgard Nippert, Wie wird im Alltag der pränatalen Diagnostik tatsächlich argumentiert? Auszüge aus einer deutschen und einer europäischen Untersuchung, in: Matthias Kettner (Hg.), Beratung als Zwang. Schwangerschaftsabbruch, genetische Aufklärung und die Grenzen kommunikativer Vernunft, Frankfurt/M. / New York 1998, 151 – 172, hier 169.

(37) In diesem Sinn z.B. die bereits erwähnte Stellungnahme der deutschen Bischofskonferenz „Der Mensch: sein eigener Schöpfer?", 8, oder die stellvertretende Fraktionsvorsitzende der CDU/CSU Maria Böhmer, Auf dem Weg in die Selektionsmedizin. Die PID darf nicht erlaubt werden, in: FAZ 15.12.01, 11: Die PID diene „einzig und allein" der Selektion.

(38) Karl-Heinz Peschke, Christliche Ethik. Grundlegungen der Moraltheologie, Trier 1997, 314.

(39)   Vgl. Volker von Loewenich, in: Ethik in der Medizin 14 / 2002, 57.

(40)   Aus meiner Sicht z.B.: Präimplantationsdiagnostik, der Status von Embryonen und embryonale Stammzellen. Ein Plädoyer für Güterabwägungen, in: Zeitschrift für Evangelische Ethik 45 / 2001, 230 – 235; Menschenrecht auf Gesundheit. Die Verwendung verwaister Embryonen ist ethisch denkbar, in: Deutsches Ärzteblatt 98, 7. Dez. 2001, A 3272 – A 3274. Vor dem Bundestagsbeschluß des 30. Januar 2002 als gemeinsames Plädoyer evangelischer Ethiker, einen Import embryonaler Stammzellen zuzulassen: Pluralismus als Markenzeichen. Eine Stellungnahme evangelischer Ethiker zur Debatte um die Embryonenforschung, FAZ 23.01.2002, 8; unter dem Titel „Starre Fronten überwinden" auch im Internet unter www.zee.de.

(41)   Bis hin zu einem theoretisch vorstellbaren therapeutischen Zellkerntransfer, dem sog. therapeutischen Klonen, welches in seiner Intention (medizinische Behandlung eines schwer erkrankten Menschen) und in seiner Durchführung (Abbruch der frühembryonalen Entwicklung, die aufgrund der Zellkernreprogrammierung stattfindet, nach wenigen Tagen) vom reproduktiven Klonen deutlich abzugrenzen ist.

(42)   Vgl. auch den im April 2002 aus den USA berichteten Fall, der den Wunsch einer gehörlosen Mutter auf medizinisch assistierte Reproduktion betraf, um ein behindertes, nämlich seinerseits taubes Kind auszutragen.

(43)   Als Bild Gottes habe der Mensch Anteil an der ewigen Vernunft und sei „selbst seiner Werke Ursprung und, im Besitz eines freien Willens, Herr über sein Tun" (Thomas von Aquin im Prologus zur Summa Theologiae I/II).

(44)   Der Hinweis auf eine solche Problemkonstellation erfolgte bereits in: Bundesminister für Forschung und Technologie (Hg.), Die Erforschung des menschlichen Genoms. Ethische und soziale Aspekte, Frankfurt/M. 1991, 135f.

(45)   So der an die Ethik Kants anknüpfende jüdische Theologe Leo Baeck, Das Wesen des Judentums, 2. Aufl. 1921, ND Wiesbaden o.J., 133.

(46)   Vgl. Th. Hagen, a.a.O.; Dietrich von Engelhardt, Gesundheit, in: Lexikon der Bioethik, II, 108 – 114.

(47)   Vgl. D. von Engelhardt, a.a.O. 113.

YAŞAR BILGIN

Forschung an embryonalen Stammzellen aus muslimischer Sicht

Zunächst soll darauf hingewiesen werden, daß die folgenden Aussagen, die zur Frage der Forschung an embryonalen Stammzellen aus muslimischer Sicht gemacht werden, nicht bindend sind. Dies kommt daher, daß es zur Zeit noch keinen offiziellen Standpunkt des Islam zu dieser Frage gibt. Als Mediziner aus dem islamischen Kulturkreis möchte ich jedoch den Versuch unternehmen, die Fragestellung der Forschung an embryonalen Stammzellen zu interpretieren. Nach Rücksprache mit einigen islamischen Theologen und in Abhängigkeit vom Wissensstand der modernen Biologie und Medizin möchten wir uns wie folgt zu der Fragestellung äußern.

I. Vier Thesen zur Stammzellenforschung

1. Gemäß der islamischen Theologie wäre die Forschung an Stammzellen erlaubt und sogar förderungswürdig („fard kifayah"), unter der Voraussetzung, daß diese Forschung der Förderung des Gesundheitszustandes des Menschen und der Heilung von anderweitig nicht therapierbaren Krankheiten dient. Mit der Stammzellforschung können sich der Medizin neue Perspektiven für den wissenschaftlichen Erkenntnisgewinn sowie für die Diagnose und Behandlung von derzeit noch unheilbaren Krankheiten eröffnen sowie bei Transplantationen große Fortschritte möglich werden.
Diese Forschung ist jedoch gemäß der islamischen Theologie verboten, wenn sie zur Modifikation des Genpools im Sinne einer Selektion oder zu einer Veränderung der Schöpfung genutzt wird.

2. Die Forschung an adulten Stammzellen würde grundsätzlich nicht den Inhalten des Islam widersprechen. Auch die Forschung an embryonalen Stammzellen, die mittels In-vitro-Fertilisation gewonnen werden, würde nicht im Gegensatz zur islamischen Lehre stehen, unter der Voraussetzung, daß diese Zellen nicht mehr zu einer Befruchtung genutzt werden, also keine Schwangerschaft daraus entstehen würde. In diesem Fall könnten die Zellen ohne Einschränkung zu Forschungszwecken genutzt werden. Allerdings sollten bei der In-vitro-Fertilisation nicht zu reinen Forschungszwecken mehr Embryonen erzeugt werden.

3. Die Frage der Ethik stellt sich jedoch bei der Forschung an embryonalen bzw. fetalen Stammzellen, die in der Gebärmutter entstanden sind, zum Beispiel solche, die durch abgegangene Föten oder nach Schwangerschaftsabbrüchen zur Verfügung stehen würden. Hier ist die Frage ausschlaggebend, warum der Schwangerschaftsabbruch vorgenommen wurde und wie diese Zellen gewonnen worden sind. Wenn der Schwangerschaftsabbruch aus Gründen einer lebensbedrohlichen medizinischen Indikation vorgenommen wurde oder einer medizinisch-ethischen Indikation, wie zum Beispiel einer schweren Depression nach einer Vergewaltigung, könnten die Zellen genutzt werden.

4. Sollte jedoch der Abbruch der Schwangerschaft nur zur Gewinnung der Stammzellen vorgenommen werden, so wäre dies laut islamischen Grundsätzen ein unerlaubter Eingriff in den sogenannten „sicheren Ort", wie im Koran die Gebärmutter bezeichnet wird.

II. Erläuterungen aus der Perspektive des Koran

Zur Erklärung der oben aufgeführten Thesen möchten wir uns auf folgende Stellen des Koran beziehen, die sich zur Entstehung des Menschen sowie zur Fortpflanzung und Entwicklung äußern.

1. Schöpfungsgeschichte
Der Koran lehrt, daß Allah den Menschen bei der Schöpfung in verschiedenen Stufen erschaffen hat, bis zur Vervollkommnung der endgültigen Form. Nach Abschluß dieser beschriebenen Entwicklungsstufen wird diese Schöpfung durch das „Einhauchen der Seele" (göttliche Offenbarung) zum Menschen.
- *Sure 15, Ayet 27*
- *Sure 38, Ayet 72/73*
- *Sure 40, Ayet 68*
- *Sure 71, Ayet 15*

2. Fortpflanzung
Der von Gott ausgewählte Weg der Fortpflanzung und Entwicklung der menschlichen Spezies ist im Koran wie folgt definiert: Der Ort der Fortpflanzung und Entwicklung der menschlichen Spezies ist die Gebärmutter. In der *Sure 77, Ayet 21 bis 24* beschreibt der Koran, wie die Fortpflanzung und Entwicklung des Menschen an einem bestimmten „sicheren Ort" (womit die Gebärmutter gemeint ist) stattfindet. Die Entwicklung der Spezies zur Vervoll-

kommnung der endgültigen Form geschieht laut dem Koran innerhalb einer bestimmten Frist. Die Gebärmutter ist als „sicherer Ort" beschrieben, welchen man von außen nicht zur Veränderung manipulieren darf. Der Prozeß der „Vervollkommnung" genießt also laut Koran absoluten Schutz.

3. Entwicklung

In der *Sure 23, Ayet 13 bis 16* sind die morphologischen Veränderungen, das heißt die Entwicklungsstufen bis zur Geburt, beschrieben. Im Rahmen dieser beschriebenen Entwicklungsstufen ist auch der Zeitpunkt benannt, mit dem der Mensch entsteht, nämlich mit dem „Einhauchen der Seele". Dieser in der oben genannten Sure beschriebene Zeitpunkt stimmt mit dem biologischen Zeitpunkt überein, an dem die spezifischen Organanlagen angelegt werden. Dies geschieht am Ende des 2. Schwangerschaftsmonats, in der 8. Woche. Zu diesem Zeitpunkt sind die Ausbildung der spezifischen Organanlagen sowie die Differenzierung des Gewebes, die sich zwischen der 4. und 8. Woche aus den drei Keimblättern entwickeln, weitgehend abgeschlossen. Die endgültige Körperform ist dann in ihren Grundzügen sichtbar.

Diese morphologische Entwicklung wird auch im Koran mit den verschiedenen Entwicklungsstufen beschrieben. Es gibt auch islamische Theologen, die vom eigentlichen „Beginn des Lebens" nach 120 Tagen sprechen, wir gehen jedoch von der ersten These der 60 Tage aus, da sich hier die Aussagen der Quellen des Islam mit Erkenntnissen aus der Medizin decken.

4. Erhaltung der Gesundheit

Grundsätzlich kann man sagen, daß der Islam allen Maßnahmen zur Gesundheitsvorsorge sowie der Forschung zur Heilung von Krankheiten positiv gegenübersteht. Der Islam ist sehr aufgeschlossen gegenüber allen mit den ethischen Vorstellungen des Islam zu vereinbarenden medizinischen Maßnahmen und sieht die Bewahrung oder Wiederherstellung der Gesundheit als religiöse Pflicht an.

In der Sunna, der Überlieferung Mohammeds, steht: „Allah hat keine Krankheit verbreiten lassen, ohne daß Er dafür eine Heilung vorgesehen hat." (Ü. v. Albuchari, Muslim). „Für jede Krankheit gibt es eine Medizin, und wenn die geeignete Medizin angewendet wird, wird man geheilt mit der Erlaubnis Allahs, des Erhabenen, des Majestätischen (Ü. v. Muslim). Nur das Altern und der Tod können nicht verhindert werden.

III. Folgerungen für die Forschung an embryonalen Stammzellen

Bei der Antwort auf die Frage, wie die Forschung an embryonalen Stammzellen aus muslimischer Sicht betrachtet werden kann, sind zunächst drei Dinge zu berücksichtigen:
1. Der Schutz des „sicheren Ortes"
2. Der Schutz der menschlichen Würde
3. Der Schutz der göttlichen Schöpfung
Aus den oben beschriebenen Fakten könnte man also schließen, daß die Forschung mit Stammzellen, die aus Embryonen in der Gebärmutter gewonnen werden, nicht mit dem Islam vereinbar ist, da der Uterus als „sicherer Ort" angetastet und gefährdet werden würde. Laut der islamischen Lehre muß nicht nur das menschliche Leben, sondern auch dieser „sichere Ort", in dem die Entwicklung des Menschen stattfindet, geschützt werden. Dieser Schutz soll zur Fortpflanzung des Menschen gewährleistet werden. Selbstverständlich können jedoch medizinische Eingriffe am Uterus erlaubt sein, wenn sie dem Erhalt des menschlichen Lebens der Mutter oder des Embryos dienen.

Auch ein Schwangerschaftsabbruch wäre dem Islam nach zulässig, wenn er dem Erhalt des vorhandenen Lebens, das heißt dem Leben der Mutter, dient. Der werdende Mensch und der „sichere Ort" der Gebärmutter müssen dem Islam zufolge geschützt werden.

Bevorzugt würde gemäß der islamischen Lehre mit adulten Stammzellen oder solchen, die in vitro gewonnen wurden, geforscht werden. Bei embryonalen Stammzellen, die aus dem Uterus gewonnen wurden, könnten nur Stammzellen aus Abbrüchen unbedingt notwendiger medizinischer Indikation in Frage kommen.

Der Diskussion dieser Frage, die für die Zukunft der Medizin viele positive Fortschritte bringen könnte, halten wir für sehr wichtig. Da diese Form der Forschung jedoch neben den positiven Fortschritten auch zur Selektion mißbraucht werden könnte, ist eine staatliche Kontrolle des Umgangs damit wichtig. Die Einrichtung einer Zentralen Ethikkommission war daher erforderlich. Diese Ethikkommission sollte möglichst nicht nur auf nationaler Ebene, sondern auch auf internationaler Ebene eingerichtet werden, da der Schutz des menschlichen Lebens eine kulturübergreifende Thematik darstellt. Europa und Deutschland bestehen de facto aus einer multikulturellen Gesellschaft. Wir könnten uns daher vorstellen, daß es sinnvoll wäre, wenn auch ein Theologe aus dem islamischen Kulturkreis Mitglied dieser Ethikkommission wäre.

Auf solch moderne Fragen wie die Stammzellenforschung sollte es zeitgemäße Antworten der verschiedenen Religionen geben, da diese Fragen die menschliche Spezies selbst betreffen. Es sollte hier ein Konsens gefunden werden, damit sich die kulturellen Differenzen nicht noch verstärken. Außerdem könnte gerade bei solchen speziellen Fachthemen ein Konsens der unterschiedlichen Religionen „einigend" wirken und damit einen wichtigen Symbolcharakter haben.

ANHANG: KORANVERSE

NUH Sura 71

Koranvers 15   Da Er euch doch in verschiedenen Stufen und verschiedenen Formen erschaffen hat,

AL-MURSALAT Sura 77

Koranvers 21   Schufen Wir euch nicht aus einer verächtlichen Flüssigkeit,

Koranvers 22   Die Wir an sichere Stätte brachten

Koranvers 23   Für eine bewußte Frist?

Koranvers 24   So bemaßen Wir. Wie trefflich ist Unsere Bemessung!

AL-BAQUARAH Sura 2

Koranvers 174   Verwehrt hat Er euch nur das von selbst Verendete und Blut und Schweinefleisch und das, worüber ein anderer Name als Allahs angerufen worden ist. Wer aber durch Not getrieben wird – nicht ungehorsam und das Maß überschreitend-, für ihn soll es keine Sünde sein. Allah ist allvergebend, barmherzig.

AL-ZUMAR Sura 39

Koranvers 7   Er schuf euch aus einem einzigen Wesen; dann machte Er aus diesem seine Gattin; und Er erschuf für euch acht Haustiere in Paaren. Er erschafft euch in den Schößen eurer Mütter, Schöpfung nach Schöpfung, in dreifacher Finsternis. Das ist Allah, euer Herr. Sein ist das Reich. Es gibt keinen Gott außer Ihm. Wie laßt ihr euch da abwendig machen?

Al-DHARIYAT Sura 51

Koranvers 57   Und ich habe die Dschinn und die Menschen nur darum erschaffen, daß sie Mir Dienen.

AL-HIDSCHR Sura 15

Koranvers 27   Wahrlich, Wir haben den Menschen aus trockenem, tönendem Lehm erschaffen, aus schwarzem, zu Gestalt gebildetem Schlamm.

SAD Sura 38

Koranvers 72   Als dein Herr zu den Engeln sprach: «Ich bin im Begriffe, den Menschen aus Ton zu erschaffen,

Koranvers 73   Und wenn Ich ihn gebildet und von Meinem Geist* (*Göttliche Offenbarung) in ihn gehaucht habe, dann neiget euch und bezeugt ihm Ehrfurcht.«

AL-MO'MIN Sura 40

Koranvers 68   Er ist es, Der euch aus Erde erschuf, dann aus einem Samentropfen, darin aus einem Blutklumpen; dann läßt er euch als ein Kindlein hervorgehen; dann (läßt Er euch wachsen) auf daß ihr eure Vollkraft erreichet; dann (läßt Er) euch alt werden - wenngleich einige unter euch vorher zum Sterben berufen werden -, und (Er läßt euch leben,) damit ihr eine bestimmte Frist erreichet und damit ihr Weisheit lernet.

AL-MQ'MINUN Sura 23

Koranvers 13   Wahrlich, Wir erschufen den Menschen aus reinstem Ton;

Koranvers 14   Dann setzten Wir ihn als Samentropfen an eine sichere Ruhestätte;

Koranvers 15   Dann bildeten Wir den Tropfen zu geronnenem Blut zu einem Fleischklumpen; dann bildeten Wir aus dem Fleischklumpen Knochen; dann bekleideten Wir die Knochen mit Fleisch; dann entwickelten Wir es zu einer anderen Schöpfung. So sei denn Allah gepriesen, der beste Schöpfer

Koranvers 16   Dann, nach diesem, müßt ihr sicherlich sterben.

DOKUMENTATION

DEUTSCHE MUSLIM LIGA HAMBURG

Stammzellenforschung
Ein Beitrag aus der Sicht der Scharia

Die rasanten Entwicklungen in Genforschung und -technologie stellen Menschen und Politik vor völlig neue Wertentscheidungen. Mit seinem Beschluss zum Import von Stammzellen hat der Deutsche Bundestag eine wichtige politische Entscheidung getroffen. Dessen ungeachtet müssen auch die Muslime fragen, wie die neuen Entwicklungen aus der Sicht des Islam zu bewerten sind. Der folgende Text enthält eine Zusammenstellung zu diesem Thema, die Abdullah Borek, Stellvertretender Vorsitzender der Deutschen Muslim Liga Hamburg (Mitglied des ZMD), aus verschiedenen Quellen erarbeitet hat.

1. Künstliche Befruchtung für Ehepaare
Ehepaare, die auf natürlichem Wege keine Schwangerschaft zustande bringen, können dies durch eine künstliche Befruchtung im Labor erreichen. Bedingung ist allerdings, dass das auf diese Weise befruchtete Ei in die Gebärmutter der Ehefrau eingepflanzt wird, aus der es entnommen wurde (eine „Leihmutter" als Spenderin ist nicht erlaubt). Die Befruchtung ist nur mit dem Sperma des Ehemannes zulässig, und zwar während der Dauer der Ehe und nicht etwa nach einer Scheidung oder gar nach dem Tod des Ehemannes. Dieses ist die allgemeine Schlussfolgerung islamischer Rechtsgelehrter auf mehreren Treffen, auf denen man sich mit diesem Thema befasst hat.
Es steht fest, dass eine In-vitro-Befruchtung (d.h. außerhalb des Körpers der zukünftigen Mutter im Labor) im Islam erlaubt ist. Das führt zu der Frage, ob ein Embryo, das sich innerhalb weniger Tage nach einer künstlichen Befruchtung bildet und sich noch nicht in der Gebärmutter seiner Mutter befindet, bereits als menschliches Wesen mit allen Rechten eines Menschen ausgestattet ist.

2. Sind Embryonen Menschen?
Nach der Scharia ist zwischen tatsächlichem und potentiellem Leben zu unterscheiden. Ebenso muß man auch klar zwischen einer befruchteten Eizelle in einer Petrischale oder einem Reagenzglas im Labor und einem befruchteten Ei in der Gebärmutter der zukünftigen Mutter unterscheiden. In der Tat ist ein Embryo wertvoll, trägt es doch das Potenzial in sich, zu einem menschlichen Wesen heranzuwachsen, jedoch ist es (noch) kein Mensch. Ebenso besteht ein großer Unterschied darin, ob man etwas in einem Reagenzglas bzw. einer Petrischale aufbewahrt oder ob es sich im Körper eines menschlichen Wesens befindet.

Wie bereits oben erwähnt, wurden diese Embryonen im Labor ursprünglich einzig für den Zweck der Fortpflanzung geschaffen und wurden wegen der unvollkommenen Technik bei der Befruchtung im Labor in größerer Menge als eigentlich für diesen Zweck erforderlich hergestellt. Folglich müssten die übrig bleibenden Embryonen entweder auf unbestimmte Zeit eingefroren oder vernichtet werden. Würden diese Embryonen als Menschen definiert werden, dann wäre es bereits verboten sie in größerer Menge als tatsächlich erforderlich herzustellen und sie hinterher zu vernichten. Tatsächlich behandelt sie niemand als menschliche Wesen. Die Vernichtung solcher Embryonen ist keine Abtreibung und kann auch nicht als solche bezeichnet werden. Die Muslime sind daher nicht mit der katholischen Position einverstanden, die dieses bereits als Kindestötung bezeichnet.

Muslimische Rechtsgelehrte unterscheiden klar zwischen dem Frühstadium einer Schwangerschaft (die ersten 40 Tage) und den späteren Stadien. In diesem Zusammenhang sollte erwähnt werden, dass eine Fehlgeburt auf Grund eines physischen Angriffs auf eine schwangere Frau im frühen Stadium der Schwangerschaft zu einer geringeren Bestrafung führt, als wenn dies gegen Ende der Schwangerschaft geschieht. Wird das Kind nach der Geburt getötet, wird der Täter wegen Mordes bestraft.

3. Dürfen Embryonen vernichtet werden?

Eine weitere Frage stellt sich, ob es nach der Scharia zulässig ist, ein Embryo zum Zwecke der Forschung zu vernichten, selbst wenn diese Forschung zur Entwicklung einer Therapie zur Heilung sonst tödlich verlaufender Krankheiten führen könnte.

Darauf ist zu antworten, dass ein Embryo in diesem Stadium kein Mensch ist. Es befindet sich auch nicht in seiner natürlichen Umgebung, der Gebärmutter. Wenn es dort nicht eingebracht wird, kann es nicht überleben und sich zu einem menschlichen Wesen entwickeln. Deswegen kann diese Forschung nicht abgelehnt werden, insbesondere wegen ihres Potenzials zur Entwicklung von Therapien von Krankheiten, für die es gegenwärtig noch keine Heilungschancen gibt (z.B. Parkinsonismus, Alzheimer usw.). Andererseits ist es wichtig strenge Regeln gegen den Missbrauch von Embryonen aufzustellen. Forschung an Embryonen kann auch zu Missbrauch führen und deswegen sind entsprechende Sicherheitsmaßnahmen zu treffen.

4. Kommerzielle Embryonenherstellung?

Es ist durchaus vorstellbar, dass Ärzte Patientinnen mit Fruchtbarkeitsstörungen durch Hormongaben zu zusätzlichen Ovulationszyklen anregen, um auf diese Weise mehr Embryonen zu erhalten oder Frauen gegen Bezahlung Embryonen produzieren lassen oder gar ohne Zustimmung der Spender Embryonen entnehmen. Bei der Regulierung sollte der Gesetzgeber klar den Unterschied zwischen der Verwendung von übrig gebliebenen Embryonen aus einer Laborbefruchtung, die ohnehin vernichtet würden, und der geplanten Herstellung von Embryonen zum Zwecke der Stammzellenforschung sichtbar machen. Jedes Jahr werden Tausende von überzähligen Embryonen in Fruchtbarkeitskliniken auf der ganzen Welt vergeudet. Solche Embryonen sollten für die Forschung genutzt werden.

5. Forschung mit adulten Stammzellen

Es ist nur logisch (und nützlich) die alternative Forschung mit adulten (erwachsenen) Stammzellen anstelle von embryonalen oder fötalen Stammzellen zu fördern. Das wäre sicherlich auch weniger kontrovers. Jedoch zeigt die zwischen den Experten stattfindende Diskussion, dass adulte Stammzellen in viel geringerem Maße als embryonale Stammzellen in der Lage sind sich zu den verschiedenen Zellarten zu entwickeln und sich somit zur Entwicklung von Therapien zur Behandlung von vielen Krankheiten nicht eignen.

6. Empfehlungen aus islamischer Sicht

Bis mehr Forschungsergebnisse vorliegen und islamische Gelehrte Gelegenheit haben diese in allen Einzelheiten zu überdenken und untereinander zu diskutieren, sollte man von folgenden Empfehlungen ausgehen:

1. Experten behaupten, dass in der Stammzellenforschung ein großes Potenzial zur Heilung von Krankheiten und somit zur Verringerung menschlichen Leidens liegt. Ist das tatsächlich der Fall, dann ist diese Forschung nicht nur erlaubt, sondern eine Pflicht für die Gemeinschaft (fard kifayah).

2. Die Nutzung embryonaler Stammzellen ist stark einzuschränken. Stammzellen sollten nur überzähligen eingefrorenen Embryonen entnommen werden, die zum Zwecke einer Befruchtung im Labor hergestellt wurden und sonst ohnehin vernichtet würden. Ein umfassendes Einverständnis der Spender ist jedoch notwendig. Um einer Kommerzialisierung entgegen zu treten, muss sicher gestellt werden, dass es zu keinen Entgeltzahlungen an Embryonenspender kommt. Der materielle Nutzen aus den Forschungsergebnissen steht hierbei nicht zur Debatte. Hierzu gehören auch Auflagen in Bezug auf die Herstellung von Embryonen in einer Menge, die den tatsächlichen Bedarf zur künstlichen Befruchtung übersteigt.

3. Möglicherweise wird sich die Forschung mit adulten Stammzellen als vielversprechend erweisen. Diese sollte gefördert werden, sodass es ggf. unnötig wird Embryonen für Forschungszwecke zu nutzen. Ganz spezifisch sollte man nach Methoden suchen, um bereits im menschlichen Körper vorhandene Stammzellen zu isolieren und zu nutzen.

PETER ANTES

Medizin im Islam

Gesundheit und Krankheit bezeichnen keine in der Weise objektiv erhebbaren Tatbestände, dass über ihre inhaltliche Definition weltweit Einigkeit bestünde. Bereits die westliche Schulmedizin weist hinsichtlich Diagnose und Behandlungsart, wie Lynn Payer gezeigt hat, beträchtliche Unterschiede im Vergleich zwischen England, Frankreich, Deutschland und den USA auf. Erst recht gilt dies mit Blick auf andere Kulturen. Was Krankheit ist, woher sie kommt und was dagegen zu tun ist, wird unterschiedlich erklärt, je nachdem ob man Indianer oder Shamanen, Buddhisten, Taoisten, Hindus oder Muslime befragt, um nur einige Beispiele dieses facettenreichen Spektrums zu nennen. Wer sich mit Themen medizinischer Ethik im Umgang mit Krankheit und Sterben befasst, ist daher gut beraten, dieses weite Feld kulturabhängiger Vorstellungen von Krankheit und Sterben mit in den Blick zu nehmen.

Es versteht sich von selbst, dass die folgenden Ausführungen die beispielhaft genannten Vorstellungen nicht alle behandeln können. Sie werden sich - bis auf ein Beispiel aus dem Hinduismus - auf einen einzigen Kulturkreis beschränken. Dafür bietet sich in der Bundesrepublik Deutschland der islamische an, und dies aus zwei Gründen: Muslime leben unter uns und gehören daher zum Erfahrungsbereich aller in Krankenhaus und Arztpraxis Tätigen. Im Islam hat die Zweigleisigkeit zwischen herkömmlich religiösen Vorstellungen von Gesundheit und Krankheit einerseits und Schulmedizin andererseits eine lange, nicht immer konfliktfreie Geschichte, so dass die erwähnte Kulturabhängigkeit im Umgang mit Gesundheit und Krankheit sowohl historisch als auch gegenwartsbezogen behandelt werden kann.

Die erwähnte Zweigleisigkeit bedingt, dass „Medizin im Islam", historisch gesehen, durchaus Unterschiedliches meint: die religiös verankerte prophetische Medizin (I.) und die kulturell als islamische Medizin bezeichnete, die sich an die griechische angelehnt, sie bewahrt und weiterentwickelt hat (II.). Hinzu kommen heutzutage neue Herausforderungen durch die moderne Schulmedizin und den damit verbundenen wissenschaftlichen Fortschritt im Sinne neuer Erkenntnisse wie technisch revolutionärer Behandlungsmethoden (III.). Alle drei Bereiche werden im Folgenden kurz angesprochen. Auf Anmerkungen und Belege im Detail wird verzichtet und statt dessen auf die weiterführende Literatur verwiesen.

I. Die prophetische Medizin

Islam bedeutet „Ergebenheit" in den Willen Gottes und hängt sprachlich mit „salam" zusammen, dessen Bedeutung durch die Grußformel „as-salamu 'alaykum" („Heil über euch") bekannt ist. Damit ist zugleich auf den inneren Zusammenhang von Islam und Heil hingewiesen. Alle Bereiche des menschlichen Lebens werden nämlich mit diesem vom Islam in Aussicht gestellten Heil in Verbindung gebracht, sofern die Menschen bereit sind, Gottes Geboten zu folgen und sich entsprechend zu verhalten. Wer sich auf diesen Heilsweg einlässt, erwartet von Gott: „so ich krank bin, heilt er mich" (Koran 26, 80). Dies gilt im physischen wie im metaphysischen Sinne und berührt daher auch das weite Feld der Medizin. Obwohl das Wort Medizin (tibb) oder Arzt (tabib) im Koran nicht vorkommen und von „heilen" im medizinischen Sinne im Koran nur einmal im Zusammenhang mit der heilenden Wirkung von Honig die Rede ist (Koran 16, 69), ist die Beziehung zwischen Islam und Heil/ung stets ebenso präsent wie die zwischen Sünde und Krankheit (vgl. Koran 2, 10 u.ö.). Und ein Gleiches gilt für die Aussprüche (Hadith) des Propheten Muhammad.

Die prophetische Medizin beruht somit auf dem Glauben, dass Gesundheit und Krankheit vor allem metaphysisch zu interpretieren sind. Sie gehören von daher unmittelbar zum religiösen Weltbild, und zwar sowohl dann, wenn Gott der Verursacher ist, als auch in den Fällen, in denen noch andere Kräfte im Spiele sind oder eine Unklarheit über den wahren Verursacher der Krankheit besteht. All die genannten Möglichkeiten haben sehr konkrete Konsequenzen für die Praxis und bleiben folglich nicht auf den theoretischen Interpretationsrahmen begrenzt.

Die Vorstellung, dass Gott als Ursache für eine konkret auftretende Krankheit anzusehen ist, bedingt, dass Muslime in der Krankheit entweder eine Strafe Gottes oder einen Hinweis auf seine Allmacht sehen. Sie fragen sich deshalb zuerst, ob sie gesündigt haben und Gott sie dafür bestraft. Diese Vorstellung findet sich auch in der Bibel, wie das Buch Hiob zeigt. Die richtige Haltung in einem solchen Falle ist es, in sich zu gehen und Buße zu tun, um die eigentliche Ursache der Krankheit zu beheben. Medikamente mögen hierbei beschleunigende Hilfestellung leisten, den eigentlichen Grund der Krankheit, die Sünde, aber können sie nicht beseitigen. Hier hilft nur Umkehr und Reue, d.h. die bedingungslose Ergebenheit in den Willen Gottes durch Einhaltung all seiner Gebote. Eine solche Ergebenheit ist auch dann gefordert, wenn keine direkt benennbare Sünde als Ursache erkennbar ist. Dann mag der wahre Grund darin bestehen, dass Gott den Menschen, vor allem den alternden Menschen, an die Grenzen seiner Möglichkeiten erinnert und deutlich macht, dass nicht er Herr seiner selbst, sondern Gott allein der Herr ist. Von Ihm kommt das Gute wie die Krankheit, Er schenkt das Leben und die Schaffenskraft, Er setzt dem Leben ein Ende und der Leistungsfähigkeit ihre Grenzen. Durch Krankheit und Tod wird der Mensch, Mann und Frau, daran erinnert, dass alles Dasein ein Geschenk Gottes ist, also weder selbstverständlich ist noch gar ein Anrecht darauf besteht, sondern allein aus der Gnade Gottes kommt. So spürt der Mensch Gottes Allmacht konkret in der erlebten Schwäche und Ohnmacht und tut gut daran, dieses Zeichen göttlicher Belehrung richtig zu verstehen und sich ganz in Gottes Willen zu ergeben. Die Muslime wissen deshalb, dass gegenüber dieser Allmacht auch die „Götter in Weiß" ohnmächtig sind und ihr Dienst nur erfolgreich sein wird, „in sha' Allah" (wenn Gott es will).

Das religiöse Weltbild der meisten Muslime rechnet allerdings noch mit anderen Kräften, die für Störungen, einschließlich Krankheiten, verantwortlich sein können. Es ist die Macht böser Geister und Menschen, die im zuletzt genannten Falle vor allem durch ihren „bösen Blick" Unheil über Menschen bringen können. Vielfältig sind daher die Ängste, dem „bösen Blick" wie auch anderen Störaktionen ausgesetzt zu sein. Die Palette der Vermeidungsstrategien ist entsprechend groß und reicht in der Volksfrömmigkeit vom Tragen von Amuletten über die Umgehung bestimmter Stätten bis zu richtigen Beschwörungszeremonien. Die Grenze zur Magie ist fließend. Hinter allem steht das Bemühen und der Wunsch, letztlich doch durch geeignete Aktionen auf das Geschehen selbst Einfluss ausüben zu können, um nicht allem hilflos ausgeliefert zu sein. Dazu gehört auch die Hoffnung auf heilsame Koransprüche, die man sich mit Tinte auf ein Papier schreiben lässt oder selbst niederschreibt, dieses Papier dann in ein Glas Wasser legt, um anschließend das von der Tinte des Koranverses „geheiligte Wasser" zu trinken, um von innen heraus wieder ganz heil zu werden.

Ein anderer Aspekt des religiösen Weltbildes zeigt sich schließlich im Umgang mit dem, was wir gewöhnlich als Geisteskrankheit bezeichnen. Hier können nach der klassischen prophetischen Medizin unterschiedliche Phänomene vorliegen. Es kann sich dabei um ein fremdgesteuertes Verhalten eines Menschen handeln, von dem ein Teufel oder ein böser Geist Besitz ergriffen hat und nun aufgrund dieser In-Besitz-nahme (Besessenheit) sein Unwesen treibt. Es kann sich aber auch um ein ganz anderes, sehr positives Phänomen handeln, indem Gott diesem Menschen nach langen Jahren des treuen Dienstes, einem großzügigen Herren im Umgang mit einem sehr treuen Sklaven vergleichbar, schließlich die Freiheit vom weiteren Dienen durch die Gnade des Wahnsinns schenkt. Vor allem aus mystischen Kreisen ist dieses Ziel als Idealwunsch bekannt und offenbar auch nicht allzu selten erreicht worden. Um wirklich zu wissen, mit welcher der beiden genannten Möglichkeiten man es im konkreten Falle zu tun hat, bedarf es geschulter Spezialisten. Hierfür aber sind, wie es die Komponenten dieses religiösen Weltbildes nahe legen, Ärzte nicht ausreichend qualifiziert. Man braucht dafür spirituell Erfahrene (Sufis), die in der Unterscheidung der Geister geübt sind. Diagnostizieren sie einen Fall von Besessenheit, so finden Exorzismen Anwendung, im Falle der von Gott in die Freiheit Entlassenen dagegen ist der Verbleib in der Nähe der Sufis oder von Gräbern berühmter Sufis üblich. In keinem Falle ist eine Einweisung in eine Heilanstalt vorgesehen, und der traditionelle Islam scheint mit dieser Lösung gut gefahren zu sein.

Die hier beschriebene prophetische Medizin steht mit ihrem metaphysischen Erklärungsansatz nicht nur im Widerspruch zur heutigen Schulmedizin westlichen Zuschnittes. Sie widerspricht auch den Erklärungsansätzen der klassischen, von den Griechen übernommenen Medizin des islamischen Mittelalters, also dem, was man kulturell als islamische Medizin bezeichnet.

II. Die islamische Medizin - kulturell gesehen

Die rasche Ausweitung des islamischen Reiches nach dem Tode Muhammads (632 n.Chr.) führte dazu, dass weite Teile des Vorderen Orients sowie Nordafrika und Spanien unter islamische Herrschaft kamen und auf diese Weise eine Kulturbegegnung zwischen der auf der Arabischen Halbinsel entstandenen Religion und der griechischen Kulturtradition, die das ganze römische Reich geprägt hatte, stattfand. Aus dieser Kulturbegegnung erwuchs eine neue Hochkultur, die sich - wie Sigrid Hunke in einem sehr erfolgreichen Taschenbuch gezeigt hat - in allen Bereichen des Wissens niederschlug.

Zu den Wissenschaften, die aus dieser Kulturbegegnung hervorgegangen sind, gehört auch die Medizin, die sich vornehmlich an Galenus und Hippokrates orientierte. Obwohl diese Medizin Höchstleistungen erbracht hat, die allem, was im mittelalterlichen Europa an Medizin praktiziert wurde, weit überlegen waren, war sie innerhalb des islamischen Kontextes dennoch nicht unumstritten. Konflikte gab es prinzipieller Art hinsichtlich der Ätiologie und konkret bei einer Reihe von Einzelfragen. Hinzu kommt ein Stadt-Land-Gefälle, das bis heute fortbesteht.

Nach der galenischen Medizin sind Krankheiten auf „Dyskrasie", d.h. eine Störung des rechten Mischverhältnisses der vier Körpersäfte Blut, Schleim, Schwarze und Gelbe Galle, die ihrerseits je zwei der vier Qualitäten kalt, warm, feucht und trocken in sich vereinen, zurückzuführen. Dies gilt sowohl für körperliche Krankheiten als auch für seelische Zustände. So etwa wird der Zustand der Melancholie durch eine starke Zunahme von Schwarzer Galle (gr. melane chole) bei gleichzeitig entsprechendem Mangel an Gelber Galle hervorgerufen. Diese Ätiologie steht somit in einem prinzipiellen Widerspruch zum Erklärungsmodell der prophetischen Medizin. Während diese letztlich alles auf

Gott oder andere Kräfte aus dem religiösen Weltbild zurückführt, erklärt die galenische Medizin sämtliche Krankheiten, die physischen wie die psychischen, rational als Folge von Störungen im Säftehaushalt des menschlichen Körpers. Als Heilmittel ergibt sich daraus für physiologische Krankheiten nicht selten das Prinzip: contraria contrariis, indem man etwa durch entsprechende Gegenmittel der Krankheit - im wahrsten Sinne des Wortes - zu Leibe rückt und bei Überhitzung infolge von Fieber mit kalten Umschlägen jenes Gleichgewicht wiederherzustellen versucht, das allein Garant für Wohlbefinden und Gesundheit im Sinne einer ausgewogenen Mischung der Körpersäfte darstellt. Der Konflikt ist damit klar: die galenische Medizin leitet alle Krankheit aus Unordnung im körperlichen Kräftehaushalt des Menschen her, die prophetische Medizin sieht die primäre Ursache von Krankheit im seelischen Bereich, der die Sphäre des Übersinnlichen berührt. Dieser konzeptionelle Unterschied hat sehr konkrete praktische Folgen, was sich an einer Reihe von Konfliktstoffen zeigt.

Ein erster Konfliktstoff zeigt sich bei der Einstellung zum Fasten im Fastenmonat Ramadan. Nach den Vorschriften des islamischen Gesetzes (shari'a) ist jeder Muslim und jede Muslima, sobald sie erwachsen und weder krank noch aus Altersgründen gebrechlich sind, gehalten, einen ganzen Monat lang täglich von Sonnenaufgang bis Sonnenuntergang - kasuistisch gesprochen solange man einen schwarzen Bindfaden von einem weißen unterscheiden kann - auf Essen und Trinken zu verzichten. Auch Rauchen und Geschlechtsverkehr sind während der Zeit des Fastens untersagt. Nur während der Nacht ist all dies wieder erlaubt und führt folglich zu einer völligen Umstellung der Ess- und Trinkgewohnheiten. Ein derart radikaler Bruch mit dem Gewohnten ist aus Sicht der galenischen Medizin ohne große Turbulenz im Kräftehaushalt des Körpers kaum zu verwirklichen und von daher prinzipiell abzulehnen. Folglich haben sich die Ärzte gegen das Fasten ausgesprochen und damit zum Widerstand bzw. Ungehorsam gegenüber der göttlichen Weisung aufgerufen. Es versteht sich von selbst, dass diese Gesundheitsvorschläge nicht mit der wohlwollenden Unterstützung durch streng islamische Kreise rechnen konnten. Ebenso abgelehnt wurde von den galenischen Ärzten die vom Koran konzedierte Mehrehe des Mannes (mit bis zu vier Frauen gleichzeitig), weil die Erfüllung der ehelichen Pflichten ein Übermaß an sexueller Betätigung nach sich zöge, das sich nur negativ auf das Gleichgewicht der Körpersäfte auswirken könne. Ein weiterer Konfliktstoff war die Verwendung von Alkohol aus therapeutischen Gründen. Nach Galenus ist der Genuss des im Koran verbotenen Weines nicht nur zur Heilung bestimmter Krankheiten gut, sondern gilt in Maßen genossen sogar insgesamt als gesundheitsfördernde Maßnahme. Als letztes Beispiel für derartige Konfliktstoffe sei auf die Quarantäne als Schutz vor ansteckenden Krankheiten verwiesen. Sie war aus Sicht galenischer Ärzte notwendig, während die prophetische Medizin lehrte, dass niemand krank wird, es sei denn, Gott lässt es zu oder will es. Folglich reicht Gottes Schutz alleine vollständig aus, damit niemand krank wird. Noch radikaler waren „die Leute des Gottvertrauens", der Mystik (Sufismus) nahestehende Gruppen, die jede Form von Medizin, die prophetische wie die galenische, als unerlaubte Einmischung des Menschen in Gottes Handeln ablehnten.

De facto zeigt sich, dass die galenische Medizin in den Städten große Bedeutung hatte. Sie führte zur Einrichtung von Krankenhäusern und Heilsanatorien, war aber nie ganz unumstritten. Ab dem 12. Jahrhundert nehmen die Typen von medizinischen Schriften zu, in denen Mischformen zwischen beiden versucht wurden, wobei allmählich der Einfluss der prophetischen Medizin immer stärker wurde. Ein Grund hierfür war zweifellos ein deutliches Stadt-Land-Gefälle. Galenische Ärzte waren vornehmlich in den Städten zu finden, oft waren unter ihnen auch Christen und Juden, die auf den Dörfern weniger Vertrauen unter der islamischen Bevölkerung genossen als in der Stadt. Hinzu kam, dass galenische Ärzte gewöhnlich teurer waren als die der prophetischen Medizin. Schließlich mussten die galenischen Ärzte immer wieder damit rechnen, dass die Rechtmäßigkeit ihrer Heilmethoden durch streng islamisch ausgerichtete Kreise angezweifelt und diesbezüglich Rechtsauskunft beim Mufti eingeholt wurde. Benzing nennt mehrere Beispiele solcher Art, die deutlich machen, dass nur dann bestimmte Heilpraktiken fortgeführt werden konnten, wenn amtlich in Form eines Rechtsgutachtens (fatwa) deren Unbedenklichkeit im Sinne der religiösen Gesetzgebung bescheinigt worden war. Benzing zeigt dabei auch, wie flexibel das klassische islamische Recht (shari'a) gewesen ist, um sich auf neue Situationen einzustellen. Daraus folgern viele Muslime heute, es ließen sich alle heutigen Probleme der Medizin wie der Ethik mit Hilfe dieses Systems ebenso problemlos lösen wie die in der Vergangenheit.

III. Islam und Schulmedizin heute

Das klassische islamische Rechtssystem ist so detailliert entwickelt, dass es - vergleichbar den jüdischen Handlungsanweisungen - für jeden Fall eine Lösung vorschlägt. Es sagt, wie Menschen sich im Stehen, Liegen und Sitzen, privat und öffentlich, im Geschäftsleben wie in der Freizeit idealtypisch verhalten sollen. Unsicherheiten und offene Fragen werden durch Einholung von Rechtsgutachten geklärt, so dass der Tendenz nach ein System vorliegt, das in allen Situationen des Lebens Orientierung gibt. Die Frage, die sich stellt, ist die, ob die Fortsetzung dieses Verfahrens auf Dauer eine Lösung sein kann. Mit Blick auf die westliche Medizin fragt sich aus islamischer Sicht, welchen Stellenwert der Glaube für das Wohlbefinden des Menschen hat und inwieweit die westliche Medizin bereit ist, auf Wünsche von Muslimen einzugehen, die sich aus ihrer Religion ergeben.

Was die Fortsetzung des bisherigen Verfahrens bei der Einholung von Rechtsgutachten angeht, so ist zu sagen, dass dies für Einzelfragen wie auch für Grundsatzprobleme noch immer in altbekannter Weise fortgesetzt wird. Als Beispiele für solche Entscheidungen seien die Zulässigkeit von Goldplomben in der Zahnarztpraxis oder die Möglichkeit von Hornhauttransplantationen für Muslime genannt. Sehr viel grundsätzlicher und in vielerlei Hinsicht geradezu vorbildlich ist der „Islamic Code of Medical Ethics" der 1. Internationalen Konferenz über islamische Medizin in Kuwait aus dem Jahre 1980.

Hinsichtlich der Debatte um den Lebensbeginn und das Lebensende ist für die Sicht des Islam das Internet besonders aufschlussreich. So etwa unterscheidet bezüglich des Lebensbeginns eine im Internet 2002 zur Frage der Abtreibung veröffentlichte Stellungnahme des Zentralrates der Muslime in Deutschland zwischen drei Stufen: In der 1. Stufe, d.h. der Schwangerschaft unter 42 Tagen, wird darauf verwiesen, dass der Fötus nach dem Koran noch keine Seele hat und die Abtreibung deshalb erlaubt ist, wenn die Mutter aus gesundheitlichen Gründen leidet, wobei diese Leiden körperlicher, seelischer und psychischer Natur sein können. Die 2. Stufe betrifft den Zeitraum zwischen 42 und 120 Tagen. Hier sind die Meinungen unterschiedlich. Einige Gelehrte sagen, dass die Abtreibung nur dann erlaubt sei, wenn ein (muslimischer) Arzt bescheinigt, dass die Frau unter der Abtreibung leidet; andere Gelehrte lassen die Regelungen für die 1. Stufe auch für die 2. gelten. In der 3. Stufe, d.h. nach mehr als 120 Tagen, ist Abtreibung nur erlaubt, wenn die Frau ansonsten sterben müsste. Hier gilt, dass man lieber den Zweig eines Baumes opfert als den Baum selbst, d.h. dass das Leben der Mutter in diesem Falle über das Leben des Kindes gestellt wird. Bezüglich der Bestimmung des Eintrittes des Todes sind in islamischen Kreisen durchaus moderne Positionen festzustellen. In einer im Internet 2002 zu findenden Stellungnahme des Zentralrates der Muslime in Deutschland ist beispielsweise zu lesen, dass der Zentralrat das Transplantationsgesetz, das der Deutsche Bundestag verabschiedet hat, begrüßt, weil die Festlegung des Hirntodes als Todeskriterium sich mit der Empfehlung dieses Zentralrates sowie mit der Meinung der meisten islamischen Gelehrten deckt. Zudem schützt diese Regelung - so wird dort gesagt - die Würde der Verstorbenen und gibt sowohl den Angehörigen als auch dem medizinischen Personal fassbare gesetzliche Sicherheit. Schließlich wird die Einbeziehung der Angehörigen in den Entscheidungsprozess für unerlässlich gehalten und die Organspende als eine hoch angesehene und verdienstvolle Tat bezeichnet, die dem Gottesdienst nahe kommt.

Wie fortschrittlich die Positionen im Detail auch jeweils sein mögen, sie hinken stets beträchtlich der eigentlichen Diskussion methodischer Verfahrensweisen hinterher. Die Frage wird nämlich erst dann beim Mufti zur Beantwortung vorgelegt, wenn das technische Verfahren bereits entwickelt ist. Der Mufti holt dann üblicherweise Expertenmeinungen ein, prüft die Sachlage, sucht nach vergleichbaren Fällen in der bisherigen oder früheren Rechtsprechung und erstellt danach sein Rechtsgutachten (fatwa). Ein derart zeitaufwendiges Verfahren kann mit der Geschwindigkeit des wissenschaftlich-technischen Fortschrittes in der Medizin wie auf anderen Gebieten nicht mehr Schritt halten. Es hinkt, so scheint es, nicht nur immer hinterher, sondern hilft denen nicht weiter, die an vorderster Front in der Forschung nach neuen Heilmethoden und Erkenntnissen suchen. Es mag sein, dass dies in islamischen Ländern noch nicht unmittelbar spürbar ist, für viele Muslime aber ist es dies, wenn man an all die denkt, die, aus islamischen Ländern stammend, in Europa und Amerika in der westlichen Medizin forschend tätig sind. Sie brauchen allgemeine Orientierungsmaßstäbe, eine Art traditioneller Hardware, um sofort zu erkennen, ob das von ihnen Angestrebte oder Verlangte, gewissermaßen die konkrete Software, damit kompatibel ist oder nicht. Nur wenn sie dies sofort entscheiden können, werden sie wissen, ob sie derartige Arbeiten guten Gewissens fortsetzen können oder nicht. Alle anderen Verfahren, die auf Einzelfalllösungen abzielen, sind im Forschungsbetrieb nicht mehr praktikabel. Daher ist ein Umdenken beim Rechtsgutachtensystem unumgänglich, wenn nicht alles blockiert oder das Ergebnis des Rechtsgutachtens für die Praxis völlig uninteressant werden soll.

Der klassische Konflikt zwischen der galenischen Medizin und der prophetischen Medizin lässt sich in moderner Terminologie als Prioritätenkonflikt zwischen einer Apparatemedizin und einer stärker psychosomatisch ausgerichteten Medizin beschreiben. Wer als Arzt bzw. Ärztin mit muslimischen Kranken zu tun hat, muss deren Psyche ernstnehmen und begreifen, dass sie Krankheit als Mahnung zur Umkehr im Lebenswandel oder als Hinweis auf menschliche Ohnmacht im Vergleich zur göttlichen Allmacht sehen. Dies eröffnet Chancen für die Beratung in schwerer Not, dies mindert aber auch das Vertrauen bezüglich der Wirksamkeit von Medikamenten und operativen Eingriffen. Deshalb sollte die medizinische Beratung beidem Rechnung tragen und von dieser anders gearteten Ausgangslage ausgehen. Wie sehr die Psychosomatik wirkt, belegen Beobachtungen aus einer Arztpraxis in Berlin, wo Türken, in deren Sprache viele Ausdrücke der Belastung die Galle und nicht wie im Deutschen das Herz als Bezugspunkt nehmen, mit atypisch vielen Gallenbeschwerden registriert wurden. Erst nach längerem Aufenthalt in der Bundesrepublik Deutschland traten bei ihnen wie bei den Deutschen Herzprobleme in solchen Fällen auf. Sie ernstnehmen heißt, auf sie einzugehen und zu verstehen, dass die Diagnose körperlicher Störungen noch lange kein Schlüssel zu ganzheitlicher Heilung und Gesundheit ist. Dazu gehört auch die Bereitschaft, auf besondere Wünsche einzugehen bzw. sie als solche zu erkennen. Deshalb - so empfiehlt der Zentralrat der Muslime in Deutschland 2002 im Internet - sollen Kranke islamischen Glaubens in Krankenhäusern dazu gebracht werden zu erzählen, was ihrer Meinung nach zu ihrer Zufriedenheit beiträgt, ohne zwangsläufig sich als Muslime outen zu müssen. Auf diese Weise wird dann indirekt der Tatsache Rechnung getragen, dass die Genesung durch die psychische Zufriedenheit beschleunigt werden kann, die durch das Muslimsein erreicht werden kann. Hierzu gehört u.a. auch das Einhalten der Speisevorschriften sowie die Einbeziehung der Verwandten in die Pflege der Kranken, die als soziale Komponente für kranke Musliminnen und Muslime eine wichtige Rolle spielen kann.

Ein Wunsch ganz besonderer Art ist für Hindus, die wissen, dass sie sterben müssen, auf dem Fußboden, möglichst noch benetzt von Wasser - wenn möglich aus einem heiligen Fluss - sterben zu dürfen. Ein solcher Wunsch besteht, wie Shirley Firth zeigt, auch bei den Hindus in der sog. Diaspora fort. Seine Erfüllung erleichtert das Sterben, indem es vor allem bei älteren Menschen die Hoffnung auf eine gute Wiedergeburt nährt und dadurch den Übergang von diesem Leben in das nächste positiv unterstützt. Wird dagegen diese Bitte - etwa durch Ärzte oder das Pflegepersonal in einem europäischen Krankenhaus - abgelehnt, so wird dadurch nicht nur der Sterbevorgang für die sterbende Person zu einer großen Belastung mit unsicherem Ausgang für die Wiedergeburt, sondern die Verwandten ihrerseits sehen sich moralisch in einem solchen Falle verpflichtet, zeitaufwendige und kostspielige Ersatzriten einzuleiten, um wenigstens einigermaßen das wettzumachen, was durch diese Negativentscheidung ausgelöst worden ist. Bessere interkulturelle Schulung während des Medizinstudiums könnte helfen, für derartige Probleme offener zu werden und Menschen menschenwürdig sterben zu lassen.

Mehr Sensibilität empfiehlt sich bei Musliminnen, die (familiäre oder individuelle) Probleme haben, einen Frauenarzt aufzusuchen. Im islamischen Kulturkreis war es über Jahrhunderte unüblich, dass sich eine Frau auch als Patientin vor einem anderen Mann als ihrem Ehemann, selbst wenn dieser ein Arzt ist, auszieht. Infolgedessen zogen Frauen Ärztinnen den Ärzten vor. Wo dies nicht möglich war, kamen sie meist in Begleitung ihrer Ehemänner ins Sprechzimmer, um sicher zu sein, dass nichts geschieht, was gegen die Moral der Familie verstößt oder einen derartigen Verdacht nähren könnte. Nicht selten kam an ihrer Stelle der Ehemann alleine und schilderte die Symptome seiner Frau, um eine entsprechende Diagnose einzuholen. Gerade dieser Fall setzt voraus, dass der Arzt die Sachlage klar erkennt, wenn es beispielsweise darum geht, eine Schwangerschaft festzustellen, obwohl der vor dem Arzt sitzende Patient ein Mann ist. Ähnlich verfremdet kann auch die Bitte einer Mutter sein, bei ihrer in die Praxis mitgebrachten Tochter im heiratsfähigen Alter eine Eierstock- oder Blinddarmentzündung auszuschließen, um infolge der Untersuchung aus ärztlichem Munde zu erfahren, dass das Hymen noch intakt ist, so dass man sie guten Gewissens als Jungfrau in die Ehe gehen lassen kann.

Die wenigen, hier genannten Beispiele machen deutlich, dass die ärztliche Behandlung ohne ethnomedizinisches Fingerspitzengefühl nur sehr unvollkommen ist und häufig ihre gute Absicht verfehlt, weil Menschen eben keine Maschinen sind, sondern als sozio-kulturell gesteuerte leib-seelische Einheit leben und entsprechend reagieren. Wenn diese intakt ist, sind sie gesund, wo sie gestört ist, sind häufig Krankheiten die Folge. Kenntnisse über das religiöse Weltbild der zu Behandelnden sind daher unerlässlich, wenn Krankheit beseitigt und Gesundheit ganzheitlich wieder erlangt werden soll. Die Beispiele belegen, dass - wie eingangs gesagt - Gesundheit und Krankheit keine in der Weise objektiv erhebbaren Tatbestände bezeichnen, dass über ihre inhaltliche Definition weltweit Einigkeit bestünde. Es handelt sich dabei vielmehr um kulturabhängige Vorstellungen, die nur dann zum Wohle aller genutzt werden können, wenn alle, die beruflich mit Kranken zu tun haben, um diese Zusammenhänge wissen.

WEITERFÜHRENDE LITERATUR

Antes, Peter: Die ethische Relevanz der Weltreligionen für die Welt von morgen, in Auf den Spuren einer Ethik von morgen, hrsg. von Theo Faulhaber und Bernhard Stillfried, Freiburg-Basel-Wien: Herder 2001 S. 13-21

Antes, Peter u.a.: Der Islam. Religion - Ethik - Politik, Stuttgart-Berlin-Köln 1991

Becken, Hans-J. u.a.: Gesundheit, München-Göttingen 1985 (Ethik der Religionen - Lehre und Leben, Bd 3)

Benzing, Johannes: Islamische Rechtsgutachten als volkskundliche Quelle, Mainz-Wiesbaden 1977

Bürgel, Johann Chr.: Leiblichkeit, Krankheit, Heilung im Islam, in Krankheit und Heilung in den Religionen. Islam-Hinduismus-Christentum, *Herrenalber Protokolle*. Schriftenreihe der Evangelischen Akademie Baden, Band 67, 2. Aufl., 1991

Bürgel, Johann Chr.: Muhammad oder Galen? Das Doppelgesicht der Heilkunst in der islamischen Kultur, in *Balmer, Heinz - Glaus, Beat* (Hrsg.): Die Blütezeit der arabischen Wissenschaft, Zürich 1990 S. 41-66

Collatz, Jürgen u.a. (Hrsg.): Gesundheit für alle. Die medizinische Versorgung türkischer Familien in der Bundesrepublik, Hamburg 1985

Esposito, John L.: Art. Popular Ethics: Religious Traditions. B. Islamic Perspectives, in *Reich, Warren Thomas* (Hrsg.): Encyclopaedia of Bioethics. Rev. Ed., New York etc. Bd 4 (1995) S. 1977-1981

Firth, Shirley: Dying, Death and Bereavement in a British Hindu Community, Leuven 1997

Gramlich, Richard: Die schiitischen Derwischorden Persiens. Zweiter Teil: Glaube und Lehre, Wiesbaden 1976 (Abhandlungen für die Kunde des Morgenlandes, Bd 36, 2-4)

Hunke, Sigrid: Allahs Sonne über dem Abendland. Unser arabisches Erbe, Frankfurt am Main 1965 (Fischer Taschenbücher Bücher des Wissens, 6319)

Khoury, Adel-Th.: Einführung in die Grundlagen des Islams, Graz-Wien-Köln 1978

Kuweit Document of the First International Conference on Islamic Medicine: Islamic Code of Medical Ethics, Kuweit 1980

Payer, Lynn: Andere Länder, andere Leiden. Ärzte und Patienten in England, Frankreich, den USA und hierzulande, Frankfurt/M-New York 1993

Pfleiderer, Beatrix - Bichmann, Wolfgang: Krankheit und Kultur. Eine Einführung in die Ethnomedizin, Berlin 1985

Schimmel, Annemarie: Die Zeichen Gottes. Die religiöse Welt des Islam, München 1995

Shadid, W.A.R. - van Koningsveld, P.S.: Religious Freedom and the Position of Islam in Western Europe, Kampen 1995

Sullivan, Lawrence E. (Hrsg.): Healing and Restoring. Health and Medicine in the World's Religious Traditions, New York-London 1989

www.islam.de (Rat und Hilfe; Fragen zum Islam und Muslime [sic!] aller Art)

UWE KÖRNER

Über Grenzfragen des Lebens und des Todes in Japan

Geborenwerden, Sterben und Tod sind keine anthropologischen Konstanten. Die Verschiedenheit der Ansichten und Verhaltensweisen in den Religionen und Kulturen ist teils erheblich. Der Umgang mit dem Tod und mit den Toten hat oft auch beachtlichen Anteil am Reiz der Kultur und der Fremdheit anderer Völker.

Wie grundlegend verschieden die Ansichten sind, die das praktische Leben einer Bevölkerung prägen, wird trotz der Kommunikationsmöglichkeiten in unserer technologisch zusammenwachsenden Welt selten genauer gewusst. Es wäre fruchtlose Spekulation, ob es vielleicht in fernen Zeiten eine Auflösung der heutigen Verschiedenartigkeit der Kulturen und Religionen in einer Einheitskultur gibt. Aber es ist eine positive Möglichkeit heutiger Zeit, die kulturelle Vielgestaltigkeit als menschlichen Reichtum wahrzunehmen.

Der Umgang mit dem Sterben und mit dem Totsein eines Menschen wird davon geprägt, welche Rechte und Sozialpflichten dem Individuum zu Lebzeiten obliegen und welche Vorstellungen in der Gesellschaft über seine eventuelle Weiterexistenz nach dem Tode bestehen. Auch Fragen des Suizids, der Sterbehilfe und der Euthanasie oder des Schwangerschaftsabbruchs stehen in diesem Kontext, und sie werden insofern gesellschaftlich verschieden beantwortet.

I. Die andere Kultur JAPAN

Was erscheint uns typisch japanisch? Japan in der Vergangenheit erinnert uns an Kamikaze-Flieger, daran dass die Japaner ihren Kaiser als Gott angesehen hatten und dass sie die schrecklichen Atombombenmassaker erlebten. Japan heute sind Elektronik- und Fahrzeugmarken oder ein Sushi-Restaurant, die uns im deutschen Alltag Japan vertraut erscheinen lassen. Und eine japanische Großstadt unterscheidet sich kaum von einer westlichen (abgesehen davon, dass sie etwas mehr amerikanisch als europäisch aussieht). Erkennen wir noch die „fremde Seele" und Lebenssicht unter den bekannt und vertraut erscheinenden Oberflächen? Wir ahnen sie teils nicht einmal.

Unverkennbar aber wird z.B. dem Medizinethiker das kulturell und religiös Andere des japanischen Umgangs mit Leben, Sterben und Tod durch die auffällige praktische Differenz bei der Herztransplantation.

Die neuzeitliche japanische Medizin hatte sich seit Ende des 19. Jahrhunderts in enger Anlehnung an die deutsche Medizin entwickelt, und wir gehen zutreffend auch heute davon aus, dass die Medizin in Japan einen technisch hohen Stand hat. Daher deutete es vielleicht der eine oder andere als eine Verlegenheitsmeldung, als DPA am 1. März 1999 über eine Organtransplantation in Japan berichtete, es seien von einem nach Schlaganfall Verstorbenen in verschiedenen japanischen Universitätskliniken das Herz, die Leber und die Nieren auf vier Empfänger verpflanzt worden, und dies sei die erste Transplantation von Organen eines Hirntoten nach dem Inkrafttreten des neuen Transplantationsgesetzes im Oktober 1997.

Letzteres enthielt die eigentliche Information: Denn es gab in Japan praktisch keine Organentnahmen nach Hirntodfeststellung. Die Transplantationsmedizin beschränkte sich rechtlich geregelt bis 1997 auf die Transplantation von Augenhornhaut, von Nieren Verstorbener und von Leberteilen von Lebendspendern. Das neue Transplantationsgesetz führte jedoch auch nicht zu der von manchen Japanern eigentlich erwarteten Transplantationspraxis. Die erwähnte Meldung berichtete ja von einer fast eineinhalb Jahre nach dem Gesetz erstmals erfolgten Organentnahme. Die bemerkenswerte Spanne von 31 Jahren bis zur ersten Herztransplantation in Japan hatte die Meldung zudem ganz im Dunkel gelassen. Dazu wird auch von japanischer Seite kaum jemand etwas ausdrücklich mitgeteilt haben.

II. Herztransplantation in Japan

In der Christiaan Barnard folgenden internationalen Spitzengruppe der Herztransplanteure war Anfang 1968 auch ein japanischer Arzt. Dr. Juro Wada von der medizinischen Fakultät in Sapporo führte weltweit die vierte Herztransplantation durch. Er entnahm das Organ von einem Ertrunkenen und pflanzte es einem Patienten mit Herzversagen ein. Als erster japanischer Chirurg, der erfolgreich ein menschliches Herz transplantierte, erhielt er breite Publizität in den Medien.

Deutschland schnitt vergleichsweise weniger rühmlich ab. Hier wurde die erste Herztransplantation erst ein Jahr später im Februar 1969 durchgeführt und der Patient hat die Operation nur 22 Stunden überlebt. Das von einem Unfallopfer stammende Herz war, wie sich später herausstellte, schon durch den Unfall geschädigt gewesen. Bis Ende der 70er Jahre war es dann in Deutschland still um die Herztransplantation. Danach setzte in Ost und West eine rasche Entwicklung ein und seit Ende der 80er Jahre werden in Deutschland jährlich um 500 Herztransplantationen durchgeführt.

Doch in Japan schien die Neuigkeit der Herztransplantation nur anfänglich hochwillkommen. Der Patient starb nach 83 Tagen. Es wurden kritische Stimmen laut, der Spender sei zu früh für tot erklärt worden und die Organentnahme sei vorzeitig erfolgt. Dr. Wada wurde des Mordes beschuldigt. Das Strafverfahren wurde zwar einige Jahre später eingestellt. Aber die Herztransplantation wie generell die Transplantation von Organen hirntoter Spender blieb in den folgenden Jahrzehnten in Japan tabu.

Zweifellos gab es an wissenschaftlich-technischer Entwicklung in der japanischen Medizin keinen Mangel. Die Herzchirurgie ist hochentwickelt. Es gibt seit längerem Ärzte und Patienten, die auch den Wunsch haben, dass Herztransplantationen und andere Organtransplantationen durchgeführt werden. Einige Japaner haben daraufhin eine Herztransplantation im Ausland erhalten, vereinzelt auch in Deutschland.

Das Transplantationsgesetz von 1997 deutet schon auf hemmende Hintergründe. Es schreibt zur Rechtfertigung der Organentnahme vor: Erstens muss der Spender zu Lebzeiten schriftlich erklärt haben, dass er sein Organ für die Transplantation zur Verfügung stellt. Und zweitens müssen auch seine Angehörigen mit der Organentnahme einverstanden sein. Damit gilt in Japan eine – in Anlehnung an das in Deutschland diskutierte, nicht Gesetz gewordene Modell der „engen Zustimmungsregelung" – als „doppelt enge" Zustimmungsregelung zu bezeichnende Regelung. Diese fußt in der traditionellen konfuzianischen Ansicht, dass der Körper etwas von den Eltern zur Verfügung Gegebenes, Geliehenes ist.

Aber das allein erklärt nicht ganz das Ausbleiben weiterer Herztransplantationen auch nach dem Transplantationsgesetz. Ebenso ist das zweifellos eine Rolle spielende allgemeine Misstrauen in der Bevölkerung gegenüber der japanischen Ärzteschaft (1) und das spezielle Misstrauen, Ärzte würden vielleicht aus Interesse an der Transplantation den Spender zu früh für tot erklären, keine hinreichende Erklärung.

Die entscheidenden die Transplantation hemmenden Umstände sind die in Japan traditionell bestehenden Vorstellungen über den Tod. Diese führen erstens zu einer geringen Akzeptanz der Hirntodes als Tod des Menschen und sind zweitens nicht gut vereinbar mit der Entnahme von Organen bei gerade klinisch Verstorbenen. Denn man wird die Organentnahme nicht irgendwie mit dem verwesenden Leichnam abtun, sondern mit der toten Person verbinden, der man weiterhin in der erinnerten Vorstellung und stillen Zwiesprache begegnet. - In unten folgenden Abschnitten findet das noch nähere Beschreibung.

Meinungsumfragen in Japan in den 80er und 90er Jahren zeigten wiederholt: Als Maßnahme zur Lebensrettung befürworten zwar über die Hälfte der Japaner die Durchführung von Herztransplantationen und knapp die Hälfte sind für die Anwendung der Hirntodfeststellung als Todeskriterium, aber nur weniger als ein Fünftel wären bereit, die eigenen Organe entnehmen zu lassen. Viele würden sich auch gegen die Entscheidung eines Familienmitgliedes für die Organspende wenden (2).

III. Das Herz als Ich-Mitte und die japanische Sicht auf den Hirntod

Seit längerem gibt es auch in der japanischen Medizin Richtlinien für die Feststellung des Hirntodes. Die von einem „Ad Hoc Committee on Brain Death" der „Japanischen EEG Gesellschaft" zunächst 1968 nach dem Wada-Fall erarbeiteten und 1974 nach Auswertung von 200 Hirntodfällen in revidierter Form publizierten Kriterien wurden in Japan weitgehend befolgt, wenn es um das Beenden nutzlos gewordener Intensivmedizin ging (3). Eine 1983 vom Gesundheitsministerium eingesetzte Arbeitsgruppe unter Leitung des Neurochirurgen K. Takeuchi analysierte nochmals 700 Hirntodfälle und verabschiedete 1985 wiederum präzisierte „Richtlinien und Standards für die Feststellung der Hirntodes". Auf diese bezieht sich auch das Transplantationsgesetz von 1997.

Es gibt in der Ärzteschaft Gruppierungen, wie die Japanische Gesellschaft für Psychiatrie und Neurologie, sowie eine Arbeitsgruppe buddhistischer und hinduistischer Kulturorganisationen, die konsequente Gegner der Bestimmung des Hirntodes als Tod des Menschen sind. Diese gingen mit allen Mitteln gegen die Organentnahme nach Hirntodfeststellung vor. Insbesondere hat eine Ärztegruppe am Universitätsklinikum der Tokio-Universität in den Jahren nach 1985 gegen Klinikärzte, die Nieren nach Hirntodfeststellung entnahmen, in acht Fällen Anklage wegen Mordes erhoben. Zwar erfolgten keine Verurteilungen wegen Mordes, aber mit einer entsprechenden Anklage konnte ein Arzt in Japan rechnen (4). Erst nachdem das Transplantationsgesetz 1997 in Kraft trat, entschied die Staatsanwaltschaft eindeutig, dass die Chirurgen in diesen Fällen nicht als Mörder anzuklagen sind (5).

Die Widerstände gegen Hirntod und Organtransplantation in Japan haben traditionelle Wurzeln. Für die meisten Japaner verbindet sich ihre Selbstidentität mehr mit dem Bauch und Herzen, nicht mit dem Gehirn. Eines der Anzeichen dafür, dass sich die Vorstellung vom eigenen Ich in Japan stärker als bei Deutschen und anderen auf das Herz zentriert, ist wohl, dass im Japanischen für Herz und für Seele dasselbe Schriftzeichen verwendet wird. Die Symbolik auf dem japanischen Organspender-Ausweis drückt auch diesen Zusammenhang aus.

Zwar haben wir auch in Deutschland traditionell einen Zusammenhang von Herz und Seele. Aber das bezieht sich etwas anders mehr auf besonders tiefes emotionales Erleben wie Liebe oder seelischen Schmerz, und es wird dabei wohl auch das natürliche Funktionieren der Organe Gehirn und Herz etwas konkreter im Hintergrund mitgedacht. Das Gehirn aus biomedizinischen Gründen als Hauptorgan für das Leben anzusehen, was auch eher eine Grundlage für das Akzeptieren des Hirntodes wäre, ist für Japaner noch sehr fremdländisch.

Für die Nichtakzeptanz des Hirntodes als Persontod ist insbesondere bedeutsam, dass in Leben und Tod das Personsein eine kollektive Realität ist. Die Geburts- und Beerdigungsriten in traditionellen Gemeinschaften zeigen, dass einerseits ein neugeborenes Baby nicht als Person angesehen wird, bevor es nicht durch eine Reihe familiärer und kommunaler Rituale Mitglied der Gemeinschaft geworden ist. Erst danach erhält das Baby einen Namen. Und andererseits gilt der Verstorbene in der Zwischenwelt zwischen Leben und Tod existierend und sein Tod wird nicht angenommen, solange nicht die gemeinschaftlichen Rituale der Abschiednahme von ihm abgeschlossen sind. Diese traditionelle japanische Vorstellung von der gemeinschaftlichen Basis der Person und der am Anfang und am Ende des Lebens zu durchlaufenden Zwischenwelt ist mit einer auf den Organtod des Gehirns orientierten Definition des Todes nicht gut vereinbar (6).

IV. Religionen in Japan

Aus Erhebungen über die Anzahl der Anhänger der verschiedenen Religionen ergeben sich in Japan erstaunliche Rechnungen: Gegenüber der Anzahl der Bevölkerung gibt es fast doppelt so viele Gläubige.

TABELLE: Die Gläubigen in Japan (Bevölkerung 124,96 Mio)

JAPAN	Gläubige	%	Tempel/ Kirchen
Shintoismus	116.932.398	93,6	90.784
Buddhismus	89.943.649	72,0	88.794
Christentum	1.537.874	1,2	9.275
andere/Mischf.	11.308.596	9,0	42.166
Summe	219.722.517	**175,8**	231.019

Shukyo Nenkan (Jahrbuch Religion) 1994, Bunkacho (Amt für Kultur)

Nach einer anderen Statistik sind etwa ein Drittel der japanischen Bevölkerung bewusste Gläubige und weitere annähernd 50 % sehen Religion für sich als wichtig an. 20 % können als atheistisch gelten, aber auch für sie sind bei wichtigen Anlässen die religiösen Rituale von Bedeutung. D.h. fast alle Leute feiern nach shintoistischem Brauch die Hochzeit und sie veranstalten die Trauerfeier mit buddhistischem Ritual, auch wenn sie Atheisten sind. Wenn man diesseitiges Glück wünscht, betet man meist zu shintoistischen Göttern, für jenseitiges Glück zu verschiedenen buddhistischen Göttern. Ähnlich sind auch unterschiedliche ethische Lehren in Gebrauch: So ist man in Bezug auf die Moral konfuzianistisch an der Arbeitsstätte, aber liberalistisch in offiziellen Kreisen.

Die verschiedenen Religionen und Denkweisen sind also in Japan nicht jeweils das Charakteristikum für unterschiedliche Gruppen oder Glaubensgemeinschaften. Vielmehr trifft für fast alle Japaner diese besondere japanische Eigenart zu, dass jeder einzelne die verschiedenen Denkweisen in sich vereint (7).

Sie sind auch nicht Schriftreligion und umfassend geschlossene Lehren, d.h. haben nicht so etwas wie eine „heilige Schrift" und kennen nicht die uns vertraute Organisationsform der Kirche. Sie werden über die praktizierten Rituale vermittelt, existieren weithin nur in Form einer „Volksreligion".

Religiöse Rituale finden aber auch zu einigen feststehenden Gelegenheiten statt, möglicherweise teils im Nachklang des 1945 abgeschafften konfuzianischen Staats-Shintoismus. So scheint es zum Neujahrstag, als bewege sich feierlich gekleidet ganz Tokio die Mejiro-dôri Avenue von der Stadt herauf und kilometerlang auf dem 20 Meter breiten Weg durch den umgebenden Parkwald am Meiji-Schrein vorbei, um die Glückwünsche auszusprechen.

Aber vorwiegend scheinen religiöse Handlungen zufällig-gelegentlich ins praktische Leben eingestreut. Die Schreine und Tempel befinden sich auch mitten im Getriebe des öffentlichen Lebens. Bei der Hauptzufahrt zum größten Fischmarkt Asiens gibt es z.B. einen Schrein für die Seelen der toten Fische, um Abbitte und vielleicht auch Opfer für die Besänftigung der Seelen der Fische zu leisten, die getötet und gegessen wurden. Sehr frequentiert scheint er jedoch nicht zu sein, obgleich es auf dem Markt viel totes Meeresgetier gibt und tiefgefroren angelandete große Fische zersägt werden.

Aber vor den shintoistischen Schreinen oder bei buddhistischen Tempeln an den Weihrauchbecken verweilen immer Leute, so wie sie offenbar in ihren Tagesgeschäften vorbeikommen. In den Weihrauchbecken, tiefbauchigen Schüsseln, massiv-metallen wie große Kirchenglocken, glimmen und qualmen ständig Weihrauchstäbchen. Es ist ein Platz zur Zwiesprache vor allem mit den Toten.

Religion bedeutet in Japan also Vorstellungen und lebensbegleitende Rituale, in denen man aus Jahrhunderte alter Tradition lebt, nicht etwas, was Japaner je auf den Gedanken brachte, es anderen missionierend als die wahre heilsbringende Lehre zuzufügen. Zwar waren beispielsweise die politischen

Strukturen in der Feudalzeit sehr häufig von blutigen Machtkämpfen gekennzeichnet, aber es gab keine religiös motivierten Eroberungszüge.

V. Die Wir-Individualität

In Japan versteht sich die einzelne Person stets als Teil ihrer Gemeinschaft, nächstens der Gemeinschaft ihrer Familie. Im Ich-Begriff werden die Angehörigen und die wechselseitigen Verpflichtungen und Abhängigkeiten zu diesen untrennbar mitgedacht. In diesem Sinne sind Japaner „Wir-Individuen". Ebenso ist das Gemeinschaftsdenken und -verhalten im Kontext anderer aktueller Gemeinschaften wie Betriebskollektiven ausgeprägt. Aber warum ist die Thematisierung der Gemeinschaftlichkeit gerade im Kontext dieser Abhandlung bedeutsam? Weil dieses Gemeinschaftsdenken auch die Toten und Ahnen sowie sogar die Seelen abgetriebener Kinder umschließt.

Da es sich bei diesem sozialen Merkmal der Gemeinschaftlichkeit um ein alltägliches normales Befinden handelt, wird es nur in praktischer Konfrontation mit einer anderen Kultur als besonders angesehen und wird in solchem Kontext auch vergleichend darüber nachgedacht. Schon die hier benutzte Charakterisierung als „Wir-Individualität" gibt es ja, auch sofern Japaner sie benutzen, nur als Erklärungsversuch mit Blick auf das Gegenbild der mehr individualistischen westlichen Kultur.

In den folgenden wenigen Sätzen aus philosophisch-anthropologischen Reflexionen von Bin KIMURA, einem japanischen Philosophen, in einem Vortrag in Deutschland kann auch etwas von den Begründungen und dem intellektuellen Hintergrund deutlich werden:

„Der Sinn des Seins eines Lebewesens besteht nirgendwo anders als im Leben als solchem, im Erhalt des Lebens an sich selbst. Die Verwirklichung dieses Sinnes und das Leben des Lebewesens sind dasselbe ... Dass ein Lebewesen lebt, heißt, dass es sich selbst ständig als Grenze zur Umwelt hervorbringt ...

Das Verhalten einer artgleichen Gruppe konstituiert sich nicht aus einem möglichen wechselseitigen Zusammenspiel von Intentionen der einzelnen Mitglieder, sondern wird von einem davon relativ unabhängigen Prinzip geleitet. Mit anderen Worten, es beruht weniger auf den subjektiven Handlungen der einzelnen Mitglieder als auf einer eigenen, eigenständigen Subjektivität, wodurch berechtigt scheint, die ganze Gruppe als „Einzellebewesen" zu betrachten ...

Die individuellen Organismen stellen also die Grenze des Kollektivs zur Umwelt dar ... Damit aber die Kohärenz des Kollektivs mit seiner Umwelt durch seine Individuen erhalten werden kann, muss jedes einzelne Mitglied das ganze Kollektiv vertreten ... Jedes Individuum verkörpert demnach eine zweifache, nämlich seine individuelle und eine kollektive Subjektivität ...

Hier kann man nicht mehr vom Tod eines Individuums als einer ‚eigensten, unbezüglichen, unüberholbaren Möglichkeit' (Heidegger) oder vom Tod als ‚der Wahrheit der Individualität' (Hegel) sprechen. In solcher ‚symbiotischen' Wir-Gemeinschaft lebt jedes Individuum nicht nur sein eigenes Leben, sondern auch das Leben des gesamten Kollektives mit." (8)

Die japanische Verfassung vom 03.11.1946

Artikel 12
Die durch diese Verfassung dem Volk gewährleisteten Freiheiten und Rechte sind durch unablässige Bemühungen des Volkes zu erhalten. Kein Bürger darf sie missbrauchen; jeder ist stets verpflichtet, sie zum Wohle der Allgemeinheit zu nutzen.

Artikel 13
Jeder Bürger wird als Einzelpersönlichkeit geachtet. Das Recht eines jeden Bürgers auf Leben, Freiheit und Streben nach Glück ist, soweit es nicht dem Gemeinwohl widerspricht, bei der Gesetzgebung und anderen Angelegenheiten der Staatsführung als oberster Grundsatz zu achten.

Deutlich ausgedrückt ist das Gemeinschaftsdenken auch in der japanischen Verfassung in den Artikeln über die Grundrechte (Art. 12 und Art. 13), die in etwa den Artikeln 1 und 2 unseres Grundgesetzes entsprechen. Bemerkenswert ist u.a. das Hervorheben der „Einzelpersönlichkeit". Vergleichsweise haben wir in unserer Verfassung einen ziemlich absolut gesetzten Individualismus, indem dem Individuum im Grundsätzlichen nur Freiheiten zugeschrieben sind und Gemeinschaft bei den Grundrechten allein auf dem Wege ins Spiel kommt, dass die Freiheit des Einzelnen ihre Grenze in der Freiheit des Anderen hat (s. Art.2 GG).

VI. Die Gegenwärtigkeit der Toten

Unvermeidlich beschäftigen sich japanische Philosophen gründlich mit der klassischen deutschen Philosophie; ebenso sind japanische Philosophen grundsätzlich nicht damit beschäftigt, den traditionellen und noch ganz vorherrschenden Vorstellungen über die Gemeinschaftlichkeit der Individuen über den Tod hinaus und die engen Beziehungen zwischen den Ahnen und den lebenden Generationen irgendeine Art „Aufklärung" entgegenzusetzen. Das würde auch auf das Zerstören der Denkformen hinauslaufen, mit denen sich Japaner davor bewahren, den Tod als etwas schlechthin Endgültiges ansehen und hinnehmen zu müssen. Mit dem Fehlen des westlichen strengen Individualismus wird auch die Härte des Todesgedankens aufgelöst, man bleibt aufgehoben in milder Gemeinschaftlichkeit, wobei selbst die abgetriebenen Kinder in den Familienkreis der verstorbenen Angehörigen aufgenommen werden und man für ihre Seele und ihr Wohl im Jenseits betet.

So bemühen sich auch Philosophen offenbar eher um Begründungen und Erklärungsmuster für *diese* Anschauungen. Beispielsweise schrieb Ryôsuke ÔHASHI, Philosoph an der Technischen Universität Kyoto, in dieser Richtung Folgendes:

„Das Nachdenken über den Tod endet in Wurzellosigkeit, solange es nicht der Erfahrung der ‚Gegenwart des Toten' entspringt, d. h. der Frage, wie man die Existenz des Toten erlebt ...: Ein Toter ist keine Leiche. Als Organismus mit erloschener Lebenstätigkeit handelt es sich bei einer Leiche um einen Körper, der binnen kurzem zersetzt wird, wenn er den natürlichen Prozessen überlassen wird. Ein Toter existiert ewig – als unvergeßlicher Freund, als Vorfahr oder als führende Persönlichkeit in Staat und Gesellschaft. Eine Leiche wird verabscheut und gemieden, ein Toter geachtet. Eine Leiche erlischt, ein Toter existiert als nicht existentes Wesen."

In der Form eines Briefes Brief an zwei Waisenkinder führt ÔHASHI an anderer Stelle aus:

„Ich weiß noch gut, wie ich zusammen mit eurem Vater Sake trank. Erinnert man sich an jemanden, hat man das Gefühl, als sei diese Person in unmittelbarer Nähe. Doch wo genau ist diese ‚unmittelbare Nähe'? ...

Ich überlege, ob Erinnerung nur im Geist stattfindet, oder ob es nicht auch eine körperliche Erinnerung gibt ...

Auch wenn ihr kaum Erinnerungen an eure verstorbenen Eltern habt, dürftet ihr sie in Wirklichkeit besser als jeder andere im Gedächtnis haben. Obgleich ihr euch scheinbar nicht erinnert, euer Leib tut es. Auch über die Frage, wo euer Vater und eure Mutter sind, müßtet ihr besser Bescheid wissen, als jeder andere. Ihr fragt, wo sie sind? Wenn ihr rennt, lacht oder eßt, ist das jeweils ihr Aufenthaltsort. Eure Eltern rennen, lachen oder essen dann mit euch.

Deshalb könnt ihr euren Vater und eure Mutter auch trösten. Das würde sie gewiß freuen. Ihr fragt, wie ihr sie trösten könnt? Ganz einfach. Je gesunder ihr heranwachst, desto fröhlicher werden sie sein. Ob eure Stimmen sie erreichen? Selbstverständlich. Sie lauschen in eurer ‚unmittelbaren Nähe', sie sind ‚direkt am Ohr'."

Wieder auf der Theorie-Ebene sagt ÔHASHI weiter:

„Der ‚Tod' ist ein medizinisches und zugleich ein philosophisches Problem. Die diesbezüglichen philosophischen Gedanken neigen jedoch häufig dazu, sich auf Abstraktionen zu beschränken. Die kindliche aber konkrete Frage: ‚Wo sind der verstorbene Vater und die verstorbene Mutter?' erzeugt dabei eher Verlegenheit. Man kann die kindliche Vorstellung ‚Sie sind bestimmt Sterne am Himmel geworden!' nicht belächeln. Und man kann auch die mythische Antwort: ‚Sie sind im Reich der Toten!' nicht mißbilligen. Wenn dem so ist, kann man sich der auf den ersten Blick offensichtlichen, aber naiven Antwort: ‚Sie wurden zu Asche und sind nirgendwo!' wohl nicht anschließen." (9)

VII. Die Götter und das Totenreich

Nach shintoistischer Vorstellung gibt es viele Millionen Gottheiten. Jeder kann zu einem Gott werden. Es gibt Gottheiten nicht nur der Natur, sondern auch der Menschen und ihrer Tätigkeiten und deren Produkte, z.b. der handwerklichen Dinge wie Nähnadeln oder Scheren. Japaner leben mit Göttern und Geistern.

Buddhistische Gebete für die Verstorbenen

Die Familie kann der Seele des Toten ins Paradies verhelfen, wenn sie zum Götter-Tribunal des Toten für dessen Seele betet und Opfergaben (aus seinem eigenen Erbe) darbringt. Für das Ritual sind bestimmte Zeitpunkte nach dem Tod vorgegeben, deren Anzahl sich allmählich erhöhte:

➤ im Mittelfeudalismus (um 1500)
  siebenmal jeden 7. bis zum 49. Tag nach dem Tod und dreimal bis zum zweiten Jahr nach dem Sterben

➤ anfangs des Spätfeudalismus (Edo-Zeit, 1603-1867)
  überdies dreimal bis zum 33. Jahr nach dem Sterben

➤ im Spätfeudalismus
  überdies im 23. und im 27. Jahr nach dem Sterben

➤ in jüngerer Zeit
  überdies im 50. Jahr nach dem Sterben.

Ozaki K (1997) Denkweisen über Leben und Tod und aktive Euthanasie in Japan. S.12

Dabei bleibt von zentraler Bedeutung, dass ihre toten Angehörigen in ihrer Nähe sind, mit denen sie sich beraten, denen sie mit Ritualen und stiller Zwiesprache am Haustempel ihre Verehrung bekunden. Wobei im etwas wohlhabenderen traditionellen japanischen Haus der Haustempel für die Ahnenverehrung eine Nachbildung wesentlicher Elemente eines buddhistischen Tempels im Puppenstubenformat ist; ähnlich auch der shintoistische Hausschrein. Aus dem vertrauten Umgang mit dieser und jener Gottheit, die man um etwas bittet oder die man besänftigt, mag man sich in der Regel in Japan nur ungern vorstellen, von einem einzigen und dazu allmächtigen Gott abhängig zu sein.

Im Altertum hatte man die Vorstellung, man könne das Totenreich, das durch eine Höhle in Westjapan erreichbar sein soll, unter bestimmten Bedingungen wieder verlassen, könne insbesondere durch Bemühung der Angehörigen noch die Chance haben, vielleicht ins Leben zurückzukommen. Andere Vorstellungen beinhalten, die Angehörigen könnten beitragen, dem Verstorbenen zu einem mehr paradiesischen Geist-Dasein zu verhelfen (siehe Tabelle „Buddhistische Gebete für die Verstorbenen").

Das Totenreich ist nach japanischer Vorstellung kein angenehmer Ort. Aber es bedeutet auch „weder die Auslöschung der Seele und des Körpers, noch die Hölle, in der die Menschen grausam gestraft werden. Vielmehr bedeutet der Tod nach shintoistischer Vorstellung nur den Abschied vom hellen, aktiven Leben und den Menschen als den Mitgliedern der Großfamilien. Dieser Abschied ist mit Trauer verbunden, aber es gibt keine Verzweiflung, denn er ist nicht ewig ... Diese Denkweise gilt grundsätzlich auch im neuzeitlichen Japan als Rahmen des Denkens." (10)

„Warum handelt es sich aber beim Sterben nicht um das Erlöschen ihres Selbst? Weil es nur eine Abänderung der Daseinsform des Ichs bedeutet. Das Ich des Japaners besteht nicht in der absoluten Einzelheit, sondern in der ursprünglichen Einheit zwischen seinem Selbst und seiner Umgebung, besonders dem Selbst seiner Angehörigen und seiner Heimat. Diese sind ein Teil seines wesentlichen Ichs, und er ist auch ein Teil ihres Ichs. Der Tod schneidet nur seine bewußte Kommunikation mit ihnen ab. Der Japaner ist auch nach dem Tod ein Mitglied seiner Gemeinschaft. Überdies, auch wenn seine Angehörigen ihn ignorieren oder nach einiger Zeit vergessen, kann er aber zufrieden sein, wenn er erkennt, daß er als ein Teil der mütterlichen Natur lebt. Im Shintoismus sind oder werden alle Seienden Gottheiten, und im japanischen Buddhismus können alle zum Buddha im Paradies werden. Für den japanischen Atheisten handelt es sich zwar nicht darum, er findet aber in der großen Natur seine Unsterblichkeit. Der Atheist besitzt auch eine Art shintoistischer Denkweise über Leben und Tod, so könnte man mit Recht behaupten.

Schließlich bedeuten das Leben und der Tod nach den japanischen Denkweisen, dass ein Mensch nicht als der Einzelne vor dem absoluten guten Gott steht, sondern dass er ein relativ aktives oder passives Mitglied seiner Gemeinschaft und ein bewusster oder bewusstloser Teil des mütterlichen Kosmos ist." (11)

ANMERKUNGEN

(1) Zur Situation des Arzt-Patient-Verhältnisses in Japan gibt eine Schrift von Takashi NAGASHIMA Auskunft: Nagashima T (2000) Aufklärung und Selbstbestimmung. Patient und Arzt in Japan. Berliner Medizinethische Schriften (Hrsg U Körner) Heft 42, Humanitas Verlag, Dortmund.

(2) Vgl. Körner U, Ozaki K, Suzuki T (1999) Organtransplantation und Vorstellungen über Leben und Tod in Japan. Ethik Med 11:195-204 (S.197).

(3) Takeuchi K et al. (1987) Evolution of criteria for determination of brain death in Japan. Acta Neurochir (Wien) 87:93-98.

(4) Hoshino K (1993) Legal status of brain death in Japan: Why many Japanese do not accept „brain death" as a definition of death. Bioethics 7:234-238.

(5) Korosu M, Haseba T, Ohno Y (1998) Legislation of an organ transplants law in Japan – its process and characteristics. Proc 6th Indo Pacific Congress on Legal Medicine and Forensic Sciences (INPALMS - 1998 - Kobe).

(6) Nudeshima J (1991) Obstacles to brain death and organ transplantation in Japan. Lancet 338:1063-1064.

(7) Die Tabelle sowie teils wörtlich der Abschnitt „Religionen in Japan" bis zu diesem Punkt sind einer Arbeit von Kyoichi OZAKI entnommen: Ozaki K (1997) Denkweisen über Leben und Tod und aktive Euthanasie in Japan. Berliner Medizinethische Schriften (Hrsg U Körner) Heft 20. Humanitas Verlag, Dortmund.

(8) Kimura B (1997) Leben und Tod in der anthropologischen Medizin. In: Veröffentlichungen des Japanisch-Deutschen Zentrums Berlin, Band 33, S.137-142.

(9) Ôhashi R (1997) Gegenwart des Toten. In: Veröffentlichungen des Japanisch-Deutschen Zentrums Berlin, Band 33, S. 93-98.

(10) Ozaki K a.a.O. S.10.

(11) Ozaki K a.a.O. S.18.

KARLHEINZ ENGELHARDT

Auf dem Weg zu einer humanen Heilkunde
Die vernachlässigte Bedeutung des Patienten in der
naturwissenschaftlich-technischen Medizin

I. Naturwissenschaftliche Medizin: erfolgreich und eindimensional

Die moderne Medizin ist sehr effektiv. Sie arbeitet mit der Methode des Reduktionismus, der die Krankheitsmechanismen vom Organ zur Zelle, von der Zelle zum Molekül verfolgt. Körper können als komplexe physikochemische Maschinen analysiert werden. René Descartes (1596-1650) und Isaac Newton (1643-1727) schufen die Grundlagen dieses Konzepts. Indem die Mathematik auf Körper angewendet wird, sind Struktur und Funktion exakt zu messen. Das 19. Jahrhundert erlebte die Geburt der experimentellen Medizin. Ernst von Leyden (1) sagte in seiner Eröffnungsrede zum Internistenkongreß 1887: „Die Naturwissenschaft, welche in der Gegenwart die größten Triumphe feiert, prägt auch den Versammlungen den Charakter auf. Unter ihrer Flagge segelt auch die Medizin. Pathologie und Therapie sollen mechanische Wissenschaften werden."

Im 20. Jahrhundert werden Spiegelungen des Magen-Darm-Kanals, Sonographie, Computertomogramme und andere sublime Methoden der Körperdarstellung erfunden. Kardiologen arbeiten mit Herzkathetern und Schrittmachern, sie lösen Thromben bei Herzinfarkt medikamentös auf und erweitern verengte Arterien. Chirurgen vollziehen „Schlüsselloch-, Bypass-Operationen und Organtransplantationen. Früher war ein Mensch nicht tot, solange geatmet wurde und das Herz schlug, heute wird der Tod durch den „Gehirntod" definiert. Dem Hirntoten können zu Transplantationszwecken Organe entnommen werden, obwohl Kreislauf- und Atemfunktion medikamentös und apparativ aufrechterhalten werden. Die Erfolge der modernen Medizin sind auch an pharmakologischen Fortschritten erkennbar. So wurden z. B. in den letzten Dekaden neue Antibiotika, Antidepressiva, Arzneimittel gegen Herzschwäche, Bluthochdruck, bösartige Geschwülste, Magengeschwüre und HIV-Infektionen geschaffen. 1978 begann die Ära der künstlichen Befruchtung, der In-vitro-Fertilisation, um kinderlosen Ehepaaren zu helfen. In unserem Kulturkreis beträgt die durchschnittliche Lebenserwartung der Frauen 80, der Männer 73,5 Jahre. Um 1900 hießen die entsprechenden Zahlen 50 bzw. 40 Jahre.

Trotz aller Fortschritte sind viele Patienten mit der heutigen Medizin unzufrieden. Es sind dies vor allem Patienten mit chronischen Krankheiten, mit Herz- und Lungenkrankheiten, mit Hochdruck, Diabetes, rheumatoider Arthritis oder Epilepsie. Chronische Krankheiten sind heute das erste medizinische Problem, zu ihnen gehören viele Personen mit funktionellen Störungen, z. B. mit einem irritablen Darmsyndrom. Da hier bildgebende Verfahren und Labortests negativ bleiben, fühlen sie sich abgeschoben, wenn ihnen erklärt wird: „Sie haben nichts." Patienten vermissen oft Zeit des Arztes, sie wollen von ihm besser informiert werden, um mitentscheiden zu können. Das wird ihnen erschwert, wenn in den Kliniken bei stetig kürzer werdender Aufenthaltsdauer die Patienten schnell durchgeschleust werden oder wenn in der Facharztpraxis Geräte und Apparate im Vordergrund des Interesses stehen, die überdies zu amortisieren sind.

Der Autor dieser Arbeit ist selbst Schulmediziner, der ihre Erfolge anerkennt und gleichzeitig ihre Eindimensionalität nicht verschweigt. Der Patient ist aus dem Fokus der modernen Medizin verdrängt, die ihr Interesse auf somatische Mechanismen richtet, in die sie so effektiv einzugreifen vermag. Er fühlt sich zum „Kranken Magen", „Lungentumor" oder „Nierenschaden" objektiviert. Aber nicht nur die technische Qualität ist wichtig, essentiell für einen günstigen Verlauf einer Krankheit sind gleichfalls Kommunikation zwischen dem Arzt und dem Patienten. „Mein Arzt", klagen Kranke oft, „hört mir nicht zu." Niemals ist die Pathogenese von Krankheiten so gut verstanden worden wie heute. Die Medizin ist von ihren naturwissenschaftlich-technischen Errungenschaften so fasziniert, der Kliniker wird von seinen diagnostischen Prozeduren und therapeutischen Interventionen so absorbiert, daß schnell das Motiv der medizinischen Forschung, der kranke Mensch, abhanden kommt (2). Die moderne technische Medizin darf nicht verteufelt werden, ihre Rationalität, ihre Analyse der Krankheitsentstehung, ihre Möglichkeiten, in das Krankheitsgeschehen einzugreifen, sind unentbehrlich, aber diese Krankheits-zentrierte Medizin ist durch eine Patienten-zentrierte Medizin zu ergänzen, die den Graben zwischen dem Kranken und dem Arzt überbrückt.

II. Reaktionen auf die moderne Medizin

Vier Reaktionen auf Erfolge und Defizite der naturwissenschaftlich-technischen Medizin skizziere ich in diesem Abschnitt.

Erstens eine unrealistische Überschätzung. Die Medien tragen dazu bei, zu glauben, die Medizin könne heute oder in naher Zukunft fast alle Leiden heilen. Richard Nixon, ein früherer Präsident der Vereinigten Staaten, sagte voraus, in einer Dekade sei die Karzinomgefahr beseitigt. Das war eine falsche Prognose. Prävention und Therapie haben z. B. die Mortalität der Herzkrankheiten gesenkt, die Menschen werden älter. Dadurch nimmt die Häufigkeit von Karzinomen und der Alzheimerkrankheit zu. Oft erwarten wir zuviel von der Medizin, die neue pathogenetische Zusammenhänge entdeckt, das Genom entschlüsselt und technische Wunderwerke vollbringt. Gegen fast jede Krankheit gibt es ein Mittel. Ernüchterung und Enttäuschung bleiben nicht aus: Durch die zunehmende Medikalisierung unseres Lebens, die Vorteil und Belastung zugleich ist. Durch die Tatsache des Todes, der trotz aller Interventionen das letzte Wort behält. Schließlich durch die Existenz der vielen chronischen Krankheiten, die nicht zu heilen, aber zu kontrollieren sind. Dabei bedürfen wir der Hilfe eines teilnehmenden Arztes, der Mut macht, uns an der Therapie der chronischen Krankheit aktiv zu beteiligen. Medien sollten nicht durch dramatische Schlagzeilen wie „Durchbruch bei Alzheimer" falsche Hoffnungen erwecken. Derartige Schlagzeilen sind suggestiv, aber nicht wahr.

Eine zweite Reaktion sind zunehmende Haftungsprozesse gegen Ärzte. Nicht alle Nebenwirkungen der Medizin führen zu juristischen Prozessen und nicht jedes Gerichtsurteil ergibt eine ärztliche Nachlässigkeit, aber häufig ist eine Störung der Arzt-Patient-Beziehung ein wichtiges zusätzliches Motiv für medikolegale Prozesse (3). Kranke wollen mitentscheiden, begegnen aber oft Ärzten, denen vor allem die Unterschrift unter dem Einwilligungsformular wichtig ist, ohne daß ein Dialog zustande kam. Kläger vermissen eine Erklärung der invasiven Prozedur und geben an, sie fühlten sich vom Arzt allein gelassen, der ihre Bedenken zu wenig berücksichtigte.

Drittens wurden in den siebziger Jahren in Deutschland psychosomatische Abteilungen an den Universitäten gegründet, die fast alle mit Psychoanalytikern besetzt wurden. Das Interesse von Internisten, Chirurgen, Gynäkologen und anderen Fachärzten sollte nicht nur von neuen diagnostischen Tests, operativen und medikamentösen Eingriffen absorbiert werden, es sollte auch biopsychosozialen Zusammenhängen gelten. Paradoxerweise wurde das Ziel, eine ganzheitliche Betrachtungsweise in den „somatischen" Kliniken zu fördern, nicht erreicht. Psychosomatik ist vielmehr zu einem neuen Spezialgebiet geworden, ihre psychoanalytische Terminologie ist für viele Ärzte unverständlich. Psychoanalytische Ursachendeutungen körperlich-organischer Krankheiten sind nicht selten phantastisch und verworren, so daß sich kritische Ärzte von unbeweisbaren Behauptungen abgewendet haben. So wurde z. B. spekuliert, das Zwölffingerdarmgeschwür entstehe durch infantile Abhängigkeitswünsche, die mit dem Erwachsenen-Ich in einem Konflikt liegen würden. Diese Spekulationen sind meistens nur kurze Zeit zu halten, bis im Fall des Zwölffingerdarmgeschwürs bewiesen wird, daß es durch das Bakterium Helicobakter Pylori oder durch Antirheumatika entsteht. Trotzdem sind auch bei Geschwürspatienten biopsychosoziale Aspekte wichtig, denn ihre Schmerzen, ihr Mißbefinden und ihr Verhalten werden nicht nur durch das anatomische Substrat des Geschwürs sondern auch durch Stress, Angst und Depression verursacht.

Eine vierte Reaktion ist die alternative Medizin, die in der westlichen Welt immer populärer wird (4). Es gibt ungefähr 160 verschiedene alternative Therapien, am bekanntesten sind Homöopathie, Anthroposophie, Akupunktur, Chiropraxis und Pflanzenmedizin. Patienten schätzen es, wenn sich alternative Therapeuten viel Zeit für sie nehmen. Das trägt zum Eindruck einer individuellen Behandlung bei. In der „High tech/ low touch" Atmosphäre der Schulmedizin fühlen sich insbesondere chronisch Kranke als unpersönliche Nummern. Der Kranke sieht sich als ganze Person, während die Schulmedizin vor allem das kranke Organ sieht und auf technische Lösungen vertraut. Zwei Fragen an die alternative Medizin bleiben: Wirken ihre Methoden spezifisch, sind sie einem machtvollen Placeboeffekt überlegen? Erfreulicherweise sind nicht wenige alternative Therapeuten dazu bereit, ihre Methode durch eine Placebo-kontrollierte Doppelblindstudie zu prüfen. Die zweite Frage bezieht sich darauf, ob nicht eine spezielle Behandlung, z. B. die Akupunktur, zu schnell mit ganzheitlicher Betreuung gleichgesetzt wird.

III. Krankengeschichte und unmittelbare Untersuchung

Fragt man Medizinstudenten zu Beginn ihres praktischen Jahres nach ihren Lernzielen, so hört man oft Ultraschall, Interpretation von Röntgenbildern, Magenspiegelung oder Leberpunktion. So wichtig diese Zusatzuntersuchungen sind, es handelt sich um Hilfsmittel. Der durch das Labyrinth der Methoden und Techniken führende rote Faden ist das Gespräch zwischen dem Arzt und Patienten über die Beschwerden, Symptome und die Vorgeschichte der Krankheit (Anamnese) sowie die unmittelbare internistische Untersuchung von „Kopf bis Fuß". Dieser „Ariadnefaden" ermöglicht diagnostische Hypothesen, die durch gezielte, zusätzliche Untersuchungen verifiziert oder falsifiziert werden. Technische Methoden werden vor allem von unerfahrenen Ärzten überschätzt, gleichzeitig werden Anamnese und gründliche Untersuchung von ihnen unterschätzt. Weiterführende Untersuchungen (Labor, bildgebende Verfahren, invasive Prozeduren) sind nur sinnvoll, wenn die Basis, sorgfältige Anamnese und Untersuchung, gegeben ist. Testergebnisse sind kritisch in diesem Licht zu betrachten, da sie falsch normal (falsch negativ) oder falsch krankhaft (falsch positiv) sein können. Nur bei 15 % der Patienten erfolgten präoperativ Anamnese und unmittelbare Untersuchung (5). Problematisch werden falsch positive Testergebnisse, die oft eine Kaskade weiterer Tests nach sich ziehen. Auch die große Zahl der Herzkatheterisierungen in Deutschland ist kein Gütezeichen. Viele wären bei besserer Arzt-Patient Kommunikation unnötig.

Nichtärzte unterschätzen ebenfalls die Anamnese. Sie sagen in der Sprechstunde nicht mehr, was sie von ihrem Körper spüren und empfinden, sie berichten statt dessen von einer „Zacke im EKG" oder dem Ergebnis einer Sonographie. Doch schützen nur rationale diagnostische Hypothesen vor ungezielten und unnötigen Techniken, z. B. vor einer nicht indizierten Computertomographie des Brustraumes, deren Strahlendosis 400 Röntgenaufnahmen der Lunge entspricht (6). Die Anamnese umgreift auch die familiäre und soziale Situation, sie interessiert sich für den Umgang des Patienten mit seiner chronischen Krankheit und achtet auf körperliche Symptome oft begleitende oder sogar verursachende Depression oder Angst. Eine solche Interaktion zwischen dem Kranken und seinem Arzt braucht Zeit, die man heute nicht mehr zu haben scheint. Doch beginnt mit der Anamnese die Therapie. In dieser ersten Begegnung erfahre ich, ob der Arzt Zeit für mich hat, ob er mir zuhört oder ob er gehetzt wirkt. Auch der Kranke beurteilt den Arzt und spürt, ob er vertrauen kann. Anamnese und unmittelbare Unersuchung sind nicht nur die Grundlage für Diagnose und Therapie, sondern auch für eine Patientenzentrierte Medizin, die den Kranken als Partner sieht, die ihn anregt, seine Ideen, Gefühle und Erwartungen, besonders in Zusammenhang mit einer chronischen Krankheit, zu äußern und die ihn in diagnostische Entscheidungen und in die Behandlung aktiv einbezieht. Ein Medikament arbeitet nicht bloß auf der spezifischen Ebene des molekularen Rezeptors, es wirkt gleichfalls unspezifisch durch die Art, wie es verschrieben wird. Eine gute Arzt-Patient-Beziehung erzielt therapeutische Effekte, obwohl die biomedizinische Forschung nur auf pharmakologische und chirurgische Interventionen fokussiert (7).

IV. Mitbeteiligung bei Diagnostik und Therapie

Platon (8) unterschied die Sklavenärzte von den Ärzten der Freien. Keiner der Sklavenärzte gibt eine „Erklärung über die jeweilige Krankheit eines dieser Haussklaven ab und nimmt auch keine entgegen, sondern er verordnet ihnen alles, was ihm auf Grund seiner Erfahrung richtig scheint, als wäre er genau im Bild, eigenmächtig wie ein Tyrann." Der Arzt der Freien aber „bespricht sich gemeinsam mit dem Kranken und dessen Freunden." Er hört auf ihn und „macht ihm keinerlei Vorschriften, bevor er ihn irgendwie von seiner Ansicht überzeugt hat." „Informed consent" heißt heute Zustimmung des sich selbst bestimmenden (autonomen) Ratsuchenden nach objektiver Information durch den Arzt und nach Diskussion offener Fragen. Mündige Personen wünschen keine autoritären Arztfiguren. Umgekehrt wünschen Ärzte keine Individuen, die die Medizin als „Selbstbedienungsladen" ansehen, weil ein solches Konsumieren gefährden kann. Allerdings sind Schwerkranke nicht immer fähig, mitzuentscheiden. In diesem Fall springt oft der nächste Angehörige für den Schwerkranken ein, um dessen Werte zu vertreten.

Der folgende Abschnitt 1 diskutiert Mitbeteiligung bei Diagnostik, der Abschnitt 2 bei der Therapie.

1. Diagnostik

Zwischen einem Zuwenig und einem Zuviel an Diagnostik gilt es die richtige Mitte zu finden. Oft wird heute zu viel untersucht. Aus Furcht vor Kunstfehlerprozessen hat sich eine Defensivmedizin mit zahlreichen, teuren, teilweise invasiven und unnötigen Tests und Prozeduren entwickelt. Falsch positive Ergebnisse von Krebsmarkern, die ohne klinischen Anhalt für ein vorliegendes Karzinom untersucht werden, führen zu belastenden Nachfolgeprozeduren. Der Arzt sollte nicht Anbieter (Provider) von Leistungen eines „Gesundheitssupermarkts" sein, der Ratsuchende kein bloßer Konsument. Krebsvorsorgeuntersuchungen von Gesunden (Screening) tendieren dazu, die Nachteile herunterzuspielen (9). Angst und Unruhe durch einen falsch positiven Test bei fehlendem Karzinom, unangenehme sekundäre Prozeduren sind solche Nachteile. Die derzeitige Information ist oft zu optimistisch, irreführend, interesseabhängig und paternalistisch. Sie erwähnt zu selten Risiken und wissenschaftliche Kontroversen. So wird derzeit das Screening von Prostata- und Brustkarzinom kontrovers diskutiert (10,11). Manches Leben ist durch Screening zu verlängern, andererseits geraten wir in der Ära der Medikalisierung in den immer stärker werdenden Zugriff der Medizin.

Genetische prädiktive Tests können z. B. bei Frauen mit familiärem Brustkrebs sinnvoll sein, aber bei Asthma, Herzkrankheiten und Hochdruck wird die Bedeutung der Gene übertrieben. Umwelt und Verhalten werden unterschätzt, z. B. Stress durch Armut, der ein Risikofaktor für die Alkoholkrankheit ist. Eine unkritische Propagierung genetischer Tests ist häufig kommerziell motiviert. Durch Überbetonung des Genotyps und seines Einflusses auf den Phänotyp Krankheit werden Tabak, Alkohol, Eßverhalten, körperlicher Bewegungsmangel, Röntgenstrahlen, Berufstoxine, Infektionen und Medikamente vernachlässigt. Sachgemäße Diagnostik und Mitbeteiligung setzen ein umfassendes Gespräch voraus, das Pro- und Contra-Aspekte berücksichtigt.

Hartmut Kreß (12) hat darauf hingewiesen, daß die prädiktive Gendiagnostik eine säkulare Form der Prophetie darstellt. Zum früheren religiösen Menschenbild gehörte die Vorstellung einer Prädestination durch Gott, heute herrscht bei manchen Menschen der Eindruck vor, ihre Zukunft sei durch das Genom determiniert.

2. Therapie

75 % der Arthritiskranken fühlten sich bei Entlassung in Bezug auf die Wirkungen und Nebenwirkungen ihrer Arzneimittel ratlos (13). Die den Pharmaka beigelegte Gebrauchsinformation ängstigt und führt eventuell zum Behandlungsabbruch, wenn sie ohne Vorbereitung durch ein Gespräch mit dem Arzt gelesen wird. Jemand, dem ein Medikament verordnet wird, möchte wissen: Wie wirkt es? Mit welchen Nebenwirkungen habe ich zu rechnen? Wie häufig treten sie auf? Aber nur 57 % der Patienten, die nach Herzinfarkt aus der Klinik entlassen wurden, verstanden die Bedeutung und die potentiellen Nebenwirkungen ihrer Medikamente (14). Gespräche über Therapie sind nötig, und der Arzt sollte nicht in seine Fachsprache flüchten, die den Patienten einschüchtert. Da heute chronische Krankheiten das erste medizinische Problem sind, werden Patienten durch ihr medizinisches Wissen selbständiger und unabhängiger. Medikamente sind heute wirksamer als früher, sie sind jedoch ein zweischneidiges Schwert, weshalb für Ärzte gute pharmakologische Kenntnisse besonders wichtig sind. Gleichzeitig ist es geboten, insbesondere den chronisch Kranken mehr an der Therapie zu beteiligen. Patienten mit chronischen Lungen- und Bronchialprozessen, mit Diabetes, Gelenkleiden, Hochdruck und Herzbeschwerden geht es physisch und psychisch besser, wenn sie ein Gefühl der Kontrolle haben. Alle Pharmaka haben zusätzlich zu ihren spezifischen molekularen Effekten je nach der Arzt-Patient-Beziehung erwünschte unspezifische (Placeboeffekte) oder unerwünschte unspezifische Wirkungen (Noceboeffekte). Ein Asthmakranker vermag durch sein inhaliertes Arzneimittel die angestrebte Bronchialerweiterung zu verdoppeln, wenn er genau über die Wirkungsweise dieser Substanz informiert ist (15).
Es gibt in der vom Bundesverband der Pharmazeutischen Industrie herausgegebnen „Roten Liste" viele ungesicherte und unbewiesene Mittel, „Leberschutzpräparate", „Durchblutungsfördernde Substanzen", „Gehirn-schützende Stoffe", für die manchmal ein Rezept gewünscht wird. Weder brüske Ablehnung noch Willfährigkeit des Arztes sind angezeigt, sondern ein Gespräch, in dem begründet wird, warum dieses Arzneimittel nicht sinnvoll ist. Alternativen sind anzubieten. Nicht immer sind Medikamente notwendig, wichtig sind auch

Lebensstil, Diät, körperliche Bewegung, geistiges Training und soziale Beziehungen.

Bei der Beratung kinderloser Ehepaare, die eine In-vitro-Fertilisation (IVF) in Erwägung ziehen, dürfen die Gefahren und Nebenwirkungen einer IVF nicht bagatellisiert werden, z. B. das hormonelle Überstimulationssyndrom, Verletzungen bei der Follikelpunktion, Angst und Depression.

Patientenverfügungen (16) sind wünschenswert, damit nicht auf Intensivstationen gegen den Willen eines bewußtlosen oder entscheidungsunfähigen Menschen mit einem terminalem Leiden sein Sterben durch eine künstliche Magenfistel (perkutane endoskopische Gastrostomie), durch maschinelle Beatmung oder Herz-Lungen-Wiederbelebung verlängert wird. Von vorhandenen Geräten geht ein Sog aus, sie zu benutzen. Außerdem werden solche Maßnahmen teilweise aus Furcht vor juristischen Folgen, nicht im Interesse des terminal Kranken durchgeführt.

V. Spezialisierung

„Jeder Fortschritt ist ein Gewinn im Einzelnen und eine Trennung im Ganzen; es ist ein Zuwachs an Macht, die in einen fortschreitenden Zuwachs an Ohnmacht mündet, und man kann nicht davon lassen." (17). Die Spezialisierung ist notwendig, sie bringt Vorteile für Kranke. Spezialisten, z. B. Kardiologen und Gastroenterologen, sind oft Meister ihres Gebietes und leisten schwierige diagnostische und therapeutische Interventionen: Herzkatheter, Ballon-Erweiterungen verengter Koronararterien oder endoskopische Operationen. Spezialisierung hat auch Vorteile für die Forschung. Stammzellforschung, Molekularbiologie oder Immunologie sind dann erfolgreich, wenn sie auf einem schmalen Sektor arbeiten. Nachteile der Spezialisierung sind bei fehlendem Gleichgewicht zwischen Organspezialisten und Generalisten nicht zu verschweigen. An den meisten deutschen Universitätskliniken gibt es keine Abteilungen für allgemeine Innere Medizin mehr, internistische städtische Kliniken werden in kardiologische und gastroenterologische Abteilungen gegliedert, die nicht in der Lage sind, Generalisten auszubilden. Von den Nachteilen nenne ich nur drei:

Der erste Nachteil betrifft ältere Patienten mit komplexen Problemen, z. B. eine 62jährige Frau mit einer chronisch-obstruktiven Bronchitis, einem Diabetes, einer Osteoporose, einem Magengeschwür durch die Einnahme von Antirheumatika wegen Knochenschmerzen, die außerdem eine behandlungsbedürftige Depression hat. Ein Generalist ist fähig, die verschiedenen Krankheiten zu einem Gesamtbild zu integrieren und geeignete Medikamente auszuwählen, die sich miteinander vertragen, ein Spezialist jedoch überfordert. Organexperten schenken auch den psychischen Aspekten alter Menschen, Isolierung, Demenz oder Angststörungen, wenig Bedeutung.

Der zweite Nachteil geht Patienten mit funktionellen Störungen an, deren Beschwerden auf keinen Organdefekt zurückzuführen sind. Bis zu 20-35 % der Patienten in der Allgemeinpraxis haben chronische Beschwerden ohne organischen Befund, ein irritables Darmsyndrom, atypische Brustschmerzen oder Spannungskopfschmerzen (18). Diese Störungen sind nicht eingebildet, sie sind real. Solche Kranke als „Somatisierer" oder als Leute mit „psychogenen" Beschwerden abzutun, ist diskriminierend. Spezialisten wie Kardiologen und Gastroenterologen fokussieren auf Strukturveränderungen der Organe, die sie mit bildgebenden Verfahren darstellen. Funktionelle Störungen sind nicht als Quantité negligeable zu betrachten. Obwohl die Patienten chronische Beschwerden haben, hören sie: „Ihnen fehlt nichts!"

Eine dritte Folge der Spezialisierung ist eine Trennung von Körperärzten und Psychoexperten. Dieser Dualismus wird der Wirklichkeit nicht gerecht, denn hinter vielen körperlichen Symptomen verbergen sich unerkannte Panikattacken oder Depressionen. Umgekehrt verursachen internistische Krankheiten mentale Veränderungen. Bei 30-60 % klinisch aufgenommener Patienten mit körperlichen Krankheiten liegen gleichzeitig psychische Probleme wie Depression, Angststörung, Alkoholkrankheit, Demenz oder Delir vor. Weniger als 50 % werden erkannt (19). Somatische Spezialisten berücksichtigen selten, daß Hoffnung oder Hilflosigkeit und Verzweiflung das Krankheitsbild entscheidend formen. Die Notwendigkeit des Spezialistentums ist nicht zu bestreiten, auch in Zukunft wird es Vorteile für viele Patienten bringen. Spezialisten müssen jedoch durch Generalisten ergänzt werden. Ihre Ausbildung wird gefährdet, wenn es in Universitätskliniken und städtischen Krankenhäusern keine Abteilungen für allgemeine Innere Medizin mehr gibt.

VI. Ganzheitlichkeit

Der Begriff Ganzheitlichkeit wird oft mißbraucht und für eine Methode vereinnahmt. Ganzheitlichkeit darf aber kein Besitzanspruch, sie kann nur Ziel oder Aufgabe sein. Sich um diese Aufgabe bemühen, bedeutet, es nicht bei dem notwendigen naturwissenschaftlichen Aspekt der Krankheitsanalyse, ihrer Ursache und Therapie, bewenden zu lassen, sondern den Patienten in seiner Krankheit ebenfalls zu berücksichtigen (20). Diese beiden Aspekte schließen sich nicht aus, sie sind vielmehr komplementär und ergänzen sich. Eine biopsychosoziale Perspektive ergibt nie eine Totalsicht des Menschen. Kein

Mensch kann „als Ganzes objektiviert und damit durchschaut werden" (21). Respekt vor der Einmaligkeit jedes Menschen ist geboten. Was bedeutet die erwähnte biopsychosoziale Perspektive? Symptome, Beschwerden und Funktionsstatus eines Patienten werden nicht allein durch die organische Krankheit, sondern ebenfalls durch den Umgang mit der Krankheit („Coping-prozess"), durch das Arztverhalten, durch die familiäre und soziale Situation bestimmt. Atemnot und Schmerz eines Herzkranken nehmen infolge gleich-zeitiger Angst zu. Ein chronisch Kranker geht mit dem Diabetes, der Epilep-sie, dem Asthma oder der HIV-Infektion verschieden um. Dieser Copingpro-zeß, Ablehnung oder Annahme, Widerstand oder Ergebung, Zorn oder Resi-gnation, Hilflosigkeit oder Hoffnung, beeinflußt Symptome, Krankheitsverhal-ten und Funktion. Jugendliche sind verständlicherweise zu Beginn eines in-sulinabhängigen Diabetes traurig oder zornig. Ärztliche Hilfe, sich an der Be-handlung selbst zu beteiligen, macht ihnen Mut. Der Arzt sollte nicht autoritär sein, sondern mit dem Kranken partnerschaftlich zusammenarbeiten und Achtung vor seinen Ansichten und Werten haben. Körperliches und Psychi-sches lassen sich nicht auseinanderdividieren: Eine Major Depression ent-steht durch Veranlagung und Umweltstress, durch internistische Krankheiten und gewisse Medikamente. Sie führt zu somatischen Symptomen und erhöht die Sterblichkeit nach Herzinfarkt. Da sich viele „Körperärzte" nicht für psychiatrische Probleme interessieren, die innere, gynäkologische oder chir-urgische Krankheiten begleiten, werden solche Probleme, z. B. Depression, allgemeine Angststörungen, Panikattacken, Alkoholkrankheit, zu selten er-kannt. Die Folgen sind ein langer Leidensweg und eine unnötige Verteuerung des Gesundheitssystems.

Leider kann der Anspruch auf Ganzheitlichkeit ideologisch sein. Zwei Gefah-ren sind zu erkennen. Die erste Gefahr besteht in unverantwortlicher psycho-analytischer Spekulation über die Ursachen einer Krankheit. Die „schizophre-nogene", die „asthmatogene" oder die Mutter, die eine Ursache der Bulimia nervosa ihrer Tochter sei, sind psychoanalytische Behauptungen ohne Be-weise. Sie belasten die Mutter mit dem Stigma der Schuld. Eine Aussage, man habe seine rheumatoide Arthritis oder sogar seinen Krebs durch „neuro-tisches" Verhalten selbst bewirkt, ist nicht ganzheitlich. Sie ist unüberprüfbar, belastet und beschämt den Patienten oder bringt Zerwürfnis in die Familie, weil ein Sündenbock gesucht wird.

Die zweite Gefahr ist, irgendeine alternative Methode mit Ganzheitlichkeit zu identifizieren. Homöopathie, „Bachblütentherapie" und Akupunktur sind als solche nicht ganzheitlicher als die Schulmedizin. Sie ersetzen nicht die ärztli-che Aufgabe ganzheitlicher Betreuung. Ihr ist bewußt, daß der krankheits-zentrierten, naturwissenschaftlich-technischen Medizin viele Fortschritte zu verdanken sind, die es zum Wohl des Kranken zu nutzen gilt. Krankheitszentrierte Medizin genügt trotz aller Erfolge allein nicht, sie ist durch Patien-ten-zentrierte Medizin (22) zu kompensieren.

VII. Was sollen wir tun?

Am 4. Mai 1793 schrieb Kant (23) an Carl Friedrich Stäudlin: „Mein schon seit geraumer Zeit gemachter Plan der mir obliegenden Bearbeitung des Feldes der reinen Philosophie ging auf die Auflösung der drei Aufgaben: 1. was kann ich wissen? (Metaphysik). 2. Was soll ich tun? (Moral). 3. Was darf ich hof-fen? (Religion); welcher zuletzt die vierte folgen sollte: Was ist der Mensch?" Wie sollen wir in der Medizin handeln?, fragt die Bioethik. Dabei können eine Ethik des ärztlichen Alltags und eine Ethik am Anfang und Ende des mensch-lichen Lebens unterschieden werden. Ärztliche Alltagsethik fordert z. B. eine mitfühlende Betreuung des Patienten, dem nicht mit Absicht geschadet wer-den darf. Der Arzt soll dem Patienten durch eine umfassende Information helfen, damit er medizinisch mitentscheiden kann. Der Arzt soll die Grenzen seines Wissens und eigene Fehler erkennen. Er sollte sich ständig fortbilden. Neben dieser alltäglichen „Mikroethik" stehen Fragen und Konflikte am An-fang und Ende des Lebens, denen sich die „Makroethik" zuwendet. Je mehr die Macht von Naturwissenschaft und Technik wächst, umso mehr wird Bio-ethik benötigt. Bei Eingriffen am Anfang des Lebens, bei pränataler Diagno-stik, Schwangerschaftsabbruch, Präimplantationsdiagnostik (PID), bei der Embryonenforschung und dem therapeutischen Klonen sind Therapie und Töten miteinander verkettet. Ähnlich steht es am Ende des Lebens, auch da ist die Macht der Medizin gewachsen: Apparate verlängern Leben und Ster-ben. Auch die in den Niederlanden legale Euthanasie auf Wunsch eines ter-minal Kranken bedeutet eine Machtzunahme des modernen Menschen und der Medizin. Im folgenden Abschnitt VII.1 diskutiere ich einige ethische Fra-gen am Anfang des Lebens, VII.2 behandelt Themen der ärztlichen Alltags-ethik, VII.3 ethische Probleme am Lebensende.

1. Ethische Fragen am Anfang des Lebens

In diesem Abschnitt beschränke ich mich auf die Embryonenforschung und die PID. 1978 begann die Ära der In-vitro-Fertilisation (IVF). Nicht alle bei der IVF entstandenen Embryonen werden in die Gebärmutter implantiert, diese „verwaisten Embryonen" sind überzählig und zum Tod bestimmt. Das deut-sche Embryonenschutzgesetz verbietet, ihnen Stammzellen zu entnehmen. Embryonale Stammzellen sind pluripotent, aus ihnen sind z. B. Muskel-, Leber-, Herz-, Nerven- und Knochenzellen zu züchten. Wegen dieser therapeutischen Möglichkeiten möchten deutsche Wissenschaftler, daß die embryonale Stammzellforschung hierzulande erlaubt wird.

Pro und Contra sind genau abzuwägen (24). Die Befürworter sagen: Da embryonale Stammzellen pluripotent sind, können sie sich prinzipiell zu jedem Zelltyp des menschlichen Körpers entwickeln. So sind z. B. kranke Organe bei Patienten mit Diabetes, chronischen Herzleiden, Morbus Parkinson und M. Alzheimer durch Gewebe zu ersetzen, die aus Stammzellen überzähliger Embryonen gezüchtet wurden. Es handelt sich, so wird argumentiert, um verwaiste, sowieso dem Tod ausgelieferte Embryonen. Obwohl die Embryonen bei der Entnahme von Stammzellen sterben, ist die Handlung legitim, da das Ziel die Behandlung von Krankheiten ist, die konventionell nicht zu kontrollieren sind. Es gibt ein Menschenrecht auf Gesundheit, das weitere Verbot könnte unterlassener Hilfeleistung entsprechen.

Die Gegner sagen: Der Beginn des Lebens datiert ab Verschmelzung der Ei- und Samenzelle. Von da entwickelt sich der Embryo, der eine genetische Identität besitzt, kontinuierlich aus seinem Genom durch Selbststeuerung. Nicht jeder Zweck heiligt das Mittel. Da die Embryonen nach der Entnahme von Stammzellen sterben, suchen Forscher nach anderen Quellen für Stammzellen. Sie sind von Erwachsenen, aus fetalem Gewebe und aus Nabelschnurblut zu gewinnen. Aber sind sie den embryonalen Stammzellen gleichwertig? Haben sie ein ähnliches therapeutisches Potential? Wissenschaftler des Jones Instituts für Reproduktionsmedizin in Norfolk (Virginia) haben 40 Embryonen durch IVF hergestellt, um ihnen Stammzellen zu entnehmen. Es handelte sich also nicht um überzählige Embryonen, sie wurden zu Forschungszwecken produziert und dann getötet. Obwohl embryonale Stammzellen universal sind und jedes Körpergewebe bilden können, droht nach der Transplantation die Abstoßung durch den Empfänger. Deshalb wurde in Großbritannien das therapeutische Klonen erlaubt: Einem Erwachsenen wird ein Körperzellkern entnommen und in eine entkernte Eizelle eingefügt. Der so entstandene Embryo ist genetisch mit dem Spender des Körperzellkerns identisch, so daß nach Transplantation des Gewebes keine Abstoßungsreaktion zu befürchten ist. Auch hier werden Embryonen zum Zweck der Therapie erst hergestellt, damit werden sie instrumentalisiert.

Außerhalb der Bundesrepublik Deutschland wird die Präimplantationsdiagnostik (PID) an Embryonen im Acht-Zellen-Stadium praktiziert. Die PID soll Familien zugute kommen, in denen schwere Leiden verursachende Erbkrankheiten, z. B. Muskeldystrophie Duchenne oder M. Huntington, vorhanden sind. Die Eltern sind über den Verlauf einer solchen Krankheit genau zu beraten, damit sie entscheiden können, ob im Fall eines positiven Gentests der Embryo in den Uterus implantiert werden soll oder nicht. Gegner der PID sagen, es handele sich um eine Selektion von gesund und krank. Auch kranke Kinder sind zu akzeptieren und haben Würde. Menschen mit einer solchen Haltung ist mit Hochachtung zu begegnen. Auf der anderen Seite ist die PID nicht zu verdammen. Viele Mütter, die eine in Deutschland verbotene PID wünschen, veranlassen während ihrer Schwangerschaft eine pränatale Diagnostik, die gegebenenfalls zu einem Schwangerschaftsabbruch führt. Abtreibung verbindet sich wegen der Tötung oft mit Schuldgefühl. Wenn sie bei einem schweren Konflikt der Mutter erlaubt ist, darf gefragt werden, warum die PID bei schwerer Krankheit nicht toleriert wird (25).

2. Ärztliche Alltagsethik

Sechs Themen der ärztlichen Alltagsethik greife ich heraus und bespreche sie kurz: Mitentscheidung, die Wahrheitsfrage in der Medizin, das Gespräch mit Angehörigen, den medizinisch-industriellen Komplex, das fehlende Gleichgewicht zwischen Forschung, Lehre und Patientenbetreuung und schließlich Vorurteile und Diskriminierung.

Mitentscheidung. Die Zustimmung des Patienten zu diagnostischen und therapeutischen Eingriffen nach Information durch den Arzt („Informed consent") ist zentral und betont seine Selbstbestimmung (Autonomie). Informed consent geschieht häufig nur formalistisch und bürokratisch. Unterschriften unter entsprechende Formulare sind zwar juristisch erforderlich, sie genügen aber nicht. Die Information muß dialogisch sein, so daß der Patient verstehen und mitentscheiden kann. Auch für die genetische Forschung sind Aufklärung und Informed consent wichtig, denn Studien der Populations-basierten Genetik finden ein Muster von Genen in einer Gemeinschaft, das diese Gemeinschaft stigmatisiert, weil sie für spezifische Krankheiten, z. B. für Schizophrenie, „prädestiniert" ist. Befunde genetischer Forschung können Nachteile in Versicherung und Beruf, familiäre Spannungen und psychischen Stress verursachen. Auch eine experimentelle Krebstherapie setzt ein ausführliches Gespräch zwischen Arzt und dem Kranken voraus (26). Viele Patienten erkennen nicht das Experimentelle einer neuen Behandlung, das Potential des Risikos und den noch unbewiesenen Nutzen für die eigene Person. Die komplexe Sprache und Details in den Formblättern über eine experimentelle Therapie verwirren. Für Ärzte ist Informed consent häufig nur ein juristisches Ritual. Notwendig wäre, mit den Patienten über Nutzen, Risiken und Alternativen einer neuen Krebstherapie zu sprechen. Eine richtige Aufklärung erläutert zunächst die übliche Standardbehandlung.

Wahrheit. Thomas von Aquin (1225-1274) definierte Wahrheit als „Adaequatio intellectus et rei", als eine Übereinstimmung des Wissens mit den Tatsachen. Der Patient erwartet vom Arzt Wahrhaftigkeit. Bei Eingriffen und Prozeduren sollten Nutzen und Risiken offengelegt werden. Es besteht allerdings die Tendenz, die Vorteile zu betonen und die Nachteile zu bagatellisieren. Bei der Aufklärung eines Patienten mit Karzinom sind folgende Situationen zu unterscheiden: Im ersten Fall besteht die Hoffnung, das Karzinom durch Operation, Bestrahlung und Chemotherapie zu kurieren. Schon die Radikalität der Eingriffe erfordert Aufklärung. Im zweiten Fall verlangsamt die Behandlung nur das Fortschreiten der Krankheit. Drittens stehen im Finalstadium eines Patienten mit Karzinom die Prinzipien der Hospizbewegung und der Palliativen Medizin im Vordergrund. Belogenwerden kann zur Qual werden. 79 % der Karzinompatienten einer Studie (27) wünschten die Wahrheit über ihre Krankheit zu wissen. Vorsichtig und schonend sollte der Arzt fragen, was der Patient wissen möchte. Wahrheit fanatisch dem Patienten aufdrängen, ist allerdings keine Wahrhaftigkeit. Es gibt ein Recht auf Nichtwissen bei Kranken, die eine aussichtslose Krebsdiagnose nicht wissen wollen und Taktlosigkeiten eines unbeteiligten Arztes fürchten. Wahrheit zielt auf Realität von Krankheit und Diagnose, Wahrheit sollte gleichzeitig dem individuellen Patienten und seiner psychischen Situation gerecht werden. Die englische Sprache benutzt für die Begriffe wahr und treu das Wort *true* (28). Wahrhaftigkeit umfaßt die Wahrheit über die Krankheit und die Treue gegenüber der Person mit ihren Bedürfnissen. Zu wenig wird gelehrt, wie schlechte Botschaften zu vermitteln sind. Stets ist Zeit, oft eine schrittweise Aufklärung erforderlich.

Gespräch mit Angehörigen. Geschäftige Ärzte empfinden es als Last, mit Angehörigen zu sprechen und sie zufrieden zu stellen. Trotzdem ist dieses Gespräch wichtig, wenn der Arzt von seiner Schweigepflicht, die sich auch auf die Angehörigen bezieht, vom Patienten entbunden ist. Warum ist es so oft Last? Dieses Gespräch entspricht nicht dem naturwissenschaftlich-technischen Rollenverständnis des Arztes, es unterbricht die Arbeitsroutine eines Chirurgen, Internisten oder Gynäkologen, schließlich erfordert es Erfahrung, Sensibilität und Empathie. Während des Studiums wird nicht vermittelt, daß der Umgang mit Angehörigen zum Arztsein gehört. Wir haben genau gelernt, wie man den eingetretenen Tod diagnostiziert, wir haben nicht gelernt, wie mit der Familie, die eben einen nahen Angehörigen verloren hat, zu sprechen ist.

Medizinisch-industrieller Komplex. Nach einer Meta-Analyse (29) von 39 Studien wurden 1994 in den Kliniken der Vereinigten Staaten 106.000 tödliche Arzneimittelnebenwirkungen geschätzt. Nebenwirkungen werden durch besseres pharmakologisches Wissen der Ärzte und durch objektive Fortbildung reduziert, die durch den medizinisch-industriellen Komplex gefährdet sind. Ärzten werden von der Industrie Wertgegenstände, Reisen, Hotelübernachtungen und Bewirtung geschenkt. Dadurch können Diagnose und Therapie zugunsten bestimmter Firmen modifiziert werden. In den achtziger Jahren wurde z. B. ein aggressiver Werbefeldzug geführt, damit Ärzte bei von der Herzkammer ausgehenden (ventrikulären) Rhythmusstörungen gewisse Antiarrhythmika verschreiben, die selbst, wie später die Cardiac Arrhythmia Suppression Trial (CAST)–Studie (30) nachwies, tödliche Arrhythmien verursachen. Die finanzielle Unterstützung der Forscher durch die Industrie ist heute üblich, sie kann aber die Ausgewogenheit der Resultate gefährden. So kann z. B. der Vorteil einer neuen Substanz im Vergleich zu einer älteren durch eine höhere als übliche Dosis des älteren Medikaments zustande kommen, weil dann wegen Nebenwirkungen des konventionellen Medikaments die Behandlung häufiger abgebrochen wird (31). Die Öffentlichkeit mißtraut der Forschung, wenn Wissenschaftler durch die Industrie persönliche finanzielle Gewinne erzielen, wenn Vortragsreisen, Vorträge und Firmenberatung bezahlt werden, ohne daß bei Publikationen finanzielle Konflikte offengelegt werden. Andererseits kann der medizinisch-industrielle Komplex auch dazu führen, daß bestimmte Ergebnissen nicht publiziert werden, die für die Firma ungünstig sind. Industriebezahlte Fortbildungen in Luxushotels werden teilweise dazu benutzt, für die besprochenen Produkte zu werben. Gegenwärtig werden 90 % der deutschen medizinischen Fortbildungskurse von der pharmazeutischen Industrie organisiert (32).

Fehlendes Gleichgewicht. Universitätskliniken haben die Aufgaben der Forschung, Lehre und Patientenbetreuung. Die Forschung hat das höchste Ansehen, Aufsehen erregende wissenschaftliche Arbeiten fördern am stärksten die Karriere. Lehre und Patientenbetreuung werden gegenüber der Notwendigkeit, innovative Arbeiten zu liefern, sekundär. Das führt zu einem Ungleichgewicht von Forschung, Lehre und Arbeit am Krankenbett. Der Anspruch „publish or perish" ist übertrieben, hat aber einen Wahrheitskern. Eine Teilursache der Wissenschaftsfälschungen in der Medizin ist das Gefühl, ohne zahlreiche Veröffentlichungen ein Versager zu sein. Als kürzlich der achtzehnjährige Jesse Gelsinger an den Folgen einer somatischen Gentherapie starb, wurde mit Recht gefragt, warum die Versuche überhaupt gemacht wurden, denn der junge Mann hatte einen Ornithin-Decarboxylase-Mangel, der durch Diät und Medikamente kontrollierbar gewesen wäre.

In internistischen, chirurgischen und anderen „somatischen" Kliniken besteht ein weiteres Ungleichgewicht: Es betrifft die Themen und Methodik der Forschung. Experimentell-naturwissenschaftliche Arbeiten existieren in Fülle. Dagegen ist nichts einzuwenden. Auffällig ist jedoch, daß in diesen Institutionen keine Arbeiten entstehen, die Patienten-zentrierte Medizin, die Lebensqualität der Kranken vor und nach Therapie oder Arzt-Patient-Kommunikation zum Inhalt haben.

Vorurteile und Diskriminierung. Es gibt Vorurteile gegenüber der Religion, Rasse, Nationalität, sexuellen Orientierung und dem Geschlecht. Alkoholkranke, Drogenabhängige und Patienten mit starkem Übergewicht werden nicht selten ungerecht behandelt, indem man ihnen vorwirft, sie seien an ihrer Krankheit selbst schuld. Dabei werden Wille und freie Verfügung überbetont, während genetische und psychosoziale Einflüsse unterschätzt werden. Die Human Immunodeficiency Virus (HIV)-Infektion wird in Europa und den Vereinigten Staaten von Amerika oft, aber keineswegs ausschließlich durch ungeschützten homosexuellen Geschlechtsverkehr übertragen. Dagegen ist in Subsahara-Afrika und anderen Entwicklungsländern der ungeschützte heterosexuelle Geschlechtsverkehr ein Hauptrisiko für die Entstehung einer HIV-Infektion. Gleichwohl gibt es Vorurteile gegen Menschen mit gleichgeschlechtlicher Orientierung. Amnesty International berichtet über Folter und schlechte Behandlung von homosexuellen oder bisexuellen Personen (33). An der Diskriminierung durch die Gesellschaft sind manchmal auch Ärzte beteiligt. Die Stigmatisierung von Personen mit gleichgeschlechtlicher Orientierung belastet und isoliert sozial. Eine negative Haltung von Ärzten gegenüber männlichen Homosexuellen und Lesbierinnen erhöht die Barrieren gegen eine unvoreingenommene Betreuung. Ärzte haben die Pflicht, die Rechte dieser Gruppe zu bewahren und ihre Gesundheit zu bessern. Wir brauchen mehr Toleranz gegenüber homosexuellen Partnerschaften. Gleichgeschlechtliche Orientierung, die sich bei 4-5 % der Männer und 1-3 % der Frauen findet, ist weder moralisch schlecht noch Sünde oder Krankheit, sie ist vielmehr ein Persönlichkeitsmerkmal, das willentlich nicht zu ändern und durch biologische und psychosoziale Ursachen entsteht (34).

3. Lebensende

Obwohl man über Sterben nicht gerne spricht, wird häufig gestorben, vor allem an chronischen Prozessen, an Herz- und Lungenkrankheiten, an Karzinomen und AIDS. Sterben kann schwer sein: Delirien komplizieren das Lebensende, deren Halluzinationen, Verwirrung und Agitation die Familie belasten. Andere sterben mit Schmerzen und anderen quälenden Symptomen. Zwar wollen die meisten Menschen zu Hause sterben, aber den wenigsten ist es vergönnt, die nicht bereits im Pflegeheim sind, die nicht wegen einer akuten Verschlechterung ihres Gesundheitszustands in die Klinik eingewiesen werden und die zu Hause einen Betreuer haben. Weil Sterben oft Last und Stress bedeutet, ist der Wunsch nach aktiver Sterbehilfe (Euthanasie) und ärztlichem Beistand zur Selbsttötung verbreitet. Während Kant (35) meinte, man habe nicht die Befugnis, die eigene Person willentlich zu vernichten, rechtfertigten die Stoiker die Möglichkeit, frei aus dem Leben zu scheiden, ohne den Tod zu fürchten.

Seit April 2001 ist in den Niederlanden die aktive Euthanasie auf Wunsch eines terminal Kranken legal, wenn bestimmte Voraussetzungen wie ein untragbares Leiden und die Zuziehung eines weiteren Arztes erfüllt sind (36). Für die Legalisierung von aktiver Sterbehilfe und Arzt-assistiertem Suizid werden in den Niederlanden u.a. folgende Argumente (37) genannt: Das Recht auf einen selbstbestimmten Umgang mit dem eigenen Leiden und die moralische Pflicht, unbehandelbares Leiden zu beenden. Was ist zu tun, wenn hierzulande die Bitte um aktive Sterbehilfe an den Arzt herangetragen wird? Soll er nur erwidern, daß sie in der Bundesrepublik Deutschland verboten ist oder soll er in erster Linie sich um die Motive kümmern, die zu dieser Bitte führen? Der notwendige, jedoch oft unterlassene Dialog mit einem Sterbenden bzw. terminal Kranken in den letzten Wochen und Monaten seines Lebens zeigt oft einen oder mehrere von vier Gründen:
Erstens sind Schmerzen und andere körperliche Symptome, Erschöpfung, Atemnot, Übelkeit, zu nennen, die inadäquat behandelt werden. Die ärztliche Resignation „Ich kann für Sie nichts mehr tun" ist ganz falsch. Der Arzt sollte nicht aus Angst, die Morphindosis erhöhen zu müssen, den Patienten in einem Schmerzzustand lassen. Wenn die Morphindosis nicht mit der Intention, den terminal Kranken zu töten, sondern mit der Absicht, das Symptom erträglich zu machen, gesteigert wird, kann ein „Doppeleffekt" (38) eintreten: Der Kranke wird schmerzfrei, der Tod tritt evtl. etwas früher ein. Ein solches Vorgehen ist mit dem Patienten und seinen Angehörigen im gegenseitigen Einvernehmen zu diskutieren. Dieser „Doppeleffekt" wird auch als indirekte Euthanasie bezeichnet.
Zweitens verbirgt sich nicht selten hinter dem Wunsch nach einer Todesspritze eine klinische Depression, die entweder nicht erkannt oder mit der normalen Trauer eines Sterbenden verwechselt wird, der verständlicherweise deshalb trauert, weil er schwächer und von anderen abhängig geworden ist oder seine Welt verlassen muß. Es gibt jedoch einen Unterschied zwischen dieser Trauer und einer klinischen Major Depression, die mit Hoffnungslosigkeit, Hilflosigkeit, Schuldgefühl, der Empfindung eigener Wertlosigkeit und mit Suizidgedanken einhergeht. Eine solche unerkannte klinische Depression in den letzten Wochen und Monaten des Lebens, die behandelt werden könnte, ist ein häufiges Motiv für den Wunsch nach aktiver Euthanasie oder ärztlichem Beistand zur Selbsttötung.
Ein drittes Motiv ist die Furcht vor einer technischen Sterbeverlängerung gegen den eigenen Willen. Viele empfinden es als Hybris der Medizin, wenn sie sich der Verlängerung des dem Tod geweihten Lebens um fast jeden Preis verschreibt. Sie fürchten ein medizinisches System, einen Apparat, der aus dem Auge verloren hat, wem die Medizin dienen soll: dem Menschen. In den letzten 48 Stunden ihres Lebens hatten 12 % der Sterbenden einen Versuch

der kardiopulmonalen Wiederbelebung, 27 % den Versuch einer maschinellen Beatmung (39). Viele Menschen wünschen, daß ihr Sterben nicht durch die Macht der Medizintechnik hinausgezögert wird. Ärzte tendieren dazu, den Verzicht auf lebensverlängernde Intensivmaßnahmen, die passive Sterbehilfe, mit aktiver Sterbehilfe gleichzusetzen. Wo Techniken vorhanden sind, ist die Wahrscheinlichkeit groß, sie einzusetzen. Außerdem ist ein selten genannter Grund sinnloser Sterbeverlängerung, daß Ärzte juristische Konsequenzen befürchten. Nicht aktive und passive Euthanasie stehen auf einer Linie, sondern aktive Euthanasie und technische Verlängerung des Sterbeprozesses gegen den Willen des Patienten. Beide sind Ausdruck der Medikalisierung des Lebens und der expandierenden medizinischen Macht, während die passive Euthanasie einen Verzicht auf Macht darstellt.

Viertens ist ein Motiv für die freiwillige Euthanasie, nicht länger zur Last zu fallen. Im amerikanischen Bundesstaat Oregon ist die ärztliche Beihilfe zur Selbsttötung legal. Ihr Motiv, anderen nicht zur Last zu fallen, stieg im Lauf der Zeit von 12 % auf 63 % an (40). Die Bitte um Euthanasie oder assistierte Selbsttötung könnte in der Ära einer immer teurer werdenden Medizin zur „moralischen Pflicht" werden, um Steuerzahler, Pflegekräfte und Angehörige zu entlasten.

Die Ansichten der Niederländer zur freiwilligen Euthanasie sollten aber nicht verketzert werden. Es gibt den Wunsch, von aller Qual erlöst zu werden, z. B. auch bei jüngeren Menschen mit AIDS, die sich nicht mehr anziehen, die nicht selbst essen können, die bettlägerig, inkontinent und von anderen abhängig sind und deren Körper zum Gegenstand geworden ist, über den sie die Kontrolle verloren haben. Auf der anderen Seite könnte eine Legalisierung der aktiven Euthanasie in Deutschland kontraproduktiv für die Integration von Prinzipien der Palliativen Medizin und der Hospizbewegung in die hausärztliche und klinische Medizin sein. Sie werden an Universitäten und an Krankenhäusern zu wenig gelehrt und praktiziert. 1967 gründete die Ärztin Cisely Saunders in London das St. Christopher Hospiz. Hospizhäuser bieten Alleinlebenden und allen, die in der letzten Phase nicht mehr im Familienkreis verbleiben können, die Möglichkeit der Betreuung. Ambulante Hospizinitiativen unterstützen durch ehrenamtliche Helferinnen und Helfer die Aufgabe, die Grundsätze der Palliativen Medizin auch zu Hause anzuwenden.

Wie heißen diese Prinzipien? Palliativmedizin und Hospizbewegung kümmern sich um Patienten und ihre Familien, die mit einer terminalen Krankheit konfrontiert sind. Nicht nur die letzten Minuten, sondern die letzten Wochen und Monate des Lebens sollen verbessert werden. Es handelt sich um Teamarbeit. Die Behandlung von Schmerzen und anderen Symptomen ist wichtig. Eine unangemessene Verlängerung des Sterbeprozesses sollte vermieden werden (41). Um dieses Ziel zu erreichen, sind Patientenverfügungen nützlich, die Werte, Vorlieben und Wünsche bezüglich mechanischer Beatmung, kardiopulmonaler Wiederbelebung und anderer Intensivmaßnahmen am Ende des Lebens ausdrücken. Zu einem guten Sterben gehören psychosoziale Betreuung und die Berücksichtigung spiritueller Themen. Der final Kranke möchte ein Gefühl der Kontrolle behalten, er will kein abhängiges und ausgeliefertes Objekt sein, deswegen kann Mitleid, das nicht mit Respekt verbunden ist, entwürdigend sein. Hospizbewegung und Palliativmedizin sind gegen Sterben in Einsamkeit und für die Begleitung bis zuletzt. Gleichzeitig unterstützen sie betreuende Angehörige. Solange Sterbende bei Bewußtsein sind, möchten sie eine Beziehung zu ihren Nächsten aufrecht erhalten. Der Wunsch der Menschen, nicht anonym und unwürdig zu sterben, und die Realität sind durch eine Kluft getrennt. Freiwillige Euthanasie und Arzt-assistierte Selbsttötung sind Ausdruck der Not und eine Herausforderung für einen humanen Umgang mit Sterbenden. Hospizbewegung und Palliativmedizin wollen diese Kluft überbrücken. Das würde besser gelingen, wenn sie von der offiziellen Medizin wirksamer unterstützt werden.

VIII. Fazit

Die naturwissenschaftlich-technische Medizin erklärt die Verursachung und Entstehung von Krankheiten, sie schafft auf der Grundlage von Ätiologie und Pathogenese rationale Therapiemöglichkeiten. Wir alle profitieren von den Erfolgen der Schulmedizin. Zu einer humanen Heilkunde gehört aber auch die Berücksichtigung des Patienten, der eine persönliche Geschichte hat, der auf seine Krankheit reagiert und mit ihr umgeht. Die krankheitszentrierte Medizin ist deshalb durch Patienten-zentrierte Medizin nicht zu ersetzen, sondern zu ergänzen. Beschwerden, Symptome (z. B. Schmerzen, Atemnot, Schwindel), Krankheitsverhalten und Organfunktion (z. B. Herzschlagfolge, Sensibilität und Motilität des Verdauungstrakts) werden auf zweifache Weise determiniert: Erstens durch organische Krankheiten mit ihren strukturellen Veränderungen. Zweitens durch die psychosoziale Situation des Patienten. Um das Beschwerdebild und den Leidensdruck einer Krankheit, vor allem eines chronischen Prozesses, voll verstehen zu können, benötigen wir sowohl krankheitszentrierte als auch Patienten-zentrierte Medizin. Chronische Krankheiten sind heute das erste medizinische Problem. Diagnostik und Therapie sollen nach den logischen Kriterien einer Evidenz-basierten Medizin erfolgen, gleichzeitig wollen viele Patienten über einen „Informed consent" hinaus Mitbeteiligung bei medizinischen Entscheidungen. Sie wünschen die Diskussion von diagnostischen und therapeutischen Optionen, sie brauchen

Hilfen im Umgang mit chronischer Krankheit, damit sie selbständiger und Arzt-unabhängiger werden. Wenn ein Arzt sich für Sorgen und Erwartungen eines Kranken interessiert und mit Empathie zuhört, nimmt die Symptomlast ab und die Zufriedenheit zu. Internisten, Chirurgen und andere „Somatiker" lernen während ihres Universitätsstudium und ihrer späteren Ausbildung wenig über den Menschen als Person. Abhandenkommen des Patienten bedeutet, daß zu selten daran gedacht wird, die naturwissenschaftlich-technische durch eine menschlich-verstehende Medizin zu ergänzen (42). Viele Patienten suchen jedoch eine humane Medizin, die Individuen nicht wie Objekte durch Klinikabteilungen schleust. Sie empfinden gegenüber der modernen Medizin ein Unbehagen.

Reaktionen auf die Eindimensionalität der Schulmedizin sind die steigende Zahl medikolegaler Prozesse, die Psychosomatik und die Popularität der alternativen Medizin. Es ist ein Irrtum, wenn sorgfältige Anamnese und unmittelbare Untersuchung, die über ihre diagnostische Funktion hinaus die Grundlage für Vertrauen und eine therapeutische Beziehung bilden, zunehmend durch Labor und bildgebende Verfahren verdrängt werden. Die zunehmende Spezialisierung in der Medizin bringt viele Vorteile, insbesondere für technische Interventionen und die Forschung, ihre Risiken dürfen jedoch nicht übersehen werden. Ganzheitlichkeit darf nicht zu Anspruch und zu einer Behauptung werden, Ganzheitlichkeit ist vielmehr die Aufgabe, Krankheit und die mit ihr zusammenhängenden Probleme nicht nur aus der Sicht des Arztes und des naturwissenschaftlichen Reduktionismus, sondern auch aus der Sicht des Betroffenen zu sehen. Eine solche biopsychosoziale Perspektive benötigt die heute knappste Ressource: Zeit. Je mehr Verfügungsmacht die Biomedizin erlangt, umso notwendiger wird Ethik. Instrumentales ist durch Orientierungswissen zu kompensieren: Ethik fragt nach dem, was Ärzte und Naturwissenschaftler, deren Wissen und Macht ständig zunehmen, am Anfang, in der Mitte und am Ende des menschlichen Lebens tun sollen.

LITERATUR

(1) Leyden E. v. Kongreßeröffnungsrede 1887. In: 100 Jahre Deutsche Gesellschaft für Innere Medizin, hg. von H.G. Lasch und B. Schlegel. Bergmann, München 1982.

(2) Engelhardt K. Kranke Medizin. Das Abhandenkommen des Patienten. Agenda, Münster 1999.

(3) Green J.A. Minimizing malpractice risks by role clarification. Ann. Intern. Med. 1988; 109: 234-241.

(4) Rees L., Weil A. Integrated medicine. BMJ 2001; 322: 119-120.

(5) Roizen M.F. More preoperative assessment by physicians and less by laboratory tests. N. Engl. J. Med. 2000; 342: 204-205.

(6) Rehani M.M., Berry M. Radiation doses in computed tomography. BMJ 2000;320: 593-594.

(7) Di Blasi Z., Harkness E., Ernst E. et al. Influence of context effects on health outcomes: a systematic review. Lancet 2001; 357: 757-762.

(8) Platon. Die Gesetze, S. 159f Artemis, Zürich 1974.

(9) Welch H. Informed Choice in cancer screening. JAMA 2001; 285: 2776-2778.

(10) Donovan J.L., Frankel S.J., Neal D.J. et al. Screening for prostate cancer in the UK. BMJ 2001; 323: 763-764.

(11) Olsen O., Gotzsche P.C. Cochrane review on screening for breast cancer with mammography. Lancet 2001; 358: 1340-1342.

(12) Kreß H. Menschenwürde vor der Geburt. Grundsatzfragen und gegenwärtige Entscheidungsprobleme (Präimplantationsdiagnostik; Nutzung von Stammzellen). In: Menschenwürde, Medizin und Bioethik. Ethik interdisziplinär, hg. von H.-J. Kaatsch u. H. Kreß. LIT, Münster, Hamburg, London 2000.

(13) Dean M. Effective communication with patients. Lancet 1993; 342: 1477.

(14) Calkins D.R., Davis R.B., Reiley P et al. Patient-physician communication at hospital discharge und patients understanding of the postdischarge treatment plan. Arch. Intern. Med. 1997; 157: 1026-1030.

(15) De Saintonge D.M.C., Herxheimer A. Harnessing placebo effects in health care. Lancet 1994; 344: 995-998.

(16) Kreß H. Menschenwürde im modernen Pluralismus. Wertedebatte – Ethik der Medizin – Nachhaltigkeit. S. 127ff. LVH, Hannover 1999.

(17) Musil R. Der Mann ohne Eigenschaften, S. 154 Rowohlt, Reinbek 1978.

(18) Wessely S., Nimnuan C., Sharpe M. Functional somatic symptoms: one or many? Lancet 1999; 354: 936-939.

(19) Ramirez A., House A. Common mental health problems in hospitals. BMJ 1997; 314: 1679-1681.

(20) Engelhardt K. Der Patient in seiner Krankheit. Thieme, Stuttgart 1971.

(21) Jaspers K. Arzt und Patient. In: Philosophie und Welt, S. 191f Piper, München 1963.

(22) Engelhardt K. Patienten-zentrierte Medizin. Enke, Stuttgart 1978.

(23) Kant I. Briefe von und an Kant. 2. Teil (1790-1803), S. 205, hg. von E. Cassirer. Gerstenberg, Hildesheim 1973.

(24) Kreß H. Menschenrecht auf Gesundheit. Die Verwendung verwaister Embryonen ist ethisch denkbar. Dtsch. Ärztebl. 2001; 98: A3272-3274.

(25) Kreß H. Personenwürde am Lebensbeginn. Gegenwärtige Problemstellungen im Umgang mit Embryonen. ZEE 1999; 43: 36-53.

(26) Joffe S., Cook E.F., Cleary P.D. et al. Quality of informed consent in cancer clinical trials. Lancet 2001; 358: 1772-1777.

(27) Meredith C., Symonds P., Webster et al. Information needs of cancer patients in West Scotland. BMJ 1996; 313: 724-726.

(28) Mauthner F. Wörterbuch der Philosophie, 2. Band, Stichwort: Wahrheit, S. 547. Diogenes, Zürich 1980.

(29) Lazarou J., Pomeranz B.H., Corey P.N. Incidence of adverse drug reactions in hospitalized patients. JAMA 1998; 279: 1200-1205.

(30) Epstein A.E., Hallstron A.P., Rogers W.J. et al. Mortality following ventricular arrhythmia suppression with Encainid, Flecainid, and Moricizin after myocardial infarction. JAMA 1993; 270: 2451-2455.

(31) Geddes J. Prevention of relapse in schizophrenia (Editorial). N. Engl. J. Med. 2002; 346: 56-58.

(32) Weber W. Sponsored continuing medical education under scrutiny in Europe. Lancet 2001; 357: 452.

(33) Lewin S., Meyer I.H. Torture, ill-treatment, and sexual identity. Lancet 2001; 358: 1899-1900.

(34) Kreß H. Gleichgeschlechtliche Orientierung und gleichgeschlechtliche Partnerschaften in rechts- und sozialethischer Perspektive. Ethica 2000; 8 (4): 339-365.

(35) Kant I. Von der Selbstentleibung. In: Metaphysik der Sitten, S. 233f. Werke, Bd. 7, hg. v. B. Kellermann. Gerstenberg, Hildesheim 1973.

(36) Gordijin B. Freiwillige aktive Sterbehilfe in den Niederlanden. Dtsch. Med. Wschr. 2001; 126: 1307-1309.

(37) Kimsma G.K. Warum aktive Sterbehilfe eine gute Sache sein kann. Dtsch. Med. Wschr. 2001; 126: 1305.

(38) Sulmasy D.P., Pellegrino E.D. The rule of double effect. Clearing up the double talk. Arch. Intern. Med. 1999; 159: 545-550.

(39) Goodlin S.J., Winzelberg G.S., Teno J.M. et al. Death in the hospital. Arch. Intern. Med. 1998; 158: 1570-1572.

(40) Horton R. Euthanasia and assisted suicide. Lancet 2001; 357: 1221-1222.

(41) Wenger N.S., Rosenfeld K. Quality indicators for end-of-life care in vulnerable elders. Ann. Intern. Med. 2001; 135: 677-685.

(42) Engelhardt K., Wirth A., Kindermann L. Kranke im Krankenhaus. Grenzen und Ergänzungsbedürftigkeit naturwissenschaftlich-technischer Medizin, 2. Auflage Enke, Stuttgart 1987.

Prof. Dr. Dr. Peter Antes, Seminar für Religionswissenschaft, Universität Hannover

Dr. Heike Baranzke, Kath.-Theol. Fakultät, Moraltheologisches Seminar, Universität Bonn

Dr. Yaşar Bilgin, Türkisch-Deutsche Gesundheitsstiftung e.V., Gießen

Prof. Dr. Klaus Diedrich, Klinik für Frauenheilkunde und Geburtshilfe, Medizinische Universität zu Lübeck

Prof. Dr. Karlheinz Engelhardt, ehem. Leiter der 3. medizinischen Klinik des städt. Krankenhauses, akadem. Lehrkrankenhauses der Universität Kiel

Prof. Dr. Volker Herzog, Institut für Zellbiologie der Universität Bonn

Prof. Dr. Gerhard Höver, Kath.-Theol. Fakultät, Moraltheologisches Seminar, Universität Bonn

Prof. Dr. Eberhard Klaschik, Universität Bonn, Zentrum für Palliativmedizin am Malteser Krankenhaus

Prof. Dr. Uwe Körner, Medizinische Fakultät Charité, Berlin

Prof. Dr. Hartmut Kreß, Evang.-Theol. Fakultät, Abt. für Sozialethik, Universität Bonn

Priv.-Doz. Dr. Wolfgang Küpker, Klinik für Frauenheilkunde und Geburtshilfe, Medizinische Universität zu Lübeck

Dr. Rudolf Neidert, Min.-Rat a. D., 1995 - 1999 Leiter des Referats „Grundsatzfragen des Gesundheits- und Medizinrechts" im Bundesministerium für Gesundheit

Prof. Dr. Kurt Racké, Institut für Pharmakologie und Toxikologie; Vorsitzender der Ethikkommission an der Medizinischen Fakultät der Universität Bonn

Prof. Dr. Dr. Heinz Schott, Medizinhistorisches Institut der Universität Bonn

Prof. Dr. Dr. h.c. Hans-Ludwig Schreiber, Lehrstuhl für Strafrecht und Allgemeine Rechtstheorie, Universität Göttingen

Prof. Dr. Karl-Friedrich Sewing, Hannover; bis 2002 Vorsitzender des Wissenschaftlichen Beirats der Bundesärztekammer

Dr. des. Frank Surall, Evang.-Theol. Fakultät, Abt. für Sozialethik, Universität Bonn

Prof. Dr. Jochen Taupitz, Institut für Deutsches, Europäisches und Internationales Medizinrecht, Gesundheitsrecht und Bioethik der Universitäten Heidelberg und Mannheim